Kohlhammer

Doris Schiemann
Martin Moers
Andreas Büscher (Hrsg.)

Qualitätsentwicklung in der Pflege

Konzepte, Methoden und Instrumente

2., aktualisierte Auflage

Verlag W. Kohlhammer

Dieses Werk einschließlich aller seiner Teile ist urheberrechtlich geschützt. Jede Verwendung außerhalb der engen Grenzen des Urheberrechts ist ohne Zustimmung des Verlags unzulässig und strafbar. Das gilt insbesondere für Vervielfältigungen, Übersetzungen, Mikroverfilmungen und für die Einspeicherung und Verarbeitung in elektronischen Systemen.

Die Wiedergabe von Warenbezeichnungen, Handelsnamen und sonstigen Kennzeichen in diesem Buch berechtigt nicht zu der Annahme, dass diese von jedermann frei benutzt werden dürfen. Vielmehr kann es sich auch dann um eingetragene Warenzeichen oder sonstige geschützte Kennzeichen handeln, wenn sie nicht eigens als solche gekennzeichnet sind.

2., aktualisierte Auflage 2017

Alle Rechte vorbehalten
© W. Kohlhammer GmbH, Stuttgart
Gesamtherstellung: W. Kohlhammer GmbH, Stuttgart

Print:
ISBN 978-3-17-032637-8

E-Book-Formate:
pdf: ISBN 978-3-17-032638-5
epub: ISBN 978-3-17-032639-2
mobi: ISBN 978-3-17-032640-8

Für den Inhalt abgedruckter oder verlinkter Websites ist ausschließlich der jeweilige Betreiber verantwortlich. Die W. Kohlhammer GmbH hat keinen Einfluss auf die verknüpften Seiten und übernimmt hierfür keinerlei Haftung.

Inhaltsverzeichnis

1	Qualitätsentwicklung in der Pflege – Versuch einer Standortbestimmung.... *Martin Moers, Doris Schiemann & Andreas Büscher*	11
2	Networking for Quality: Qualitätsnetzwerke der Pflege auf europäischer und nationaler Ebene .... *Doris Schiemann*	19
	2.1 Europäisches Netzwerk für Qualitätsentwicklung in der Pflege (EuroQUAN)	19
	2.2 Deutsches Netzwerk für Qualitätsentwicklung in der Pflege (DNQP)	21

I Expertenstandards in der Pflege

3	Qualitätsmethodik zur Entwicklung, Einführung und Aktualisierung evidenzbasierter Expertenstandards in der Pflege .... *Doris Schiemann & Martin Moers*	29
	3.1 Begriff und Funktion von Expertenstandards	29
	3.2 Sechsstufiges Konzept des DNQP zur Entwicklung, Einführung und Aktualisierung evidenzbasierter Expertenstandards	31
	3.2.1 Stufe 1: Auswahl der Themen	32
	3.2.2 Stufe 2: Bildung einer Expertenarbeitsgruppe und Berufung der wissenschaftlichen Leitung	33
	3.2.3 Stufe 3: Erarbeitung des Expertenstandard-Entwurfs	34
	3.2.4 Stufe 4: Konsentierung des Expertenstandard-Entwurfs	36
	3.2.5 Stufe 5: Implementierung von Expertenstandards	38
	3.2.6 Stufe 6: Aktualisierung von Expertenstandards	44
	3.3 Auswirkungen der Expertenstandards auf Berufspraxis und Berufsfeld	45
4	Evidenz in den Expertenstandards für die Pflege des DNQP .... *Andreas Büscher & Petra Blumenberg*	50
	4.1 Nutzung kollektiven Fachwissens für die Pflegepraxis	51
	4.2 Evidenz in den Expertenstandards	53
	4.3 Aktualisierung und Monitoring der Expertenstandards	55
	4.4 Evidenz und komplexe Interventionen	57
	4.5 Fazit	58

| 5 | Partizipation und Patientenorientierung bei Expertenstandards in der Pflege | 61 |

Wolfgang Schuldzinski & Catharina Hansen

	5.1	Partizipation als Chance	61
	5.2	Information als Bedingung	63
	5.3	Theorie und Praxis	64
	5.4	Gefahren des Konzepts der Partizipation	65
	5.5	Partizipation in der Pflege	65
	5.6	Welchen Beitrag können Expertenstandards zu einer partizipativen Pflege leisten?	66
	5.7	Fazit	69

| 6 | Expertenstandards implementieren – Spezifika gelingender Einführungsprozesse | 71 |

Martin Moers, Doris Schiemann & Heiko Stehling

	6.1	Zur Einführung von Innovationen in die Pflegepraxis	71
	6.2	Ergebnisse der sieben modellhaften Implementierungsprojekte	75
		6.2.1 Der Datenbestand	75
		6.2.2 Die Implementierungseinrichtungen	75
		6.2.3 Der pflegerische Entwicklungsstand in den Modellpflegeeinheiten	77
	6.3	Bereitstellung zeitlicher und personeller Ressourcen durch das Management	78
	6.4	Die Arbeitsgruppen in den Modellpflegeeinheiten	82
	6.5	Wissenstransfer: Fortbildungen für die Teams der Modellpflegeeinheiten	84
	6.6	Wissenstransfer: Konkretisierung der Standardaussagen	87
	6.7	Wissenstransfer: Verbindliche Einführung des Standards	88
	6.8	Erkenntnisse aus den Audits für Patienten, Bewohner und Pflegefachkräfte	89
		6.8.1 Assessment	89
		6.8.2 Koordination von Maßnahmen im Rahmen von Verfahrensregelungen	91
		6.8.3 Planung von Maßnahmen	93
		6.8.4 Durchführung von Maßnahmen	93
		6.8.5 Edukation von Patienten, Bewohnern und Angehörigen	94
		6.8.6 Evaluation	95
	6.9	Schlussfolgerungen mit Blick auf die regelhafte Implementierung von Expertenstandards ohne externe Begleitung	97

| 7 | Evaluation der Anwendung von Expertenstandards in der Charité – Universitätsmedizin Berlin: Was kommt bei den Patienten an? | 102 |

Armin Hauss & Gertrud Schmälzle

| | 7.1 | Einführung: Pflegerische Qualitätsentwicklung an der Charité | 102 |

	7.2	Beispiel Expertenstandard »Dekubitusprophylaxe in der Pflege«	103
		Armin Hauss & Thomas Skiba	
		7.2.1 Nachhaltige Einführung des Expertenstandards	103
		7.2.2 Evaluation der Anwendung des Expertenstandards mit internem Auditinstrument	108
		7.2.3 Vorstellung und Diskussion der Auditergebnisse: Erhebungszeitraum 2009–2015	109
	7.3	Beispiel: Expertenstandard »Schmerzmanagement in der Pflege bei akuten Schmerzen«	117
		Gertrud Schmälzle & Armin Hauss	
		7.3.1 Nachhaltige Einführung des Expertenstandards	117
		7.3.2 Evaluation der Anwendung des Expertenstandards mit internem Auditinstrument	119
		7.3.3 Vorstellung und Diskussion der Auditergebnisse des Fachbereichs Neurochirurgie: Erhebungszeitraum 2009, 2011, 2012, 2014 und 2015	120
8	**Gesundheitsökonomische Evaluation von nationalen Expertenstandards in der Pflege**		**130**
	Reinhold Wolke		
	8.1	Einführung: Zur Notwendigkeit und Einordnung der Evaluation von nationalen Expertenstandards	130
	8.2	Stellenwert und Inhalte gesundheitsökonomischer Evaluationen in der Pflege	132
	8.3	Zentrale Aspekte der ökonomischen Evaluationsstudien	135
		8.3.1 Grundsätzliche Betrachtung und Fragen des Untersuchungsdesigns	135
		8.3.2 Bewertung der Kosten	136
		8.3.3 Bewertung des Nutzens	137
	8.4	Beispiele zur ökonomischen Evaluation in der Pflege und von nationalen Expertenstandards	139
		8.4.1 Krankheitskostenanalysen	139
		8.4.2 Kostenvergleichs- oder Kostenminimierungsanalysen	139
		8.4.3 Kosten-Wirksamkeits-Analysen	140
		8.4.4 Kosten-Nutzwert-Analysen	141
		8.4.5 Kosten-Nutzen-Analysen	143
	8.5	Fazit	145
9	**Rechtliche Verbindlichkeit von Expertenstandards**		**150**
	Klaus Theuerkauf		
	9.1	Expertenstandards im Recht	150
	9.2	Sozialversicherungsrechtliche Verbindlichkeit	152
		9.2.1 Sozialversicherungsrechtliche Leistungspflicht im SGB XI	152
		9.2.2 Sozialversicherungsrechtliche Verbindlichkeit von Expertenstandards	155
		9.2.3 Standardidentität und Wirtschaftlichkeitsgebot	158

	9.3	Zivilrechtliche Verbindlichkeit	160
		9.3.1 Zivilrechtliche Leistungspflicht	161
		9.3.2 Zivilrechtliche Verbindlichkeit von Expertenstandards	164
		9.3.3 Leistungen unterhalb des allgemein anerkannten Stands der medizinisch-pflegerischen Erkenntnisse	166
	9.4	Fazit	168
10		**Methode der »Stationsgebundenen Qualitätsentwicklung« (SQE) zur Entwicklung und Einführung von Praxisstandards in der Pflege** *Doris Schiemann & Martin Moers*	**170**
	10.1	Stellenwert der SQE für eine kontinuierliche und systematische Qualitätsentwicklung	170
	10.2	Zielsetzung, Aufbauorganisation und Anwendungsformen der SQE	173
		10.2.1 Aufbauorganisation der SQE	173
		10.2.2 Der Qualitätszyklus und seine Anwendung	175
	10.3	Forschungs- und Entwicklungsprojekte zur SQE in Großbritannien und Deutschland	183
		10.3.1 Ergebnisse zur Methodenwirksamkeit	184
		10.3.2 Ergebnisse zu den Anwendungsvoraussetzungen der SQE	184

II Qualitätsindikatoren in der Pflege

11		**Entwicklung von Qualitätsindikatoren auf der Basis von Expertenstandards** *Andreas Büscher & Ahmed Kabore*	**193**
	11.1	Einleitung	193
	11.2	Was sind Qualitätsindikatoren?	193
	11.3	Wozu dienen Indikatoren im Gesundheitswesen?	194
	11.4	Anforderungen an Qualitätsindikatoren	195
	11.5	Verfahren zur Entwicklung von Qualitätsindikatoren	196
	11.6	Entwicklung von Qualitätsindikatoren auf der Grundlage von Expertenstandards	198
		11.6.1 Auswahl und Relevanz des Themas	198
		11.6.2 Formulierung eines vorläufigen Sets von Indikatoren	198
		11.6.3 Bewertung und Auswahl geeigneter Qualitätsindikatoren	199
		11.6.4 Praxistest der ausgewählten Qualitätsindikatoren	200
		11.6.5 Einführung des Indikators	200
	11.7	Der Nutzen von Indikatoren auf der Grundlage von Expertenstandards	201
12		**Entwicklung von Qualitätsindikatoren in der Pflege auf der Basis von Praxisstandards** *Astrid Elsbernd*	**204**
	12.1	Einordnung und Begriffsbestimmung	204

	12.2	Entwicklung von pflegesensiblen Qualitätsindikatoren in der Altenpflege im Rahmen eines Forschungsprojektes	207
		12.2.1 Anlage des Forschungsprojektes	207
		12.2.2 Methodisches Vorgehen zur Ableitung der pflegesensiblen Qualitätsindikatoren	210
		12.2.3 Arbeitsschritte, die nicht mehr vollzogen werden konnten	213
	12.3	Ausblick	215
13		Entwicklung, Erprobung und Anwendung von Qualitätsindikatoren der Pflege im Krankenhaus: das Beispiel NDNQI® aus den USA	218

Michael Simon & Nancy Dunton

	13.1	Einleitung	218
	13.2	Kontext der Qualitätsmessung im Krankenhaus in den USA	218
	13.3	Entwicklung, Struktur und Anwendung der NDNQI®	219
	13.4	Entwicklung, Implementierung und Testung der Indikatoren	221
	13.5	Bedeutung der NDNQI® für das Pflegemanagement und den nationalen Kontext	223

Abkürzungsverzeichnis	225
Sachwortregister	227
Autorenverzeichnis	231

III Anhang

1	Expertenstandard Dekubitusprophylaxe in der Pflege (1. Aktualisierung 2010)	235
2	Audit-Instrument zum aktualisierten Expertenstandard Dekubitusprophylaxe	240
3	Expertenstandard Schmerzmanagement in der Pflege bei akuten Schmerzen (1. Aktualisierung 2011)	248
4	Das Audit-Instrument zum aktualisierten Expertenstandard Schmerzmanagement in der Pflege bei akuten Schmerzen	254

Martin Moers, Doris Schiemann & Heiko Stehling

1 Qualitätsentwicklung in der Pflege – Versuch einer Standortbestimmung

Martin Moers, Doris Schiemann & Andreas Büscher

Mit diesem Buch, das sich an Wissenschaft und Praxis gleichermaßen richtet, möchten wir einen grundlegenden Beitrag zur Fachdiskussion in einem sich differenzierenden Feld leisten. Qualitätsarbeit im Gesundheitswesen als diskrete Methode der Steuerung von Prozessen schreitet einerseits von seinen Ursprüngen der schlichten (aber keineswegs trivialen) Qualitätssicherung fort zur einrichtungsinternen Qualitätsentwicklung und -steuerung, was in der Folge Fragen nach geeigneten Verfahren und Strukturen für ein wirksames, berufsübergreifendes Qualitätsmanagement aufwirft. Auf der anderen Seite nehmen externe Qualitätssicherung und -prüfung in der Folge gesetzlicher Regelungen erheblich zu. Hier stellen sich Fragen nach einer sinnvollen Verknüpfung beider Bereiche.

Wir nähern uns der aktuellen Diskussion überwiegend aus der Perspektive wissenschaftlich fundierter Methoden und Instrumente zur systematischen und kontinuierlichen Qualitätsentwicklung in der Pflege. Der inhaltliche Schwerpunkt des Buches liegt dabei auf den Expertenstandards des Deutschen Netzwerks für Qualitätsentwicklung in der Pflege (DNQP) als einem Basisinstrument, von dem eine große Ausstrahlung in andere Bereiche der Qualitäts- und Pflegeentwicklung zu verzeichnen ist (Schiemann & Moers 2011, S. 624). Das Selbstverständnis unserer Standortbestimmung speist sich aus der inzwischen 25-jährigen Netzwerkarbeit, in deren Rahmen es gelungen ist, auf dem Gebiet der Standardentwicklung internationales Niveau zu erreichen.

Nach einem kurzen Blick auf die nationale und internationale Netzwerkarbeit in der Pflege werden im ersten Teil zu den Expertenstandards in der Pflege zunächst die *Qualitätsmethodik zur Entwicklung, Einführung und Aktualisierung von Expertenstandards* (▶ Kap. 3) dargestellt. Darauf folgen zwei Beiträge, die sich mit Fragen der *Evidenzbasierung* (▶ Kap. 4) *und Patientinnen- und Bewohnerinnenbeteiligung*[1] (▶ Kap. 5) im Rahmen der Entwicklung von Expertenstandards auseinandersetzen. Beide Themen sind für das Qualitätsniveau der Expertenstandards sowie für ihre Akzeptanz in Fachöffentlichkeit und Gesundheitspolitik von maßgeblicher Bedeutung.

Die Einführung von Expertenstandards, einschließlich regelmäßiger Qualitätsmessungen, bildet in vielen Einrichtungen inzwischen die Grundlage für kontinuierliche Qualitätsverbesserungen. Die Beiträge zu dieser Thematik befassen sich insbesondere mit den *Spezifika gelingender Einführungsprozesse* (▶ Kap. 6) und der *Wirksamkeit von Expertenstandards: Was kommt bei Patientinnen und Bewohnerinnen an?* (▶ Kap. 7) Sie basieren zum einen auf Ergebnissen der wissenschaftlichen Begleitung aller bisherigen bundesweiten Projekte zur modellhaften Implementierung von Expertenstandards und zum anderen auf mehrjährigen Auditergebnissen eines Berliner Universitätsklinikums zur Anwendung von zwei Expertenstandards. Abge-

---

1 Zur sprachlichen Vereinfachung und damit zur Verbesserung der Lesbarkeit wird im Text lediglich eine Geschlechtsform verwendet. Das jeweils andere Geschlecht ist ausdrücklich mit gemeint.

rundet wird diese Fragestellung durch Erkenntnisse aus der *gesundheitsökonomischen Evaluation von Expertenstandards* (▶ Kap. 8), womit auch die Perspektive des Nutzerinnenkollektivs, also der Versicherten, angesprochen ist. Dazu gehört ebenfalls eine *Einordnung der Expertenstandards* (▶ Kap. 9) in das Sozialrecht, wobei deutlich wird, dass diese als Abbildung des aktuellen Standes von Wissenschaft und Praxis den Nutzerinnen von Pflege eine klare Orientierung über das zu erwartende Leistungsniveau geben können.

In den Einrichtungen harren jedoch viele Themen der Pflegeentwicklung, die bislang keine Berücksichtigung bei der sektorenübergreifenden Expertenstandardentwicklung finden konnten. Das heißt, dass auch weiterhin in der Praxis entwickelte Pflegestandards ein wichtiges Element interner Qualitätsentwicklungsprozesse spielen werden. Aus diesem Grund haben wir ein Kapitel in diesem Band der *Methode der Stationsgebundenen Qualitätsentwicklung (SQE)* (▶ Kap. 10) zur dezentralen Entwicklung und Anwendung wissenschaftlich fundierter Praxisstandards gewidmet. Die SQE gehört zu den international bekanntesten Methoden zur Qualitätsentwicklung in der Pflege, ihre Praxistauglichkeit und Qualitätswirksamkeit konnte in verschiedenen Entwicklungs- und Forschungsprojekten hinreichend belegt werden.

Im zweiten Teil des Buches wird mit dem Thema *Qualitätsindikatoren in der Pflege* (▶ Kap. 11, 12 und 13) ein zukunftsweisendes Thema aufgegriffen. Mit ihrer Hilfe ist es möglich, im Rahmen des internen Qualitätsmanagements in regelmäßigen Abständen und mit überschaubarem Aufwand Daten zu erheben, die verlässliche Hinweise auf den Umsetzungsgrad angestrebter Qualitätsziele zu besonders sensiblen Problembereichen der pflegerischen Versorgung liefern (Schiemann & Moers 2011, S. 623 und 635). Hier liegen neben internationalen auch erste nationale Erfahrungen vor.

Zu allen angesprochenen Methoden und Instrumenten liegen zahlreiche Ergebnisse und Erkenntnisse vor, die wir in diesem Band zusammengetragen und für Synthesen aus unterschiedlichen Perspektiven aufbereitet haben. Im Sinne einer Zwischenbilanz benennen die Autorinnen darüber hinaus weiteren Entwicklungsbedarf. Wir hoffen, damit die Debatte über zukünftige Schritte und Wege der Qualitätsentwicklung anzuregen.

Blicken wir an dieser Stelle kurz zurück auf die von allen Akteurinnen des DNQP und den zahlreichen Netzwerkerinnen in den Gesundheits- und Pflegeeinrichtungen geleistete Arbeit der letzten 25 Jahre. Es handelt sich dabei zweifellos um eine Erfolgsgeschichte, die darauf beruht, dass die Arbeit mit Expertenstandards zum Motor der Pflegeentwicklung gemacht werden konnte. In die Wiege gelegt ist es der Qualitätsarbeit zunächst einmal nicht, entstand sie doch aus der betriebswirtschaftlichen Überlegung, wie man Mitarbeiterinnen zu erhöhter Leistungsdichte bringen kann, ohne die Qualität der Produkte oder Dienstleistungen zu gefährden. Man wollte zunächst reine Qualitätssicherung, verstanden als Minimierung von Fehlern, betreiben. Erst später entwickelten sich weitergehende Ansätze eines integrierten Qualitätsmanagements (siehe dazu Dahlgaard & Schiemann 1996, S. 4–23). In der Medizin gesellte sich seit den 1990er Jahren die Bewegung zur Evidenzbasierung hinzu, die zunehmend in die Entwicklung zahlreicher Leitlinien einmündete. Diese mussten und müssen sich jedoch vielfach mit Widerständen aus den eigenen Reihen auseinandersetzen, da sich sowohl die niedergelassenen Ärztinnen als auch die leitenden Krankenhausärztinnen in ihrer professionellen Entscheidungsfreiheit eingeschränkt sahen (siehe dazu z. B. Ollenschläger et al. 2005).

In der bundesdeutschen Pflege gab und gibt es aufgrund eines gegenüber der Medizin niedrigen Professionalisierungsgrades häufig noch gar keine differenzierte Beschreibung der Leistungen und Prozesse, der dazu notwendigen Strukturen und der angestrebten Ergebnisse. Daher stieß die vom Oxforder

Institut des Royal College of Nursing Anfang der 1990er Jahre ausgehende Initiative für ein europäisches Qualitätsnetzwerk (EuroQUAN), mit forschungsgestützten Pflegestandards, Auditinstrumenten und durch die Anwendung der SQE einen Paradigmenwechsel auf dem Gebiet der Qualitätsentwicklung in der Pflege herbeizuführen, alsbald auf reges Interesse in den sich nach europäischem Vorbild bildenden nationalen Netzwerken, so auch des DNQP. Das Erfolgskonzept beruht also nicht nur darauf, pflegerische Risiken inhaltlich zu bearbeiten und das zusammengefasste Wissen in Qualitätsinstrumente wie Praxis- oder Expertenstandards zu übersetzen, sondern dieses Wissen auch an den Ort des Handlungsvollzugs zu bringen und handlungswirksam werden zu lassen, kurz: zu implementieren. Durch das in den Expertenstandards per Konsensuskonferenz durch die Berufsgruppe vereinbarte hohe Niveau pflegerischer Leistung löst deren gezielte Implementierung in der Regel einen hohen Fortbildungsbedarf aus und führt bei der Einführung zu innovativem, patientinnenorientiertem Handeln und messbarer Pflegeentwicklung. Darüber hinaus vermitteln sie der Berufsgruppe größere Handlungssicherheit und auch ein stärkeres Gefühl beruflicher Autonomie, da die Expertenstandards aus der Berufsgruppe selbst stammen und die Selbstbestimmung über die Inhalte pflegerischer Arbeit einen weiteren Schritt im langfristigen Professionalisierungsprozess ausmacht.

Bei der Implementierung von Expertenstandards haben die Netzwerkeinrichtungen und -akteurinnen hervorragendes geleistet. Sie haben die Chance gesehen, unter den zunehmend restriktiven Bedingungen eines wettbewerbsorientierten Gesundheitswesens damit weiterhin Pflegeentwicklung betreiben zu können, die sonst vielfach unterbleiben würde. Eine ungebundene, allein nach pflegewissenschaftlich und pflegerisch inhaltlichen Gesichtspunkten betriebene partizipative Pflegeentwicklung, findet bedauerlicherweise zur Zeit nur noch punktuell institutionelle Förderung, während die Qualitätsarbeit aufgrund gesundheitspolitischer, rechtlicher und wettbewerblicher Rahmenbedingungen größere Spielräume bietet. Durch die Bündelung des Wissens aus Forschung und Praxisexpertise in den Expertenstandards und dessen systematischen Transfer in die Praxis konnte für die Professionalisierung der Pflege Erhebliches geleistet werden: die eigenständige Wissensbasis der Pflege wird deutlich, und das systematische Arbeiten auf der Grundlage der Pflegeprozessmethode wird gestärkt, denn in den Expertenstandards werden alle Schritte der Pflegeprozessmethode themenspezifisch mit Inhalt gefüllt.

Wenden wir uns der aktuellen Situation zu, so finden wir auf der einen Seite neben aller Zustimmung auch kritische Stimmen sowohl zu den Expertenstandards als Instrumente als auch zu den Wirkungen und Folgen ihrer Implementierung. Aus pflegewissenschaftlicher Sicht begrüßen wir diese ausdrücklich, da Kritik den Kern des wissenschaftlichen Diskurses bildet, der zur Weiterentwicklung der Disziplin führt. Wir sehen zwei Hauptströmungen, mit denen wir uns exemplarisch auseinandersetzen wollen. Die eine Strömung moniert, dass Expertenstandards mit *zu wenig* wissenschaftlicher Genauigkeit erarbeitet seien – so Vertreterinnen einer evidenzbasierten Praxis. Die andere Strömung kritisiert, dass Expertenstandards *zu viele* technokratische Normierungen mit sich brächten – so Vertreterinnen der Kritischen Theorie.

Beginnen wir mit der Frage der zu geringen Wissenschaftlichkeit von Expertenstandards. Einig sind sich alle an der Diskussion Beteiligten, dass das beste verfügbare Wissen Grundlage des Wissenstransfers sein soll. Auch die Netzwerkerinnen des DNQP möchten das Wissen mit der größtmöglichen Evidenz in die Praxis bringen. Eine erste Differenz gibt es jedoch in der Frage, welches dieses Wissen sei. Im naturwissenschaftlich-positivistischen Denken werden bei der Bewertung des Wissens Forschungsergebnisse mit experimentellen oder statistischen Designs sowie deren Synthese in Übersichtsarbeiten, die dieser methodischen Vorgabe folgen, an die Spitze einer Evidenzhierarchie gestellt (dazu z. B. Balshem et al. 2011). Dies bringt u. E. eine Engführung mit sich, gegen die wir zu bedenken geben, dass gerade in der interaktionsreichen Pflegepraxis zahlreiche Forschungsfragen gerade auch zur Patientinnen- und Nutzerinnenperspektive nur mit Designs der subjektorientierten Rekonstruktion von Bedeutungen des Erlebens und des sozialen Handelns bearbeitet werden können. Ebenso fehlt es der rein an methodischer Bewertung von Interventionsforschung interessierten Bewegung der evidenzbasierten Praxis an Möglichkeiten der und Interesse an Theoriebildung. Diese stellt jedoch eine wesentliche Orientierungsgrundlage für Pflegeentwicklung dar (vgl. Moers et al. 2011). Hinzu kommt, dass aktuell in vielen pflegerischen Handlungsfeldern wenig klare Evidenz für Interventionen vorliegt. Mit Blick auf die Pflegepraxis erscheint es gleichwohl unumgänglich, zu den großen pflegerischen Risiken auch dann Expertenstandards zu entwickeln, wenn keine eindeutige Evidenz im Sinne der oben genannten Evidenzhierarchie vorliegt, da Pflegefachkräfte Handlungssicherheit für die tägliche Arbeit unter Handlungsdruck benötigen. Bei der Entwicklung der Expertenstandards wird deshalb kein Wissenstyp ausgeschlossen, wobei einzelne Kriterienebenen selbstverständlich im Lichte der vorliegenden Evidenz formuliert werden.

Dies soll am Beispiel des Expertenstandards »Sturzprophylaxe« verdeutlicht werden, der im Jahr 2013 aktualisiert wurde (DNQP 2013, S. 20 ff.). Die aktualisierte Literaturstudie hat dabei einen derartigen Umfang angenommen, dass neben der gedruckten Kurzfassung von immerhin 107 Seiten eine 253 Seiten, mit Anhängen 600 Seiten umfassende Langfassung vorliegt, die auf der Homepage des DNQP einsehbar ist. Die umfangreichen Studienergebnisse geben ein noch deutlicheres Bild, um welch komplexes und von zahlreichen Faktoren beeinflusstes Geschehen es sich bei Stürzen handelt, als es sich bei der der ersten Literaturstudie zur Entwicklung des Expertenstandards zeigte. Jedoch bestehen weiterhin große Forschungslücken im Bereich der Interventionsforschung (nicht nur) zu dieser Thematik. Das heißt, die Empfehlungen der Expertinnenarbeitsgruppe zur Formulierung der Standardkriterien zu den einzelnen Maßnahmen der Sturzprophylaxe, konnten nur bedingt aus Studienergebnissen abgeleitet werden und basieren daher auf dem gebündelten Fachwissen der Expertinnenarbeitsgruppe.

Für die Praxis verweist das Missverhältnis zwischen der Vielzahl an Studien und der nicht vorhandenen Klarheit hinsichtlich einzelfallbezogener Wirksamkeit von Maßnahmen, auf ein auch in anderen Zusammenhängen anzutreffendes Phänomen: die Bedeutung der fachlich begründeten Entscheidungsfindung im Einzelfall. Professionelles Handeln in der Pflege zeichnet sich, wie auch in anderen Gesundheitsberufen, dadurch aus, dass umfangreiches Regelwissen, das aus unterschiedlichen Quellen stammen kann, auf einen Einzelfall bezogen werden muss. Das Regelwissen zur Sturzprophylaxe ist in der Literaturstudie dieser Aktualisierung, in den Kriterien des Expertenstandards und erläuternd in den Kommentierungen, zusammengefasst und ausgeführt. Es trägt dazu bei, Pflegefachkräften in der Praxis einen Rahmen vorzugeben, in dem sie sich bei Entscheidungen in der Pflege einzelner Patientinnen oder Bewohnerinnen und der Begründung ihrer Vorschläge diesen gegenüber bewegen können. Ausgangspunkt der zu leistenden Interventionen ist jedoch immer der individuelle Fall. Daher ist stets eine begründete Einschätzung dieses Falls notwendig, aus der dann Maßnahmen abgeleitet, mit der Adressatin der Maßnahme vereinbart und dann durchgeführt werden.

Schauen wir uns demgegenüber nun die Kritik des Zuviel an technokratischer Normierung an, so stellen sich die Diskussionslinien völlig anders dar. Die Art der Expertise oder Frage nach geeigneten Forschungsdesigns spielt hier gar keine Rolle, und theoretisches Denken wird explizit begrüßt und einbezogen. Entscheidend sind für Vertreterinnen der Kritischen Theorie allein die gesellschaftlichen Folgen. Beispielhaft sei hier auszugsweise die Position des Kollegen Friesacher zitiert, die sich explizit auf andere Instrumente und Methoden bezieht, jedoch ohne Zweifel auch auf Instrumente der Qualitätsentwicklung gemünzt ist:

»*Case Management und dem Pflegeprozess sollen auf allen Ebenen optimierte Abläufe und Strategien implementiert werden. Die Steuerungsinstrumente folgen dabei der Theorie der Kybernetik mit ihren Grundbegriffen der Steuerung, Kontrolle, Information und System. Diese aus einem mathematisch-technizistischen Zusammenhang stammende Großtheorie restrukturiert die sozialen Bereiche und lebt in den neoliberalen Gouvernementalitätspraktiken fort. Damit diese ›Kybernetisierung des Menschen‹ gelingen kann, muss das Humane transformiert werden in die Sprache der Technik.*« (Friesacher 2011, S. 380)

»*Der systemisch-kybernetische Ansatz des Pflegeprozesses und seine technokratische Passung in die bestehende Praxis lassen die Rede von selbstbestimmten, die Ziele der Pflege aushandelnden Nutzerinnen als absurd erscheinen […].*« (a. a. O., S. 381)

Im Falle einer technokratischen Verwendung der angesprochenen Instrumente und Methoden ist die Kritik nachvollziehbar, und der Einfluss von Herrschaftstechnologien auf die Pflegeentwicklung sollte unbedingt kritisch hinterfragt werden. Eine kritische Sicht auf die Bedingungen und Ergebnisse des Wissenstransfers hat dabei bereits eine lange Tradition in der Soziologie (vgl. Beck & Bonß 1989) – eine Diskussion, die seit einiger Zeit auch für die Pflege nutzbar gemacht wird (vgl. Schaeffer 2006). Die Intentionen der Pflegeprozessmethode als Problemlösungs- und Beziehungsprozess sind im Kern jedoch andere, als Friesacher konstatiert. Für die Expertenstandards, die ein möglichst hohes und dabei immer auch patientinnenorientiertes Niveau der pflegerischen Versorgung anstreben, stellt der angemessene Einsatz der Pflegeprozessmethode eine Voraussetzung dar. Es geht bei beiden Instrumenten und Methoden um die maximale Einbeziehung und Förderung der Interessen der Nutzerinnen. Daher spielt bei den Empfehlungen der Expertenstandards die Nutzerinnenperspektive und die entsprechende subjektorientierte Forschung eine erhebliche Rolle, auch wenn bisweilen die durch Interventionsforschung gestützte Evidenz noch schwach ist.

Den Nutzerinnen von Pflegeleistungen einschließlich ihrer Angehörigen wird zunächst einmal in allen Expertenstandards ausführliche Information, Anleitung, Schulung und Beratung zu ihren Problemen angeboten. Das macht deren Einbeziehung in Aushandlungsprozesse erst möglich, da sonst Wissensgrundlagen fehlen und Alternativen oft nicht bekannt sind, z. B. welche Entlastungsmöglichkeiten pflegenden Angehörigen zur Verfügung stehen, um ein stabiles häusliches Pflegearrangement zu erreichen. Die Wünsche und Ziele der Nutzerinnen, die so auf der Basis von angemessener Aufklärung erkundet werden, stellen – wie oben bereits ausgeführt – eine wesentliche Grundlage für fallangemessene pflegerische Vorschläge dar. In diesem Beispiel wäre die Frage, welche Versorgungsform, ob zu Hause oder in einer stationären Pflegeeinrichtung, angestrebt werden soll und welche Hilfen jeweils erforderlich wären. Ein weiterer Punkt verdient Beachtung in der Diskussion um Patientinnen- bzw. Bewohnerinnenorientierung: Alle Expertenstandards zielen darauf ab, die Ressourcen der meist funktionseingeschränkten Nutzerinnen zu stärken und eigenständiges Handeln zu fördern. Das gilt für die Bewegungsförderung zur Dekubitusprophylaxe, die sichere Mobilität zur Sturzprophylaxe, den begleiteten Toilettengang zur Kontinenzförderung, das individuell angepasste Angebot von Speisen und Getränken oder das angemessene Schmerzmanagement, um Eigenaktivität überhaupt erst zu ermöglichen. Das alles sind noch keine individuellen Ziele der Nutzerinnen, aber erst bei einer patientinnenorientierten Pflege auf diesem Niveau werden Nutzerinnen in die Lage versetzt, Ziele zu entwickeln und zu artikulieren.

Nicht verschwiegen werden soll an dieser Stelle, dass es im Rahmen der Ökonomisierung und Wettbewerbsorientierung des Gesundheitswesens – wie aller anderen wichtigen Lebensbereiche auch – durchaus zu einem Diktat der Kostenrationalität kommt, das Entwicklungsspielräume und auch Professionalisierungsbemühungen der Pflege untergräbt. Insofern ist Friesachers Befund, dass es aufgrund ökonomischer Rahmenbedingungen zu »Entfremdungen, Transformationen und Umkodierungen« (Friesacher 2011, S. 374) für alle Beteiligten kommt, durchaus zuzustimmen. Doch auch dann gilt, dass erst durch die in den Expertenstandards vorgenommene, fachlich von der Berufsgruppe selbst verantwortete Leistungsbeschreibung benennbar, messbar und nachvollziehbar wird, was denn unter Kosteneinsparungszwang und Personalabbau Notwendiges nicht mehr getan wird, aber getan werden müsste. Insofern stellen Instrumente der Qualitätsentwicklung wie die Expertenstandards auch eine Rückfallposition für eine nutzerinnenorientierte Qualitätssicherung dar, da das Niveau der in Frage stehenden Leistung aus fachlicher Sicht nicht unterschritten werden darf. Für die entsprechenden strukturellen Bedingungen zu sorgen, stellt eine nicht hintergehbare Aufgabe des Managements jeder Einrichtung dar.

Kommen wir zu einem letzten Punkt, den Wirkungen und Folgen der Implementierung von Qualitätsinstrumenten und -methoden. Jede Innovation hat erwünschte und unerwünschte, erwartete und unerwartete Wirkungen und Nebenwirkungen, die konkret in den Kapiteln 6–8 vorgestellt werden. Vorweg sollen lediglich einige weiterführende Überlegungen skizziert werden. Zunächst noch einmal zu den Rahmenbedingungen: Es ist natürlich kontraproduktiv, Personalstellen im Pflegedienst massiv abzubauen, wie es im letzten Jahrzehnt allerorten in Deutschland geschehen ist und auch weiter geschieht, und gleichzeitig, auch als externe Qualitätskontrolle, die Einhaltung der Expertenstandards zu verlangen. Deren Inhalte können dann nur noch formal und minimal abgearbeitet werden, wobei der Zusammenhang mit der Gesamtproblematik der Patientin oder Bewohnerin allzu leicht verloren zu gehen droht.

Hier rächt sich, dass mit der formalen Einführung der Pflegeprozessmethode Mitte der 1980er Jahre nicht die längst fällige Umstellung der Pflegeorganisation durchgeführt wurde. Zur inhaltlich angemessenen Einführung der Pflegeprozessmethode hätte von den bis dahin überwiegend verrichtungsorientierten (Funktionspflege) auf personenorientierte Organisationsformen mit klarer Patientinnen- oder Bewohnerinnenzuordnung zu einer primär verantwortlichen Pflegefachkraft, im Idealfall also das Primary Nursing, umgestellt werden müssen. Nur so kann mit der Pflegeprozessmethode das Potenzial zur Patientinnen- oder Bewohnerinnen- bzw. Fallorientierung realisiert werden. Diese Umstellung ist maximal halbherzig geschehen, etwa mit der Einführung der Bereichspflege, und wird unter Personaleinsparungsdruck zum Teil sogar wieder zurückgedreht. Erst mit der vollständigen Delegation der Verantwortung für die Pflege von Patientinnen oder Bewohnerinnen an dafür entsprechend qualifizierte Pflegefachkräfte, kann überhaupt festgestellt werden, welches Maß an Arbeit zu leisten möglich ist. Den direkten Zusammenhang von steigender Fallzahl und zunehmenden ernsten Zwischenfällen in der Pflege haben US-amerikanische Studien eindeutig herstellen können (Aiken et al. 2002; 2003). Für die bundesdeutsche Situation ist zusätzlich auf die notwendige Anhebung des Qualifikationsniveaus zu verweisen. Die internationalen Erfahrungen zeigen, dass für die Übernahme der vollständigen pflegerischen Verantwortung für Patientinnen und Bewohnerinnen ein Bachelor-Abschluss die regelhafte Voraussetzung darstellt, womit deutlich wird, dass auch erfahrene Pflegefachkräfte fort- und weitergebildet werden müssen, um den mit dem Primary Nursing verbundenen Anforderungen gerecht zu werden. Die hierzulande nun zahlreicher werdenden dualen Pflegestudiengänge mit klinischer Ausrichtung lassen hoffen (vgl. Moers et al. 2012).

Eine andere Entwicklung, die mit der Einführung anspruchsvoller Qualitätsmethoden und -instrumente in der Pflege eng zusammenhängt, kann demgegenüber deutlicher als Erfolg bezeichnet werden. Gemeint ist der Einsatz von Pflegeexpertinnen als »change agents« oder »facilitators« in zahlreichen Gesundheits- und Pflegeeinrichtungen. Sie verfügen meist über ein pflegewissenschaftlich ausgerichtetes Studium und haben sich als unverzichtbare Ebene des Wissenstransfers etablieren können. Auf dem langen Weg der Professionalisierung der Pflege als traditionsreichem, aber nicht wissenschaftlich gestütztem Beruf, kommt gerade der Funktion der Sicherstellung des Wissenstransfers eine nicht zu überschätzende Bedeutung zu.

Ebenfalls mit der Pflegeprozessmethode zusammen hängt eine weitere, zum Teil unerwünschte Folge der Einführung von Expertenstandards, die hier exemplarisch für ähnliche Probleme benannt sei: Durch die themenbezogene Einführung der inzwischen sieben Expertenstandards in einzelnen Projekten, ist in manchen Einrichtungen eine Fülle zusätzlicher Formulare entstanden, die in Projektzusammenhängen hilfreich erscheinen, mit Blick auf den gesamten Pflegeprozess aber zu Doppelerhebungen und -dokumentationen führen können, da die Themen oft nach- und nebeneinander abgearbeitet werden und nicht in einem zusammenhängendem Assessment, anders gesagt: in die Pflegeanamnese integriert werden. Hier ein solches übergreifendes Assessmentinstrument zu schaffen kann als Forschungs- und vor allem: Entwicklungsbedarf klar benannt werden, der allerdings über die eigentliche Aufgabe des DNQP, die Entwicklung von Qualitätsinstrumenten, hinausgeht. Wir arbeiten daran, wie es so schön heißt, hoffen jedoch auch, dass andere Institute oder Arbeitsgruppen sich dieses Themas ebenfalls annehmen.

Weiterer Forschungsbedarf besteht über die in diesem Band vorgestellten Ergebnisse ganz sicher in der Wirkungsforschung der Expertenstandards: Welche konkreten Verbesserungen der klinischen Pflege sind feststellbar? Ebenso gibt es großen Unterstützungsbedarf in Gesundheits- und Pflegeeinrichtungen zur Einführung von Expertenstandards. Hier hat das DNQP über die modellhaften Implementierungsprojekte hinaus einen weiteren Schritt getan und eine offene Liste von Referenzeinrichtungen auf seine Internetseite gestellt, die im Sinne des Netzwerkgedankens bereit sind, ihre Erfahrungen mit der Implementierung von Expertenstandards weiterzugeben.

So schwierig die Situation der Pflegeberufe zwischen neuen und erhöhten Anforderungen einerseits und verknappten Ressourcen andererseits auch ist: Unsere Standortbestimmung für die bisherige Netzwerkarbeit fällt insgesamt positiv aus. In den letzten zwei Jahrzehnten konnten wichtige Entwicklungen zur Stärkung der Handlungssicherheit in der Pflegepraxis in Gang gesetzt werden: Das berufliche Selbstverständnis der Pflegenden ist in vielen Bereichen nicht nur klarer geworden, es ist auch gelungen, den eigenständigen Beitrag der Pflege zur Gesundheit von Patientinnen und Bewohnerinnen deutlich zu machen. Dabei lassen sich bereits Ausstrahlungseffekte über die einzelnen Standardthemen hinaus beobachten. So kann in den Einrichtungen, die mit Expertenstandards arbeiten, eine Renaissance des Themas Mobilität verzeichnet werden – denn ob Dekubitus- oder Sturzprophylaxe, Kontinenzförderung oder Schmerzmanagement: Die im Expertenstandard postulierte patientinnenorientierte Pflege, führt zur Förderung sicherer Mobilität und dem Erhalt weiterer Fähigkeiten von Patientinnen und Bewohnerinnen.

Ebenso wurde die Berufsgruppe gestärkt, indem sie zeigen konnte, dass sie in der Lage ist, ihre Inhalte selbst zu definieren und das Niveau fachlich angemessener Leistung selbst zu bestimmen – all dies sind wesentliche Merkmale der Professionalisierung und der in diesem nur langfristig zu denkenden Prozess gemachten Fortschritte. Weitere, auch institutionelle Schritte werden folgen, wie an der Diskussion um die Einrichtung von Pflegekammern abzulesen ist, die allmählich Fahrt auf- und Form annimmt. Dafür danken wir den tausenden von Netzwerkerinnen in der Pflege, die diese Erfolge durch langjährige Arbeit möglich gemacht haben. Ihnen widmen wir dieses Buch, das für alle Leserinnen hoffentlich eine inhaltsreiche und spannende Lektüre mit vielen Anregungen für Praxis, Forschung und Entwicklung darstellt.

Literatur

Aiken, L.; Clarke, S.; Sloane, D.; Sochalski, J. & Silber, J. (2002). Hospital nurse staffing and patient mortality, nurse burnout, and job dissatisfaction. In: JAMA. 288. Jg., Heft 16, 1987–1993.

Aiken, L.; Clarke, S.; Silber, J. & Sloane, D. (2003). Hospital nurse staffing, education, and patient mortality. In: LDI Issue Brief. 9. Jg., Heft 2, 1–4.

Balshem, H.; Helfand, M.; Schünemann, H. J.; Oxman, A. D.; Kunz, R.; Brozek, J.; Vist, G. E.; Falck-Ytter, Y.; Meerpohl, J.; Norris, S. & Guyatt, G. H. (2011). GRADE guidelines: 3. Rating the quality of evidence. In: Journal of Clinical Epidemiology. 64. Jg., Heft 4, 401–406.

Beck, U. & Bonß, W. (Hrsg.) (1989). Weder Sozialtechnologie noch Aufklärung? Analysen zur Verwendung sozialwissenschaftlichen Wissens. Frankfurt/Main: Suhrkamp.

Dahlgaard, K. & Schiemann, D. (1996). Voraussetzungen und Darstellung der Methode der Stationsgebundenen Qualitätssicherung. In: Bundesministerium für Gesundheit (Hrsg.). Qualitätsentwicklung in der Pflege (Abschlußbericht), Teil 1. Baden-Baden: Nomos.

DNQP (Deutsches Netzwerk für Qualitätsentwicklung in der Pflege) (Hrsg.) (2013). Expertenstandard Sturzprophylaxe in der Pflege. 1. Aktualisierung 2013 einschließlich Kommentierung und Literatur. Osnabrück: DNQP.

Friesacher, H. (2011). »Vom Interesse an vernünftigen Zuständen ...« Bedeutung und konstitutive Elemente einer kritischen Theorie der Pflegewissenschaft. In: Pflege. 24. Jg., Heft 6, 373–388.

Moers, M.; Schaeffer, D. & Schnepp, W. (2011). Too busy to think? Essay über die spärliche Theoriebildung der deutschen Pflegewissenschaft. In: Pflege. 24. Jg., Heft 6, 349–360.

Moers, M.; Schöniger, U. & Böggemann, M. (2012). Duale Studiengänge – Chancen und Risiken für die Professionalisierung der Pflegeberufe und die Entwicklung der Pflegewissenschaft. In: Pflege & Gesellschaft. 17. Jg., Heft 3, 232–248.

Ollenschläger, G.; Thomeczek C.; Thalau, F.; Heymans, L.; Thole, H.; Trapp, H.; Sänger, S. & Lelgemann, M. (2005). Medizinische Leitlinien in Deutschland, 1994–2004. Von der Leitlinienmethodik zur Leitlinienimplementierung. In: Zeitschrift für ärztliche Fortbildung und Qualität im Gesundheitswesen. 99. Jg., Heft 1, 7–13.

Schaeffer, D. (Hrsg.) (2006). Wissenstransfer in der Pflege. Ergebnisse eines Expertenworkshops. Universität Bielefeld, Institut für Pflegewissenschaft (IPW) P06–133.

Schiemann, D. & Moers M. (2011). Qualitätsentwicklung und -standards in der Pflege. In: Schaeffer, D. & Wingenfeld, K. (Hrsg.). Handbuch Pflegewissenschaft. Heidelberg: Juventa, 617–642.

2 Networking for Quality: Qualitätsnetzwerke der Pflege auf europäischer und nationaler Ebene

Doris Schiemann

2.1 Europäisches Netzwerk für Qualitätsentwicklung in der Pflege (EuroQUAN)

Die Entstehung von Qualitätsnetzwerken in der Pflege auf europäischer und nationaler Ebene Anfang der 1990er Jahre steht in direktem Bezug zum Programm der Weltgesundheitsorganisation (WHO) »Gesundheit für alle bis zum Jahr 2000« von 1980. In ihrer 31. Zielsetzung forderte die WHO alle Mitgliedsstaaten auf, bis 1990 im Rahmen ihres jeweiligen Gesundheitssystems effektive Verfahren zur Qualitätssicherung in der Patientenversorgung zu entwickeln und anzuwenden. Damit waren die Gesundheitsberufe in den Mitgliedsstaaten aufgerufen, die fachlichen und methodischen Anforderungen »guter Qualität« in der Gesundheitsversorgung zu definieren und ihren spezifischen Beitrag zur Entwicklung geeigneter Verfahren zur Qualitätsförderung und -messung zu leisten.

Unmittelbar nach Erscheinen dieses Programms rief Marie Farrell, damalige Leiterin des Referats Pflegewesen im WHO-Regionalbüro Kopenhagen, eine englischsprachige Arbeitsgruppe für einen Zeitraum von fünf Jahren ins Leben, um eine Umsetzung dieser Zielsetzung für die Pflege auf europäischer Ebene in Gang zu setzen. Die Arbeitsgruppe befasste sich mit inhaltlichen und methodischen Fragestellungen der Entwicklung und Einführung von Pflegestandards und konnte dabei auf Praxiserfahrungen und Fachliteratur aus dem angloamerikanischen Sprachraum zurückgreifen. Mit der Übersetzung der wesentlichen Ergebnisse der WHO-Arbeitsgruppe ist es dann gelungen, den Fachdiskurs über die Weiterentwicklung der Pflegequalität Ende der 1980er Jahre auch in den deutschsprachigen Ländern anzustoßen (WHO 1982; 1984; 1987). Um aber auch den länderübergreifenden Dialog über wirksame Methoden und Instrumente pflegerischer Qualitätsentwicklung in Europa nach Beendigung des WHO-Förderprogramms fortsetzen zu können, entstand die Idee, ein Europäisches Netzwerk für Qualitätsentwicklung in der Pflege (EuroQUAN; QUAN = Quality Assurance Network) zu gründen und anzuregen, dass die beteiligten Länder jeweils eigene nationale Netzwerke aufbauen.

Die Überlegenheit von Netzwerken gegenüber anderen Organisationsformen besteht darin, dass sie aufgrund der Kultivierung informeller Austauschprozesse dynamischere Entwicklungen durch Synergieeffekte ermöglichen. Ihre Funktion kann außerdem darin bestehen, Gegengewicht zu bürokratischen Praktiken zu sein, beispielsweise zu gesetzlich verordneten Qualitätssicherungssystemen, in deren Rahmen statt gezielter Unterstützungsprogramme zur Verbreiterung des Qualitätswissens, behördliche Überwachungen der Pflegequalität im Vordergrund stehen. Qualität lässt sich nicht allein durch externe Prüfverfahren sichern, sondern bedarf der systematischen Qualitätsentwicklung auf breiter Front. Dabei spielt die

Vernetzung der zahlreichen Gesundheits- und Pflegeeinrichtungen eine wesentliche Rolle, denn nur so können lokal bewährte innovative Verfahren flächendeckend nutzbar gemacht werden. Zur Herstellung der Akzeptanz der Qualität durch Akzeptanz des allgemein anerkannten Standes der Kunst innerhalb der Profession, ist wiederum der Vernetzung von Pflegewissenschaft und -praxis ein hoher Stellenwert beizumessen. Ihrem Zustandekommen wurde deshalb von Anfang an besondere Aufmerksamkeit gewidmet.

Die Gründung von EuroQUAN erfolgte 1992 durch das Oxforder Institute for Nursing des Royal College of Nursing (RCN) unter Federführung von Alison Kitson. Während im WHO-Förderprogramm zunächst nur diejenigen Länder beteiligt waren, die bereits über ein breites Wissens- und Erfahrungsspektrum auf diesem Gebiet verfügten – hierzu zählten Dänemark, Großbritannien, Irland, die Niederlande und die skandinavischen Länder –, wurden nun auch die übrigen westeuropäischen Länder einbezogen. Ihnen bot sich damit die Chance, im Rahmen von EuroQUAN-Konferenzen, länderübergreifenden Projekten und Hospitationen den eigenen Entwicklungsrückstand aufzuholen. Eine Steuerungsgruppe – pro Land ein Mitglied – übernahm die Aufgabe, gemeinsame Qualitätsstrategien und -projekte zu entwickeln, Konferenzen vorzubereiten und sich an der Erstellung und Verbreitung eines englischsprachigen Newsletters zu beteiligen. Von den Mitgliedern in der Steuerungsgruppe wurde außerdem erwartet, dass sie in Kooperation mit den Berufsverbänden ihres Landes ein eigenes nationales Qualitätsnetzwerk aufbauen.

Auf ihrer ersten Sitzung konnten sich die Mitglieder der Steuerungsgruppe auf die folgenden fünf Ziele für das »Networking for Quality« einigen (Schiemann 1993, S. 27 f.):

- Hervorragende Leistungen in der Pflege zu fördern,
- traditionelle Verhaltensmuster zu reflektieren,
- transkulturelle Ähnlichkeiten und Unterschiede zu nutzen,
- effektive Praktiken in der Qualitätsentwicklung zu verbreiten,
- Forschungsergebnisse in einer durchdachten und systematischen Weise zu nutzen.

In der Mehrzahl der beteiligten Länder war es auch tatsächlich möglich, Programme zur Umsetzung der gemeinsam formulierten Ziele in einem überschaubaren Zeitraum auf den Weg zu bringen: Ein wesentlicher Programmpunkt war in nahezu allen Ländern die Einführung der Methode der »Stationsgebundenen Qualitätsentwicklung« (SQE) – im internationalen Sprachgebrauch als »unit-« oder »ward-based-method« bekannt. Es handelt sich um ein in den USA Anfang der 1980er Jahre des letzten Jahrhunderts entwickeltes »dezentrales und dynamisches bottom-up-system«, in dessen Rahmen die Pflegenden in kleinen Organisationseinheiten, z. B. auf Stations- bzw. Abteilungsebene, ihre Pflegestandards selbst erarbeiten und evaluieren und während dieses Prozesses von eigens für diese Aufgabe qualifizierten Kollegen fachlich und methodisch unterstützt werden (Schroeder & Maibusch 1984).

Für eine Reihe von Mitgliedsländern (Dänemark, Großbritannien, Niederlande und Schweden) stand zu Beginn der 1990er Jahre parallel zur Einführung der SQE auch bereits die Entwicklung nationaler Pflegestandards durch Expertenarbeitsgruppen auf dem Programm. Das war ihnen im Vergleich mit den übrigen Ländern aufgrund deutlich besserer struktureller Voraussetzungen möglich. Dazu gehörten in allen Ländern u. a. ein höherer Entwicklungsstand der Pflege auf fachlicher und organisatorischer Ebene, ein früherer Beginn akademischer Ausbildungsprogramme in Kombination mit der staatlichen Förderung von Qualitätsprojekten, dem Vorhandensein eines berufsübergreifenden Qualitätsinstituts für die Gesundheitsberufe oder eines Forschungsinstituts für die Pflegeberufe.

Von diesen ersten gut dokumentierten Erfahrungen mit der Entwicklung von Expertenstandards profitierten in hohem Maße auch die Partnerländer. Als richtungsweisende Beispiele sollen hier insbesondere die 22 RCN-Standards für die pädiatrische Krankenpflege in Großbritannien und das standardisierte Auditinstrument zu diesen Standards genannt werden (RCN 1994). Aufgrund ihres innovativen Potenzials haben sie vielerorts einen Paradigmenwechsel in der Kinderkrankenpflege eingeleitet, der darin bestand, kind- und familienorientierte Konzepte konsequent umzusetzen und den Wissenstransfer zu beschleunigen.

Die Finanzierung des europäischen Netzwerks war über einen Zeitraum von drei Jahren durch die British Foundation of Nursing Studies in London gesichert. Diese Stiftung hatte sich zur Aufgabe gemacht, Anschubfinanzierungen für Projekte zu leisten, mit deren Hilfe der Wissenstransfer von der Forschung in die Pflegepraxis beschleunigt werden kann. Ihr Slogan hieß kurz und bündig: »Putting Research into Practice«. Leider sind alle Versuche gescheitert, nach diesem Förderzeitraum eine langfristige Etablierung von EuroQUAN auf Basis von Beiträgen aus den Mitgliedsländern oder Mitteln der Europäischen Union sicherzustellen. Aus diesem Grund ist erklärbar, weshalb trotz der sehr effektiven Netzwerkarbeit der Auflösungsprozess von EuroQUAN bereits wenige Jahre nach seiner Gründung einsetzte. Auch wenn dem »Networking for Quality« innerhalb von EuroQUAN nur eine kurze Zeitdauer beschieden war, sind zwischen verschiedenen europäischen Partnerorganisationen tragfähige Verbindungen entstanden, mit denen der Qualitätsdialog bzw. die Zusammenarbeit im Rahmen gemeinsamer länderübergreifender Projekte fortgesetzt werden konnte. Zur Erfolgsbilanz von EuroQUAN gehört auch, dass innerhalb weniger Jahre in allen Mitgliedsländern ein deutlicher Kompetenzzuwachs in der Qualitätsmethodik der Standardentwicklung und -einführung erreicht werden konnte. Darüber hinaus sind mit dem Aufbau nationaler Netzwerke Voraussetzungen für eine langfristige professionelle Qualitätsarbeit in der Pflege geschaffen worden. Der Aufbau eines nationalen Qualitätsnetzwerks stellte insbesondere für diejenigen Länder einen wichtigen Meilenstein dar, denen bis dahin (für einige Länder gilt das immer noch, z. B. für Deutschland) noch keine geeigneten Strukturen für die Institutionalisierung der Qualitätsarbeit in der Pflege zur Verfügung standen, die weder über entsprechende Qualitätsinstitute, ausreichende Forschungsressourcen noch über Pflegekammern verfügten.

2.2 Deutsches Netzwerk für Qualitätsentwicklung in der Pflege (DNQP)

In Deutschland hat die Hochschule Osnabrück 1992 mit dem Aufbau eines nationalen Qualitätsnetzwerks begonnen. Sie konnte dabei auf eigene grundlegende Erfahrungen und den Wissensvorsprung von Partnerländern aus dem europäischen Netzwerk zum methodischen Vorgehen bei der Entwicklung von Praxis- und Expertenstandards zurückgreifen (RCN 1990; Schiemann 1990; Fachbereich Wirtschaft der Fachhochschule Osnabrück 1992; Verpleegkundig Weetenschappelijke Raad 1992).

Die Voraussetzungen für einen zügigen Aufbau tragfähiger Netzwerkstrukturen waren an der Hochschule Osnabrück nicht nur deshalb günstig, weil von Anfang an Ressourcen für eine Geschäftsstelle zur Verfügung standen. Aufgrund vielfältiger Aktivitäten zum Aufbau von Studiengängen zur akademischen Qualifizierung von Pflegemanagern und -experten und zur Etablierung des Lehr- und Forschungsgebietes Pflegewissenschaft verfügte die Hochschule bereits über weitreichende Kontakte und Vernetzungen zu Berufsverbänden, Gesundheitsministerien auf Bundes- und Länderebene sowie Bildungs-, Forschungs- und Praxiseinrichtungen im In- und Ausland.

Unter diesen Rahmenbedingungen war es bereits 1994 möglich, einen hochkarätigen Lenkungsausschuss für das DNQP zu bilden, analog zur Steuerungsgruppe im europäischen Netzwerk. Seine Mitglieder sind mit der Weiterentwicklung der Pflegequalität in unterschiedlichen Aufgabenfeldern der Pflegepraxis und -wissenschaft tätig, ihre Aufgabe im DNQP besteht hauptsächlich in der inhaltlichen Steuerung der Netzwerkarbeit. Dies geschieht in enger Zusammenarbeit mit der wissenschaftlichen Leitung und dem wissenschaftlichen Team in Osnabrück. Darüber hinaus sind die Lenkungsausschuss-Mitglieder referierend, moderierend und protokollierend an allen Veranstaltungen des DNQP aktiv beteiligt.

Schwerpunkt der inhaltlichen Arbeit des DNQP war in den 1990er Jahren die Entwicklung betriebsinterner Pflegestandards. In diesem Kontext nahm der Fachdiskurs über die Methode der Stationsgebundenen Qualitätsentwicklung (SQE) einschließlich der im Ausland vorliegenden Erfahrungen mit ihrer Anwendung einen breiten Raum ein. Ein wichtiges Medium für den kontinuierlichen Informationsaustausch innerhalb des DNQP war neben den regelmäßig stattfindenden Netzwerk-Workshops von 1994 bis 1999 eine jährlich stattfindende Berichterstattung über die aktuellen Qualitätsaktivitäten der Netzwerk-Mitglieder (Krankenhäuser, Pflegeeinrichtungen, ambulante Pflegedienste und Bildungseinrichtungen), die vom DNQP in einem sogenannten Netzwerk-Katalog zusammengefasst und veröffentlicht wurden.

Dem Netzwerk-Katalog von 1999 war bereits ein deutlicher Trend der Mitgliedseinrichtungen (knapp 90 Einrichtungen hatten sich an der Berichterstattung beteiligt) zur Anwendung der Stationsgebundenen Methode zu entnehmen. Analog zu den Erfahrungen der weiterentwickelten europäischen Partnerländer konnte in diesen Einrichtungen (überwiegend Krankenhäuser) ein beachtlicher methodischer Kompetenzzuwachs im Rahmen der Standardentwicklung und -einführung festgestellt werden. Allerdings gab es neben dieser positiven Entwicklung auch deutliche Hinweise darauf, dass das fachliche Niveau der Praxisstandards teilweise unzureichend war und aus diesem Grund auffällige Qualitätsabweichungen zwischen den Pflegestandards unterschiedlicher Mitgliedseinrichtungen zur selben Thematik bestanden (DNQP 1999).

Dies führte innerhalb des DNQP zu einer wachsenden Verunsicherung über das anzustrebende Qualitätsniveau interner Pflegestandards. Nach intensiven Diskussionen hat das DNQP in der Folge einen Strategiewechsel vollzogen und arbeitet seit 1999 in Kooperation mit dem Deutschen Pflegerat (DPR) an der Entwicklung evidenzbasierter Expertenstandards, die für Kooperationspartner alle Aufgabenfelder der professionellen Pflege als richtungsweisend anzusehen sind. Den Ausschlag für diese Entscheidung haben zu einem großen Teil die Ergebnisse aus dem o. g. britischen Forschungsprojekt gegeben, denen zu entnehmen war, dass Expertenstandards eine wichtige Orientierung gebende Funktion für die Entwicklung betriebsinterner Pflegestandards haben.

Mit der Entscheidung, Qualitätsvereinbarungen auf nationaler Ebene zu treffen, verfügen die Pflegeberufe über weitere notwendige Voraussetzungen zur Lenkung der Professionalisierung und Ausbildung. Mit diesem Schritt war es dem DNQP außerdem möglich, den Anschluss an den internationalen Entwicklungsstand auf dem Gebiet der Entwicklung und Anwendung evidenzbasierter Qualitätsinstrumente in Pflege und Medizin herzustellen.

Die Finanzierung der DNQP-Arbeit erfolgte zunächst (von 1999 bis 2008) sowohl aus Fördermitteln des Bundesministeriums für Gesundheit (BMG) als auch aus Einnahmen des DNQP und inzwischen ausschließlich aus eigenen Einnahmen. Dabei handelt es sich um Verkaufserlöse aus Veröffentlichungen und Einkünften im Rahmen von Konsensus-Konferenzen und Netzwerk-Workshops. Mit dieser Finanzierungsform aus öffentlicher Förderung und Eigenmitteln ist die Unabhängigkeit des DNQP von kommerziellen oder anderen Interessengruppen sichergestellt. Besonders hervorzuheben ist, dass ein großer Teil der Qualitätsarbeit im DNQP ehrenamtlich erbracht wird, vor allem Lenkungsausschuss und Expertenarbeitsgruppen.

Ein wichtiger Anstoß für die Projektförderung von Expertenstandards durch das BMG war der Beschluss der Gesundheitsministerkonferenz der Länder (GMK) von 1999 über »Ziele einer einheitlichen Qualitätsstrategie im Gesundheitswesen.« Mit dieser gemeinsamen gesundheitspolitischen Strategie auf Bundes- und Landesebene hat die GMK neben der Ärzteschaft auch die Pflegeberufe verpflichtet, sich im Rahmen der Qualitätssicherung um wissenschaftliche Verfahren, evidenzbasierte Instrumente und fachliche Kompetenzen zu kümmern (GMK 1999, S. 10 f.).

Mit Inkrafttreten des Pflege-Weiterentwicklungsgesetzes (PfWG) zum 1. Juli 2008 sind die Expertenstandards des DNQP als ein wesentliches Qualitätsinstrument in den institutionellen Rahmen und den rechtlichen Zusammenhang des XI. Sozialgesetzbuches gestellt worden, um die Regelfinanzierung zur Entwicklung und Anwendung zukünftiger Expertenstandards für den Bereich der Pflege gemäß § 113a Sozialgesetzbuch (SGB) XI zu sichern. Die Verantwortung für das Verfahren zur Entwicklung, Konsentierung, Implementierung und Aktualisierung von Expertenstandards wurde den in § 113a SGB XI genannten Vertragsparteien (Bundesarbeitsgemeinschaft der überörtlichen Träger der Sozialhilfe, Bundesvereinigung der kommunalen Spitzenverbände, Vereinigung der Träger der Pflegeeinrichtungen, GKV-Spitzenverband) im Sinne eines Sicherstellungsauftrags übertragen. In Anlehnung an das »DNQP-Methodenpapier« (2007) ist eine Verfahrensordnung erarbeitet worden, die weitgehend sicherstellt, dass eine unabhängige Entwicklung von Expertenstandards auf hohem wissenschaftlichen Niveau stattfinden kann und Transparenz über die Ergebnisse der einzelnen Verfahrensschritte gegenüber der Fachöffentlichkeit gewährleistet ist. Aufträge zur Erarbeitung und Aktualisierung von Expertenstandards für die Pflege in Einrichtungen aus dem Geltungsbereich des PfWG, sollen in Zukunft fachöffentlich ausgeschrieben und durch die Vertragsparteien vergeben werden. Eine erste Ausschreibung zum Thema *Erhaltung und Förderung der Mobilität in der Pflege* ist 2012 erfolgt. Der Auftrag wurde an das DNQP vergeben.

Das DNQP verfolgt weiterhin seine sektorenübergreifende Qualitätsarbeit mit den Expertenstandards und hat sich auf eine dauerhafte Etablierung eingestellt. Darüber hinaus besteht die Notwendigkeit, das Spektrum wissenschaftlich erprobter und wirksamer Qualitätsinstrumente zu erweitern, um nachhaltig an die Erfahrungen des Auslands anknüpfen zu können (Sachverständigenrat zur Begutachtung der Entwicklung im Gesundheitswesen 2005; Sachverständigenrat zur Begutachtung der Entwicklung im Gesundheitswesen 2012; Schiemann & Moers 2005). Besonderes Interesse besteht an der Entwicklung und Anwendung evidenzbasierter Qualitätsindikatoren. Entsprechend den internationalen Regeln zur Entwicklung von Qualitätsindikatoren im Gesundheitswesen ist eine enge Anbindung an die Schlüsselinstrumente, Leitlinie oder den Expertenstandard zu dem jeweiligen Themenschwerpunkt anzustreben (CBO 2002; Kopp et al. 2007; Reiter et al. 2008). Die Expertenstandards des DNQP bieten sich als Grundlage für die Entwicklung und Anwendung wissenschaftlich hochwertiger Qualitätsindikatoren sowohl für das interne Qualitätsmanagement als auch für die externe vergleichende Qualitätssicherung, entsprechend den gesetzlichen Vorschriften von § 137 SGB V und § 115 SGB XI, an. Mit dem Generalindikator »Dekubitusprophylaxe« ist hier ein erster Schritt getan (BQS 2005; AQUA-Institut 2012; IQTIG 2016). Qualitätsindikatoren eignen sich als Werkzeug für die Evaluierung von Versorgungsleistungen, mit denen es möglich ist, in regelmäßigen Abständen und mit überschaubarem Aufwand Daten zu erheben, die verlässliche Hinweise auf den Umsetzungsgrad der angestrebten Qualitätsziele zu besonders sensiblen Problembereichen der Pflege liefern und eine Unterscheidung zwischen gut und verbesserungsbedürftig ermöglichen. Diese Evaluierungen sind allerdings kein Ersatz für differenzierte Qualitätsmessungen, auffällige Ausprägungen von Indikatoren geben lediglich einen Hinweis auf Mängel, deren Vorliegen in einem weiteren Schritt zu untersuchen ist (u. a. ÄZQ 2002, S. 2 f.; Kopp et al. 2007; Reiter et al. 2008, S. 9 f.; Elsbernd 2009, S. 446 f.; Lelgemann 2009, S. 8). Das DNQP hält es aus Ressourcengründen für sinnvoll, die Entwicklung von Expertenstandards zukünftig mit der Entwicklung von Qualitätsindikatoren zu verknüpfen (▶ Kap. 5).

Im Hinblick auf den Erhalt einer fachlich unabhängigen Entwicklung von Expertenstandards, das gilt ebenso auch für die Entwicklung von Qualitätsindikatoren, wird auch in Zukunft ein starker Rückhalt in der Berufsgruppe von entscheidender Bedeutung sein. Aufgrund einer vorbildlichen Zusammenarbeit von Pflegepraxis und -wissenschaft, einer engen Kooperation mit dem DPR und einem produktiven »Networking for Quality« ist es bisher gelungen, auf dem Gebiet der Standardentwicklung internationales Niveau zu erreichen. Nicht nur bundesweit, sondern auch im gesamten deutschsprachigen Raum ist eine große und weiterhin steigende Resonanz auf die Arbeit des DNQP festzustellen, aus der sich ein deutliches Interesse an der Fortsetzung dieser Arbeit ableiten lässt. Belege dafür sind neben der hohen Nachfrage nach den Expertenstandards das wachsende Interesse von Institutionen und Fachexperten an der Einführung von Expertenstandards (Besendorfer 2009; Mittermaier & Kozon 2012; Ralic 2013).

Literatur

AQUA-Institut (2012). Qualitätsreport 2011. Göttingen: AQUA – Institut für angewandte Qualitätsförderung und Forschung im Gesundheitswesen GmbH.

ÄZQ (Ärztliche Zentralstelle Qualitätssicherung) (2002). Beurteilung klinischer Messgrößen des Qualitätsmanagements – Qualitätskriterien und -indikatoren in der Gesundheitsversorgung. In: Z Ärztl Fortbild Qualitätssich. 96. Jg., Heft 5, 2–15.

Besendorfer, A. (2009). Interdisziplinäres Schmerzmanagement. Praxisleitfaden zum Expertenstandard »Schmerzmanagement in der Pflege«. Stuttgart: Kohlhammer.

BQS (Bundesgeschäftsstelle für Qualitätssicherung) (Hrsg.) (2005). Qualität sichtbar machen. BQS-Qualitätsreport 2004. Düsseldorf: BQS.

CBO (Centraal Begleidingsorgaan voor de Intercollegiate Toetsing) (2002). Ontwikkeling van indicatoren op basis van evidence-based richtlijnen. Met beschrijvingen van drie klinische praktijkprojecten en een huisartsgeneeskundig praktijkproject. Kwaliteitsinstituut voor de Gezondheidszorg. Utrecht: CBO.

DNQP (Deutsches Netzwerk für Qualitätsentwicklung in der Pflege) (Hrsg.) (1999). Katalog der Mitgliederaktivitäten. Osnabrück: DNQP.

DNQP (Deutsches Netzwerk für Qualitätsentwicklung in der Pflege) (Hrsg.) (2007). Methodisches Vorgehen zur Entwicklung und Einführung von Expertenstandards in der Pflege, zuletzt aktualisiert 2011. Osnabrück: DNQP.

Elsbernd, A. (2009). Nationale Expertenstandards in der Pflege: Entstehungshintergründe, Entwicklung, Nutzen und Implementierung in die Pflegepraxis. In: Bechtel, P. (Hrsg.). Erfolgreiches Pflegemanagement im Krankenhaus. Köln: CW Haarfeld, 442–502.

Fachbereich Wirtschaft der Fachhochschule Osnabrück (1992). Leistungskatalog und Pflegestandards. Arbeitskreis Einsatzmöglichkeiten der EDV in der Krankenpflege an der Fachhochschule Osnabrück. Arbeitsberichte Band 25/92. Osnabrück: Fachhochschule Osnabrück.

Gesundheitsministerkonferenz (1999). Ziele für eine einheitliche Qualitätsstrategie im Gesundheitswesen. 72. Gesundheitsministerkonferenz am 9./10. Juni 1999 in Trier.

IQTIG (Institut für Qualitätssicherung und Transparenz im Gesundheitswesen) (2016). Qualitätsreport 2015. Eigenverlag, Berlin

Kopp, I.; Geraedts, M.; Jäckel, W. H.; Altenhofen, L.; Thomeczek, C. & Ollenschläger, G. (2007). Nationale Versorgungsleitlinien – Evaluation durch Qualitätsindikatoren. In: Med Klin. 102. Jg., Heft 8, 678–682.

Lelgemann, M. (2009). Kritische Bewertung medizinischer Leitlinien. Eine Analyse und Diskussion der Ergebnisse des Deutschen Leitlinien-Clearingverfahrens. Inaugural-Dissertation zur Erlangung der Doktorwürde der Hohen Medizinischen Fakultät der Universität zu Köln. (http://www.aezq.de/mdb/edocs/pdf/literatur/¬diss-ml-2009.pdf/at_download/file; Zugegriffen am 10.09.2013).

Mittermaier, M. & Kozon, V. (2012). Implementierung des Expertenstandards Pflege von Menschen mit chronischen Wunden in einem Großkrankenhaus. In: Kozon, V & Fortner, N. (Hrsg.). Kompetenz in der Pflege. Wien: ÖGVP Verlag, 47–75.

Ralic, N. (2013). Expertenstandards in der ambulanten Pflege. Ein Handbuch für die Pflegepraxis. Stuttgart: Kohlhammer.

RCN (Royal College of Nursing) (1990). Quality Patient Care – The Dynamic Standard Setting System. Scutari, Harrow.

RCN (Royal College of Nursing) (1994). The impact of a nursing quality assurance approach, the Dynamic Standard Setting System on nursing practice and patient outcomes (executive summary). Report 4 (1), Oxford: RCN.

Reiter, A.; Fischer, B.; Kötting, J.; Geraedts, M.; Jäckel, W. H.; Barlag, H. & Döbler, K. (2008). QUALIFY: Ein Instrument zur Bewertung von Qualitätsindikatoren. Düsseldorf: BQS.

Sachverständigenrat zur Begutachtung der Entwicklung im Gesundheitswesen (2005). Sicherung der professionellen und familiären Pflegequalität. In: SVR (Hrsg.). Koordination und Qualität im Gesundheitswesen. Gutachten 2005. Berlin: SVR, 209 f.

Sachverständigenrat zur Begutachtung der Entwicklung im Gesundheitswesen (2012). Wettbewerb an der Schnittstelle zwischen ambulanter und stationärer Gesundheitsversorgung. Sondergutachten 2012. Berlin: SVR.

Schiemann, D. (1990). Grundsätzliches zur Qualitätssicherung in der Krankenpflege. In: Hauke, E. (Hrsg.). Qualität im Krankenhaus – Die Referate des 12. österreichischen Krankenhaustages 1989. Wien: Service-Fachverl, 261–276.

Schiemann, D. (1993). Qualitätssicherung in der Krankenpflege. In: Bundesministerium für Gesundheit und Projektträger Förderung im Dienste der Gesundheit (Hrsg.). Förderung der Medizinischen Qualitätssicherung. Bonn: BMG, 25–34.

Schiemann, D. & Moers, M. (2005). Entwicklung, Konsentierung und modellhafte Implementierung von Expertenstandards in der Pflege. Betreuungsmanagement. 1. Jg., Heft 4, 195–201.

Schroeder, P. S. & Maibusch, R. M. (1984). Nursing quality assurance. A unit based approach. Maryland: Aspen Publication.

Verpleegkundig Wetenschappelijke Raad (1992). Centraal Begleidingsorgaan voor de Intercollegiale Toetsing. Consensus verpleegkundige verslaglegging: resultat van de eerste verpleegkundige consensusbijeenkomst, gehouden op 24 januari 1992 te Utrecht. Utrecht: VWR

WHO (1982). Entwicklung von Standards in der Krankenpflegeausbildung: Bericht über eine WHO-Tagung. Sunvollen, Norwegen, 6.–9. Dezember 1982. Kopenhagen: WHO Regional Office for Europe.

WHO (1984). Ausarbeitung von Leitlinien für Standards der Krankenpflege: Bericht über eine WHO-Arbeitsgruppentagung. Brüssel, 22.–25. Oktober 1984. Kopenhagen: WHO Regional Office for Europe.

WHO (1987). Die Rolle des Beraters bei der Qualitätssicherung in der Pflegepraxis. Bericht über eine WHO-Tagung. Den Haag, 2.–4. Dezember 1987. Kopenhagen: WHO Regional Office for Europe.

I Expertenstandards in der Pflege

3 Qualitätsmethodik zur Entwicklung, Einführung und Aktualisierung evidenzbasierter Expertenstandards in der Pflege

Doris Schiemann & Martin Moers

3.1 Begriff und Funktion von Expertenstandards

Stand der internationalen Qualitätsdiskussion in der Pflege ist seit langem, dass neben betriebsintern entwickelten Pflegestandards auch von Pflegeexperten erarbeitete evidenzbasierte und von der Berufsgruppe konsentierte Standards in die Pflegepraxis zu implementieren sind. Praxis- und Expertenstandards gelten als effektive und hochpriorisierte Instrumente zur Qualitätsentwicklung. Sie geben die Zielsetzung komplexer pflegerischer Aufgaben sowie Handlungsspielräume und -alternativen vor und eignen sich für Pflegeprobleme mit erheblichem Einschätzungsbedarf und Pflegehandlungen mit hohem Interaktionsanteil – mit anderen Worten: Sie zeigen das angestrebte Niveau der Leistungserbringung auf – und sind daher nicht mit Handlungsrichtlinien (procedures) zu verwechseln, die auf die genaue Beschreibung von Handlungsabläufen, technischen Anweisungen oder Anweisungen zur Hygiene ausgerichtet sind und im deutschen Sprachgebrauch häufig mit dem Begriff »Standardisierung« im Sinne von immer gleichen Abläufen belegt werden (Schiemann 1993; Moers & Schiemann 2004).

Praxis- und Expertenstandards stellen also ein professionell abgestimmtes Leistungsniveau dar, das dem Bedarf und den Bedürfnissen der damit angesprochenen Bevölkerung angepasst ist und Kriterien zur Erfolgskontrolle dieser Pflege mit einschließt. Diese Definition von Standards in der Pflege entstammt der internationalen Diskussion der Weltgesundheitsorganisation (WHO), dem International Council of Nurses (ICN) und dem Europäischen Netzwerk für Qualitätsentwicklung in der Pflege (EuroQUAN). Sie reflektiert den verbindlichen und weitgehenden Auftrag, wirksames Instrument der Qualitätsentwicklung zu sein und durch den aktiven Theorie/Praxis-Transfer zur Entwicklung und Professionalisierung der Pflegepraxis beizutragen (WHO 1982; WHO 1984; RCN 1990; RCN 1994; ICN 1991; ICN 2004; Schiemann 1993, S. 28; Bieback 2004, S. 105).

Aus Sicht des ICN besteht für jede Berufsgruppe im Gesundheitswesen eine Notwendigkeit, für sich gewisse Standards festzulegen und zu kontrollieren und sie allen interessierten Beteiligten transparent zu machen. Für die Pflegeberufe wird die Entwicklung von Standards für Praxis und Ausbildung als besonders dringend angesehen, weil Kostensenkungsmaßnahmen in vielen Ländern mit weitreichenden Umstrukturierungen und Schwerpunktverlagerungen innerhalb der Gesundheitsversorgung verbunden sind, die neben der Entwicklung neuer Berufsgruppen zu Neubestimmungen der Rolle des Pflegepersonals führen. Standards in der Pflege sind als ein Instrument zu verstehen, mit deren Hilfe die Qualität von Leistungen definiert, eingeführt und bewertet werden kann und das Auskunft darüber gibt, welche Verantwortung die Berufsgruppe gegenüber der Gesellschaft, den Pflegebedürftigen, dem Gesetzgeber wie auch gegenüber ihren einzelnen Mitgliedern übernimmt (ICN 1991, S. 629–652).

Die nationalen Expertenstandards des DNQP sind evidenzbasierte, monodisziplinäre Instrumente, die den spezifischen Beitrag der Pflege für die gesundheitliche Versorgung von Patienten, Bewohnern und ihren Angehörigen zu zentralen Qualitätsrisiken aufzeigen und Grundlage für eine kontinuierliche Verbesserung der Pflegequalität in Gesundheits- und Pflegeeinrichtungen bieten. Ihre Funktion besteht hauptsächlich darin, neben der Definition beruflicher Aufgaben und Verantwortungen, eine evidenzbasierte Berufspraxis zu fördern und Innovationen in Gang zu setzen. Darüber hinaus fördern sie – analog zu ärztlichen Leitlinien – die interprofessionelle Kooperation in der Gesundheitsversorgung.

In den 1990er Jahren wurde innerhalb und zwischen den Gesundheitsberufen kontrovers darüber debattiert, ob die Zusammenarbeit von Ärzten und Pflegenden durch die Verwendung unterschiedlicher Begriffe für Qualitätsinstrumente mit ähnlicher Funktion zu Reibungsverlusten im Rahmen des Qualitätsmanagements führen kann. Analog zu den internationalen Erfahrungen hat sich gezeigt, dass evidenzbasierte Expertenstandards und evidenzbasierte ärztliche Leitlinien mit dem gleichen Themenschwerpunkt keine miteinander konkurrierenden Instrumente sind, sondern sich weitgehend ergänzen. Dies lässt sich beispielhaft an patientenorientierten Behandlungs- bzw. Versorgungspfaden aufzeigen. Hier besteht die Notwendigkeit, eine für den therapeutischen Erfolg optimale Abfolge ärztlicher, pflegerischer, physiotherapeutischer und weiterer Leistungen für einzelne Zielgruppen oder Behandlungsanlässe festzulegen und darüber hinaus die jeweiligen inhaltlichen Beiträge der beteiligten Berufsgruppen auf Grundlage anerkannter Leitlinien und Standards zu definieren. Gezeigt hat sich auch, dass die intra- und interprofessionelle Akzeptanz von Leitlinien und Standards weitgehend von deren Qualität, z. B. dem Evidenznachweis und der Verständlichkeit, der Transparenz ihres Zustandekommens und nicht zuletzt auch ihrer Implementierbarkeit abhängt (Selbmann & Kopp 2005; Schiemann & Moers 2011b). Für die intraprofessionelle Akzeptanz ist darüber hinaus ausschlaggebend, dass die Berufsgruppe ihre Instrumente selbst auf der Grundlage von kollektivem Fachwissen (der sogenannten Evidenz) entwickelt und anwendet (Ollenschläger 2007, S. 8). Dass die bisher vorliegenden Expertenstandards des DNQP innerhalb der Pflegeberufe außerordentlich große Akzeptanz gefunden haben, ist darauf zurückzuführen, dass es gelungen ist, die Berufsgruppe bundesweit in einen intensiven Qualitätsdialog zu den einzelnen Standardthemen einzubinden und den Fachdiskurs zwischen Pflegepraxis und -wissenschaft erfolgreich in Gang zu setzen. Das weiterhin steigende Interesse an den Expertenstandards und einer aktiven (ehrenamtlichen) Mitwirkung im Rahmen der Standardentwicklung, -konsentierung, -implementierung und -aktualisierung lässt sich aus den Rückmeldungen der Teilnehmer an den einzelnen Verfahrensschritten, der hohen Nachfrage nach allen vorliegenden Expertenstandards und der großen Anzahl an Veröffentlichungen zu den Expertenstandards durch Berufsangehörige aus unterschiedlichen Aufgabenfeldern ableiten.

Die vorliegenden Expertenstandards des DNQP haben nicht nur innerhalb der Pflegeberufe große Wirkung entfaltet, sondern auch bei Kostenträgern, Juristen und Standesorganisationen der Ärzte sowie anderer Gesundheitsberufe für erhebliche Aufmerksamkeit gesorgt. Ihre Wirksamkeit als Qualitätsinstrumente und ihre Praxistauglichkeit in stationären Pflegeeinrichtungen, ambulanten Pflegediensten und Krankenhäusern konnten in den vergangenen Jahren unter anderem in allen sieben bundesweiten Implementierungsprojekten überzeugend nachgewiesen werden (▶ Kap. 6–8).

3.2 Sechsstufiges Konzept des DNQP zur Entwicklung, Einführung und Aktualisierung evidenzbasierter Expertenstandards

Die Expertenstandards werden in einem sechsstufigen Prozess entwickelt, konsentiert, modellhaft implementiert und aktualisiert. Das qualitätsmethodische Vorgehen ist in einem Methodenpapier zu jeder einzelnen Stufe detailliert festgehalten und steht der Öffentlichkeit auf der Webseite des DNQP als PDF-Datei kostenlos zur Verfügung (DNQP 2011). Es stützt sich auf international anerkannte Regeln der Standard- und Leitlinienentwicklung und wird auf der Basis eigener Projekterfahrungen sowie einer Analyse der aktuellen qualitätsmethodischen Fachliteratur kontinuierlich weiterentwickelt.

Für die Erarbeitung einer qualitätsmethodischen Konzeption zur *Entwicklung von Expertenstandards* waren insbesondere die 22 Expertenstandards der pädiatrischen Fachgesellschaft des Royal College of Nursing (RCN 1994) für das DNQP von richtungsweisender Bedeutung. Deren innovatives Potenzial sorgte über die Grenzen des eigenen Landes hinaus nicht nur in der Kinderkrankenpflege, sondern auch in anderen Aufgabenfeldern der Pflege für hohe Aufmerksamkeit (Schiemann & Schemann 2004, S. 26). Im Rahmen des 1985 initiierten und von der britischen Regierung geförderten landesweiten Dynamic Quality Improvement Programme wurden sie auf der Grundlage bereits erprobter Praxisstandards sowie relevanter Publikationen zu ethischen, wissenschaftlichen und rechtlichen Aspekten der Pflege von Kindern im Krankenhaus zu vier übergreifenden Qualitätszielen des RCN (»Familienzentrierte Pflege«, »Patientensicherheit«, »Individuelle Pflege« und »Kontinuität der Pflege«) von einer hochkarätigen Expertenarbeitsgruppe erarbeitet. Allein die Auswahl der Themen, wie »Eltern im Narkose- und Aufwachraum«, »Umgang mit Schmerzen/physischen Beschwerden«, »Einbeziehung von Eltern in die Pflege«, »Entlassung aus dem Krankenhaus«, machte deutlich, dass mit diesen Standards seitens der pädiatrischen Fachgesellschaft des RCN ein Paradigmenwechsel in der Patientenversorgung und im beruflichen Selbstverständnis angestrebt wurde. Mit der landesweiten Einführung dieser 22 Expertenstandards konnten in Großbritannien bereits nach wenigen Jahren neben einem beachtlichen Professionalisierungsschub in der Kinderkrankenpflege sowie dem Ausbau von kind- und familiengerechten Krankenhausstrukturen auch deutliche Verbesserungen der Pflegequalität erreicht werden. Der bahnbrechende Erfolg dieser Standards stand dabei in enger Beziehung zu einer gelungenen Themenauswahl und -eingrenzung, einer konsequenten Patienten- bzw. Familienorientierung, forschungsgestützter Inhalte, professioneller Handlungs- und Gestaltungsfreiräume sowie einem standardisierten Auditinstrument, um regelmäßige und vergleichende Qualitätsmessungen vornehmen zu können (Schiemann 1999, S. 7 f.).

Bei der Entwicklung eines Konzeptes für die *Konsentierung von Expertenstandards unter Einbeziehung der Fachöffentlichkeit* konnte das DNQP auf Erfahrungen aus den Niederlanden zurückgreifen. Das Nationale Institut für Qualitätsförderung im Gesundheitswesen der Niederlande (CBO) hatte auf Grundlage eines Konzeptes des Verpleegkundig Wetenschappelijke Raad bereits drei Konsensus-Konferenzen erfolgreich durchgeführt (Verpeegkundig Wetenschappelijke Raad 1992; 1994). Das zentrale Element dieses Konzeptes, der Fachdialog über Zielsetzung und jede einzelne Kriterienebene des

Expertenstandards mit einer breiten Fachöffentlichkeit, ist vom DNQP übernommen worden und hat sich als eines der wichtigsten Erfolgsfaktoren für die Akzeptanz und Verbreitung der Expertenstands innerhalb und außerhalb der Pflegeberufe erwiesen.

Zur Entwicklung eines Konzeptes für die (modellhafte) *Implementierung von Expertenstandards* musste das DNQP weitgehend Neuland betreten. Für diesen besonders entscheidenden Schritt der Praxiseinführung von Expertenstandards lagen weder aus dem Ausland noch aus anderen Gesundheitsberufen Erfahrungen vor, an die das DNQP anknüpfen konnte. Die Entscheidung, das qualitätsmethodische Vorgehen der Standardimplementierung an den Schritten des Qualitätszyklus (s. Methode der Stationsgebundenen Qualitätsentwicklung, ▶ Kap. 10) zu orientieren, hat sich nicht nur im Pilotprojekt, sondern auch in den acht Folgeprojekten zur modellhaften Implementierung sehr gut bewährt, in deren Rahmen das Implementierungskonzept einschließlich Auditinstrument im Dialog mit den beteiligten Praxiseinrichtungen kontinuierlich verfeinert wurde. Das Implementierungskonzept wird vom DNQP auch für die regelhafte Implementierung von Expertenstandards empfohlen und hat in den unterschiedlichen Aufgabenfeldern der Pflege inzwischen weite Verbreitung gefunden.

Das methodische Vorgehen zur regelhaften *Aktualisierung von Expertenstandards* folgt prinzipiell wieder den einzelnen Schritten der Entwicklung, angefangen von der Literaturstudie bis hin zur Einbeziehung der Fachöffentlichkeit. Jedoch konnte bei den bisherigen Aktualisierungsprojekten aufgrund marginalen Änderungsbedarfs auf eine erneute Konsensus-Konferenz des aktualisierten Expertenstandards verzichtet werden. Eine Einbindung der Fachöffentlichkeit ist in diesen Fällen durch die Veröffentlichung einer Konsultationsfassung im Internet und die Aufforderung zur Stellungnahme erfolgt.

Die Koordination des sechsstufigen Prozesses zur Entwicklung und Einführung von Expertenstandards liegt beim DNQP. Das wissenschaftliche Team des DNQP erstellt vor Beginn eines neuen Standardentwicklungsverfahrens einen Zeit- und Ablaufplan für die einzelnen Stufen: Themenfindung, Bildung einer Expertenarbeitsgruppe, Erarbeitung eines Expertenstandard-Entwurfs, Konsentierung, modellhafte Implementierung und regelmäßige Aktualisierung. Jede dieser Stufen wird in den folgenden Abschnitten detailliert dargestellt.

3.2.1 Stufe 1: Auswahl der Themen

Das DNQP befasst sich zunächst mit Versorgungssektoren übergreifenden Themen, von deren Einführung sich eine erhebliche Qualitätssteigerung der Pflegepraxis erwarten lässt. Ihre Zahl wird mit insgesamt 10 bis 15 veranschlagt. Darüber hinaus sind in ähnlichem Umfang Themen zu spezifischen Aufgabenfeldern der Pflege zu bearbeiten, z. B. für die Pflege kranker Kinder und die Pflege behinderter oder psychisch kranker Menschen.

Die Auswahl der Themen zu den vorliegenden Expertenstandards ist primär pflegeepidemiologisch begründet. Dekubitalgeschwüre, Inkontinenz, Stürze, Mangelernährung, Schmerzzustände und Demenz gehören zu den großen Pflegeproblemen unserer Gesellschaft. Zudem sind insbesondere in diesen Bereichen wirksame Qualitätsverbesserungen in der Pflegepraxis zu erwarten. Daher haben diese Themen auch aus Wirtschaftlichkeitserwägungen eine hohe Relevanz für das Gesundheitswesen. Ähnliches gilt für den Themenkomplex Entlassungsmanagement, dessen Bearbeitung sowohl für die Verbesserung der Ressourcennutzung der Gesundheitseinrichtungen sorgt, als auch durch die Erhöhung der Kontinuität der Versorgung zur Qualitätsverbesserung in der Pflege beitragen kann. Die bisher bearbeiteten Themen sind auf große Zustimmung der Fachöffentlichkeit gestoßen. Ihre Relevanz wird auch von den jeweiligen Praxisfeldern bestätigt (Moers & Schiemann 2004, S. 84).

Vorschläge zu Themen für Expertenstandards können von Angehörigen der Berufsgruppe ebenso formuliert und eingebracht werden wie durch andere Akteure aus dem Gesundheits- und Sozialwesen. Eingehende Vorschläge werden vom wissenschaftlichen Team des DNQP aufbereitet, bevor der Lenkungsausschuss entscheidet, ob es zur Entwicklung eines neuen Expertenstandards kommt. Bei der Auswahl der Themen und der Festlegung ihrer Reihenfolge durch den Lenkungsausschuss des DNQP sind die Ergebnisse einer Literaturrecherche im Hinblick auf den Relevanznachweis von maßgeblicher Bedeutung. Aus den Ergebnissen muss hervorgehen, dass mit dem vorgeschlagenen Thema – z. B. Medikamentenverabreichung – ein erhebliches Qualitätsrisiko in der Pflegepraxis verbunden ist. Sie sollten auch Anhaltspunkte dafür liefern, dass mit der Entwicklung eines Expertenstandards Aussichten auf spürbare Qualitätsverbesserungen für Patienten und Pflegebedürftige bestehen. Um evidenzbasierte Expertenstandards entwickeln zu können, müssen sich aus der vorhandenen Forschungsliteratur Empfehlungen für die Risikoeinschätzung und für geeignete Interventionen zum jeweiligen Thema ableiten lassen. Darüber hinaus muss gewährleistet sein, dass für die Entwicklung und Verbreitung der Expertenstandards ausgewiesene Experten aus Wissenschaft und Praxis zu den jeweiligen Themen zur Verfügung stehen, denn ohne entsprechende Fachexpertise im eigenen Land kann der Theorie-Praxis-Transfer mithilfe von Expertenstandards nicht gelingen (Schiemann & Moers 2011a, S. 630 f.). Da es sich bei der Pflegewissenschaft um eine sehr junge Fachdisziplin handelt, ist es derzeit nicht möglich, zu allen relevanten Themen Expertenstandards zu entwickeln. Das o. g. Beispiel »Medikamentenverabreichung« gehört zu den größten Qualitätsrisiken in der Pflege. Obwohl es keinerlei Zweifel an der hohen Themenrelevanz gibt, wird es vorläufig keinen Expertenstandard zu dieser Thematik geben können, da weder Forschungsstand noch Expertise hierzulande dafür ausreichen.

3.2.2 Stufe 2: Bildung einer Expertenarbeitsgruppe und Berufung der wissenschaftlichen Leitung

Zur Erarbeitung eines neuen Expertenstandards wird eine Expertenarbeitsgruppe gebildet, die in ihrer Arbeit vom wissenschaftlichen Team des DNQP unterstützt wird. Sie besteht aus jeweils acht bis zwölf Mitgliedern – etwa zu gleichen Teilen aus Pflegepraxis und -wissenschaft – mit ausgewiesener Fachexpertise zum Thema des Expertenstandards. Um ihre Mitwirkung gebeten werden außerdem Vertretungen aus Patienten- und Verbraucherschutz sowie Fachexperten anderer Gesundheits- und Sozialberufe in beratender Funktion. Damit wird die Grundlage für ein dialogisches Verfahren der Standardentwicklung zwischen unterschiedlichen Personengruppen und Interessengruppen mit hoher Fachkompetenz gelegt, das seine Fortsetzung im Rahmen der Konsentierung, Implementierung und Aktualisierung des Expertenstandards findet und sich außerordentlich gut bewährt hat.

Die Gewinnung von Fachexperten und einer für das Thema in Wissenschaft und Praxis ausgewiesenen und anerkannten Person für die wissenschaftliche Leitung der Expertenarbeitsgruppe erfolgt durch eine fachöffentliche Ausschreibung in Fachpresse und Internet. Das Auswahlverfahren der Mitglieder der Expertenarbeitsgruppe wird gemeinsam von wissenschaftlichem Team und wissenschaftlicher Leitung der Expertenarbeitsgruppe unter Einbeziehung des Lenkungsausschusses durchgeführt. Neben ihrer spezifischen Expertise zum Thema und ihrer Unabhängigkeit von institutionellen und ökonomischen Interessen wird bei der Auswahl der Arbeitsgruppen-Mitglieder großer Wert darauf gelegt, dass eine Beteiligung von Experten aus den drei Settings Krankenhaus, stationäre Altenhilfe und ambulante Pflege sowie den unterschiedlichen Aufgabenfeldern der Pflege (z. B. Gesundheits- und Kinderkrankenpflege sowie Altenpflege) gewährleistet ist (DNQP 2011, S. 6 f.).

3.2.3 Stufe 3: Erarbeitung des Expertenstandard-Entwurfs

Die Erarbeitung des Expertenstandards erfolgt arbeitsteilig zwischen Expertenarbeitsgruppe und wissenschaftlichem Team des DNQP: Wissenschaftliche Leitung und Mitglieder der Expertenarbeitsgruppe sind für das fachliche Niveau von Expertenstandard, Kommentierung und Literaturstudie zuständig, während das wissenschaftliche Team die methodische Verantwortung für die Instrumentenentwicklung – Expertenstandard und standardspezifisches Auditinstrument – übernimmt (Schiemann & Moers 2011a, S. 631).

Diskussionsprozesse und Konsensfindung in der Expertenarbeitsgruppe werden soweit formalisiert, wie es zum Erreichen eindeutiger Voten notwendig ist. Zur Transparenz des Verfahrens werden von den Arbeitsgruppen-Sitzungen Protokolle erstellt, aus denen Zielsetzung, Vorgehensweisen, Abstimmungsverfahren und Ergebnisse hervorgehen. Grundsätzlich wird zu den Inhalten des Expertenstandards ein Konsens angestrebt und als solcher ausgewiesen. Sollte dieser nicht zu erreichen sein, erfolgt ein Mehrheitsbeschluss. Die Begründungen für das Mehrheits- und Minderheitsvotum werden im Protokoll festgehalten und in geeigneter Form im Rahmen der Konsensus-Konferenz von der Expertenarbeitsgruppe offengelegt.

Wesentliche Schritte der Standardentwicklung sind:

Die Themeneingrenzung

Bei den zur Bearbeitung anstehenden komplexen Themenschwerpunkten besteht häufig die Notwendigkeit einer Eingrenzung und Spezifizierung, um den Expertenstandard übersichtlich und für die Praxis handhabbar zu halten. Dabei spielen Fragen nach besonders gefährdeten Risikogruppen, nach Reichweite und Umsetzbarkeit des künftigen Expertenstandards eine vorrangige Rolle. Die Eingrenzung kann je nach Thema sehr unterschiedlich erfolgen. Bei der Entwicklung des Expertenstandards zur Pflege von Menschen mit chronischen Wunden hat sich die Expertenarbeitsgruppe darauf geeinigt, den Fokus auf die Versorgung von Menschen mit Dekubitus, Diabetischem Fußsyndrom und gefäßbedingtem Ulcus cruris zu legen, weil es sich um die drei häufigsten Wundarten handelt, mit denen Pflegefachkräfte in ihrer Praxis befasst sind (DNQP 2009, S. 26). Der Expertenstandard zur Sicherstellung und Förderung der oralen Ernährung wurde aufgrund der Komplexität der Thematik gleich mehrfach eingegrenzt. Er richtet sich ausschließlich auf pflegebedürftige erwachsene Menschen mit einem Risiko oder Anzeichen für eine Mangelernährung, die ganz oder teilweise in der Lage sind, oral Nahrung und Flüssigkeit zu sich zu nehmen. Das heißt, Kinder und Erwachsene mit ernährungsbezogenen Gesundheitsproblemen im Zusammenhang mit Krankheiten wie z. B. Diabetes mellitus oder Anorexia nervosa werden im Standard nicht berücksichtigt (DNQP 2010, S. 28 f.).

Literaturstudie und Bewertung des Wissensstandes

Zur Identifikation und Aufbereitung der vorliegenden Evidenz zum Thema des Expertenstandards wird eine Literaturstudie durchgeführt, in der die relevanten Fragestellungen systematisch in den einschlägigen Datenbanken verfolgt werden. Die Suchstrategie wird detailliert beschrieben: Sie umfasst die Suchbegriffe, Ein- und Ausschlusskriterien und die Quellen (z. B. elektronische Datenbanken wie CINAHL und MEDLINE und Datenbanken systematischer Übersichtsarbeiten wie Cochrane Library). Die ein- und ausgeschlossenen Studien sowie die verwendeten internationalen Expertenstandards und Leitlinien werden nach Studiendesign, Sample, Methodik und Ergebnissen tabellarisch aufgelistet. Der Evidenzgrad der eingeschlossenen Studien wird nach einer aktuellen und international anerkannten Klassifikation deutlich gemacht, um die Transparenz zur Güte der vorhandenen Literatur zu erhöhen. Die methodische Bewertung und Zusammenfassung der Studien erfolgt durch mindestens zwei unabhängig voneinander arbeitende Reviewer, während die inhaltliche Bewertung auf der Grundlage der Literaturstudie vorrangig der Expertenarbeitsgruppe obliegt. Beispiele für geeignete Klassifikationen von Evidenzgraden liegen von verschiedenen nationalen und internationalen Organisationen und Arbeitsgemeinschaften vor. Dazu gehören u. a. die Agency for Health Care Research and Quality (AHRQ), das Oxford-Centre for Evidence Based Medicine (CEBM), das Scottish Intercollegiate Guidelines Network (SIGN) und die Workgroup for Grading of Recommendations, Assessment, Development and Evaluation (GRADE).

Da Studien mit qualitativem Forschungsdesign mit den genannten Instrumenten nur unzureichend bewertet werden können, sind andere Kriterien zur Bewertung dieser Studien anzuwenden, die vorrangig die Transparenz und Konsistenz der Datenerhebung und -auswertung fokussieren (u. a. Flick 2007; Behrens & Langer 2010). Studien mit qualitativem Design finden in der Pflegewissenschaft besondere Beachtung, da viele der zu untersuchenden pflegerischen Interventionen komplexe, interaktionsreiche Handlungen darstellen, deren Effekte nur begrenzt mit quantitativen Forschungsmethoden erfasst werden können. Qualitative Forschungsdesigns sind häufig unerlässlich bei der Bewertung pflegerischer Interventionen, da Handlungen und Wirkungen sich erst im Zusammenspiel von Setting, Qualifikation und Handlungsweise der Pflegefachkräfte, biografischer und sozialer Ausgangslage pflegebedürftiger Menschen und ihrer Angehörigen sowie des Krankheits- und Versorgungsverlaufs erschließen (Grypdonck 2004; Höhmann 2004; Wingenfeld 2004).

Die Expertenarbeitsgruppe erarbeitet auf Grundlage der Literaturauswertung Empfehlungen zu den zentralen pflegerischen Interventionen. Da derzeit bei weitem nicht zu allen relevanten Fragestellungen Studien vorliegen, kommt der eigenständigen Bewertung der Sachlage durch die Expertenarbeitsgruppe hohes Gewicht zu. Die bewerteten Aussagen der Literatur sind zusammen mit ihrem fachlichen erfahrungsbezogenen Urteil Grundlage für die Expertenempfehlungen und stellen somit das beste verfügbare wissenschaftliche und praktische Wissen zum Thema dar. Damit wird sichergestellt, dass nicht allein aufgrund formaler Evidenz Empfehlungen ausgesprochen werden oder bei fehlender Evidenz nicht ausgesprochen, sondern dass im Lichte der vorliegenden Evidenz von den Experten handlungsrelevante Vorschläge gemacht werden (Grypdonck 2004). Dieser Vorgang des kritischen Umgangs mit dem vorliegenden Wissen setzt sich bei der Anwendung von Expertenstandards fort. Für den jeweiligen Einzelfall werden zu den Standardkriterien dem Fall angemessene Interventionen entwickelt, die das angestrebte Niveau des Pflegehandelns erreichen. Dabei kann in begründeten Einzelfällen auch explizit vom Expertenstandard abgewichen werden, z. B. bei anderen Prioritäten (Schiemann & Moers 2011a, S. 632).

Formulierung des Expertenstandard-Entwurfs

In einer Präambel werden die spezifischen Bedingungen für die Umsetzung des jeweiligen Expertenstandards dargestellt und die Ziel- und Anwendergruppe definiert. Für den Expertenstandard ist die Gesamtzielsetzung zu formulieren und zu begründen. Die Kriterien des Standards, die sich jeweils auf die notwendigen strukturellen Voraussetzungen und Prozesse sowie die angestrebten Ergebnisse nach dem klassischen Kategorienmodell von Donabedian (1968) beziehen, sind festzulegen und basieren auf den Expertenempfehlungen. Zu den einzelnen Kriterienebenen erfolgt für die Praxis eine erklärende Kommentierung.

Die Formulierung des Standardtextes erfolgt auf Vorschlag des wissenschaftlichen Teams des DNQP und in enger Zusammenarbeit mit Expertenarbeitsgruppe und Lenkungsausschuss, denn geht es hier nicht allein um die präzise Abbildung des aktuellen Wissensstandes, sondern im selben Maße um die Funktion des Standards als praxistaugliches Instrument der Qualitätsentwicklung. An die Standardkriterien werden daher hohe Anforderungen gestellt. Sie sollen

- den aktuellen Stand des Wissens abbilden,
- trennscharf und messbar sein,
- verbindliche Maßnahmen, professionelle Gestaltungsspielräume und die verantwortlichen Akteure benennen,
- Kooperationsebenen mit anderen Berufsgruppen und Institutionen aufzeigen,
- Interdependenzen zwischen Struktur-, Prozess- und Ergebnisqualität sichtbar machen,
- konsequent an den Bedürfnissen der jeweiligen Zielgruppen orientiert sowie
- praxistauglich sein.

Dass die vorliegenden Expertenstandards in der Pflegepraxis überwiegend große Resonanz finden, lässt sich nach unseren Erkenntnissen vorrangig auf das Interesse an der Thematik, das hohe fachliche Niveau und die Plausibilität der Standardaussagen zurückführen. Hinzu kommt, dass die Expertenstandards für viele Praktiker eine Aufwertung ihrer Arbeit darstellen.

3.2.4 Stufe 4: Konsentierung des Expertenstandard-Entwurfs

Das Konzept der Konsentierung von Expertenstandards ist vom DNQP erstmalig im Februar 2000 angewendet worden. Wesentliche Bestandteile des Konsentierungsverfahrens sind der strukturierte Fachdiskurs mit einer breiten Fachöffentlichkeit über den von einer Expertenarbeitsgruppe vorgestellten Expertenstandard-Entwurf auf einer Konsensus-Konferenz, die Protokollierung der Ergebnisse zu den einzelnen Standardkriterien und die Erarbeitung einer abschließenden Version des Expertenstandards unter Berücksichtigung der Konferenzergebnisse. Teilnehmerzahl und Setting werden so gestaltet, dass ein strukturierter Fachdiskurs zwischen Expertenarbeitsgruppe und Fachöffentlichkeit geführt werden kann (Schiemann & Blumenberg 2010, S. 16). Das Teilnahme-Interesse ist von Konferenz zu Konferenz kontinuierlich gestiegen, von anfänglich 440 angefragten Plätzen im Jahr 2000 auf über 700 Plätze im Jahr 2010. In den schriftlichen Teilnehmer-Befragungen fanden insbesondere das methodische Konzept der Konsentierung und das fachliche Niveau der inhaltlichen Diskussionen große Zustimmung. *Wesentliche Schritte des Konsentierungsprozesses sind:*

Einbeziehung der Fachöffentlichkeit

Für die Legitimation eines konsentierten Expertenstandards spielt nicht nur das methodische Vorgehen der Konsentierung, sondern ebenso auch der Zugang zu Informationen über die Konferenz sowie Möglichkeiten der Beteiligung eine wichtige Rolle. Durch eine erste frühzeitige Ankündigung ein Jahr vor ihrem Beginn in den Fachmedien über Thema und Termin und dem breit angelegten Versand von Einladungen und Programmen etwa fünf Monate vor der Konsensus-Konferenz wird interessierten Fachvertretern der Pflege und anderen Gesundheitsberufen und Institutionen des Gesundheitswesens ausreichend Zeit gegeben, ihre Konferenzteilnahme zu planen. Um den strukturierten Fachdiskurs und eine fundierte kritische Auseinandersetzung mit dem Expertenstandard-Entwurf zu unterstützen, werden darüber hinaus weitere Personen gezielt als Diskutanten oder mit der Bitte um eine Stellungnahme eingeladen. Zu dieser Gruppe gehören Personen/Vertretungen aus Pflegepraxis und -wissenschaft sowie anderer Gesundheits- und Sozialberufe mit besonderer Fachexpertise zum Thema des Expertenstandards sowie Vertreter aus Verbraucherschutz- und Patientenverbänden, Gesundheitspolitik, Spitzenverbänden und Fachverbänden des Gesundheitswesens. Mit der strukturellen Einbeziehung von Vertretern aus anderen Berufsgruppen und Institutionen des Gesundheitswesens sowie Patienten- und Verbraucherschutzverbänden erfolgt ein erster Schritt zum disziplin- und bereichsübergreifenden Qualitätsdialog, der dann im Rahmen der modellhaften Implementierung auf Praxisebene fortgesetzt wird (Moers & Schiemann 2006, S. 51).

Alle angemeldeten Personen erhalten spätestens vier Wochen vor der Konsensus-Konferenz Arbeitstexte zur persönlichen Vorbereitung. Diese enthalten neben Hinweisen zum methodischen Konzept, Ablauf und Programm der Konferenz den Expertenstandard-Entwurf mit Präambel und die vorläufige Literaturstudie zum Standardthema (DNQP 2011).

Konferenzdurchführung und Konsentierung des Expertenstandards

Die Konsensus-Konferenz ist als eintägige Veranstaltung konzipiert und wird von Mitgliedern des Lenkungsausschusses moderiert. Sie gliedert sich in drei Abschnitte, wobei für den eigentlichen Konsentierungsvorgang gut zwei Drittel der Zeit anberaumt sind:

- Einführende Referate zur gesundheitspolitischen und pflegeepidemiologischen Relevanz des Themas und zum Vorgehen bei der Entwicklung des vorliegenden Expertenstandard-Entwurfs.
- Vorstellung, Erörterung und Konsentierung des Expertenstandard-Entwurfs: Die Kriterienebenen des Expertenstandards werden von Mitgliedern der Expertenarbeitsgruppe vorgestellt und begründet. Zu jeder Kriterienebene erfolgt ein moderierter Fachdiskurs mit dem Plenum, in dessen Rahmen bestätigende oder abweichende Auffassungen von den Diskutanten dargelegt und erörtert werden. Es besteht auch die Möglichkeit, schriftliche Anmerkungen zu den Standardkriterien abzugeben. Der gesamte Konsentierungsvorgang wird von Mitgliedern des Lenkungsausschusses protokolliert und zusätzlich zur späteren Auswertung auf Tonband aufgezeichnet. Er endet mit der abschließenden Feststellung der Diskussionsergebnisse zu den einzelnen Kriterienebenen einschließlich der vorgetragenen Kritikpunkte und Änderungswünsche und der formalen Bestätigung durch das Plenum.
- Stellungnahmen zu Expertenstandard-Entwurf, Verlauf und Ergebnissen der Konferenz durch Spitzenorganisationen und -verbände des Gesundheitswesens, Verbraucherschutz und Patientenverbände.

Erarbeitung und Veröffentlichung einer abschließenden Version des Expertenstandards

Die protokollierten und in Auszügen verschrifteten Tonbandaufzeichnungen des Fachdiskurses werden ebenso wie die schriftlich eingereichten Anmerkungen und Stellungnahmen nach der Konsensus-Konferenz durch die Expertenarbeitsgruppe und das wissenschaftliche Team des DNQP ausgewertet und fließen in die abschließende Version des Expertenstandards und der Kommentierung ein. Das DNQP veröffentlicht beides zusammen mit der abschließenden Literaturstudie als Sonderdruck zeitnah nach der Konferenz. Nach der modellhaften Implementierung des Expertenstandards folgt die abschließende Veröffentlichung mit einem Bericht der wissenschaftlichen Begleitung über deren Verlauf und Ergebnisse.

3.2.5 Stufe 5: Implementierung von Expertenstandards

Die modellhafte Implementierung eines Expertenstandards dient der Erprobung seiner Praxistauglichkeit in Krankenhäusern, ambulanten Pflegediensten und stationären Pflegeeinrichtungen. Darüber hinaus sollen Erkenntnisse darüber gewonnen werden, welche Voraussetzungen für eine nachhaltige Einführung in der Pflegepraxis bedeutsam sind.

Für die modellhafte Implementierung hat das DNQP im Pilotprojekt (zum Expertenstandard Dekubitusprophylaxe) in engem Austausch mit den beteiligten Praxiseinrichtungen ein Konzept entwickelt und erprobt, das sich in den zurückliegenden acht Implementierungsprojekten außerordentlich gut bewährt hat. Obwohl die beteiligten Einrichtungen den nicht unerheblichen personellen und zeitlichen Aufwand selbst tragen, ist das Interesse an einer Beteiligung stetig gewachsen. Das Vorgehen zur modellhaften Implementierung von Expertenstandards wird vom DNQP auch zur regelhaften Einführung von Expertenstandards empfohlen und hat sich in der Praxis inzwischen auch gut bewährt. *Wesentliche Schritte der Implementierung sind:*

Kriteriengeleitetes Auswahlverfahren der zu beteiligenden Einrichtungen

Die Auswahl der Einrichtungen erfolgt unter dem Gesichtspunkt einer ausgewogenen Verteilung aller drei Einrichtungsarten (Krankenhäuser, stationäre Altenhilfeeinrichtungen und ambulante Pflegedienste). Berücksichtigung finden darüber hinaus Aspekte der regionalen Verteilung, eine möglichst breite Verteilung unterschiedlicher Fachrichtungen, Patienten-/Bewohnergruppen und Versorgungsstufen. Von maßgeblicher Bedeutung für die Auswahl der Einrichtungen sind zudem folgende Strukturkriterien:

- hoher Entwicklungsstand der Pflege (z. B. systematische und theoriegeleitete Anwendung der Pflegeprozessmethode),
- Erfahrungen mit systematischer Qualitätsentwicklung in der Pflege (z. B. Anwendung der Methode der Stationsgebundenen Qualitätsentwicklung),
- Vorhandensein eines betriebsweiten Qualitätsmanagement
- Bereitstellung einer eigenständigen Projektleitung für den Implementierungszeitraum mit der dafür notwendigen Erfahrung und Kompetenz und die
- Bereitstellung personeller und zeitlicher Ressourcen für Arbeitsgruppen, die zeitnahe Schulung und Anleitung der Projektbeteiligten und das abschließende Audit.

Aufrufe zur Bewerbung erfolgen im Rahmen der Konsensus-Konferenz, über die Fachpresse und über Berufsverbände. In der Vergangenheit haben zwischen 15 und 26 Praxiseinrichtungen an den einzelnen Implementierungsprojekten teilgenommen. An der modellhaften Implementierung eines jeden Standards waren in der Summe etwa 700 Pflegefachkräfte und andere Akteure aktiv beteiligt.

Wissenschaftliche Projektbegleitung

Das wissenschaftliche Team des DNQP übernimmt die Planung, Steuerung und Dokumentation des Projektverlaufs sowie die fachliche Beratung und methodische Begleitung der Projektleitungen aus den beteiligten Einrichtungen. Die Aufgaben des wissenschaftlichen Teams bestehen außerdem in der

- thematischen Anpassung des standardisierten Auditinstruments des DNQP an den jeweiligen Expertenstandard. Dies geschieht in engem Austausch mit den Projektbeauftragten der Kooperationseinrichtungen;
- Unterstützung der Projektbeauftragten bei der Erfassung relevanter Struktur- und Projektverlaufsdaten auf der Grundlage eines standardisierten Erhebungsinstruments, das sich an dem vierphasigen Modell der Standardimplementierung (s. u.) orientiert;
- Erstellung von Ergebnisprotokollen zu den Projektgruppensitzungen;
- anonymisierten Gesamtauswertung und Aufbereitung der erhobenen Daten (Auditergebnisse, Ergebnisprotokolle der Projektgruppensitzungen und der Projektverlaufsdokumentation in den beteiligten Einrichtungen) einschließlich der Feststellung der Praxistauglichkeit des Expertenstandards;
- Vorstellung und Erörterung der Projektergebnisse mit der Fachöffentlichkeit im Rahmen der DNQP-Workshops und Berichterstattung über Verlauf und Ergebnisse der modellhaften Implementierung in einer abschließenden Buchveröffentlichung zum Expertenstandard.

Die fachliche Beratung und methodische Begleitung der Projektbeauftragten erfolgt im Rahmen von mindestens vier ganztägigen Projektsitzungen. Eine Sitzung findet bereits vor dem Projektstart in den Kooperationseinrichtungen statt, um die Projektbeauftragten mit dem gesamten Implementierungskonzept sowie ihrer spezifischen inhaltlichen und organisatorischen Aufgaben zur Projektvorbereitung vertraut zu machen. In den weiteren Projektsitzungen stehen neben der Vorbereitung auf die einzelnen Implementierungsphasen und der Anpassung von Erhebungsinstrumenten vor allem der Austausch und die Beratung über Projektfortschritte sowie über die abschließenden Auditergebnisse aus den beteiligten Einrichtungen auf dem Programm.

Phasenmodell zur Einführung von Expertenstandards

Das vierstufige Phasenmodell bildet die Grundlage für ein systematisches Vorgehen bei der Standardeinführung. Seine Anwendung wird nicht nur für die modellhafte Implementierung, sondern auch für die regelhafte Einführung von Expertenstandards empfohlen. Das Phasenmodell wurde im Pilotprojekt (zum Expertenstandard Dekubitusprophylaxe) in Anlehnung an den Qualitätszyklus der Methode der Stationsgebundenen Qualitätsentwicklung entwickelt. Die Phasen sind: Fortbildung, Anpassung des Standards an die besonderen Anforderungen der Zielgruppe, verbindliche Standardeinführung und abschließende Datenerhebung mit standardisiertem Auditinstrument, in deren Rahmen alle Kriterienebenen des Standards auf ihren Zielerreichungsgrad überprüft werden.

Die straff kalkulierte Laufzeit von sechs Monaten konnte bei den modellhaften Implementierungen stets eingehalten werden, auch wenn sich der vorgegebene zeitliche Ablauf nicht immer realisieren lässt. Dabei hat sich gezeigt, dass Modifikationen des zeitlichen

Ablaufs der einzelnen Phasen keine erkennbaren Auswirkungen auf die Projektergebnisse haben. Die Bewältigung aller vier Projektphasen innerhalb von sechs Monaten stellt die Projektbeteiligten zwar vor hohe Anforderungen, gleichzeitig trägt der überschaubare Zeitrahmen erheblich zur Motivationsförderung bei, weil damit die Balance zwischen der hohen Beanspruchung aller Beteiligten einerseits und eines in kurzer Frist sichtbaren Ergebnisses andererseits gehalten werden kann (Schiemann & Moers 2011b, S. 11).

Phasen des Implementierungsprojekts: Zeitumfang 6 Monate

Phase 1: Fortbildungen zum Expertenstandard (ca. 4 Wochen)

Die erste Phase sollte mit einer »Kick-off«-Veranstaltung beginnen, in deren Rahmen möglichst vielen Projektbeteiligten der neue Expertenstandard und das Konzept des Implementierungsprojekts vorgestellt werden. Dabei sollten neben dem Pflegepersonal der beteiligten Pflegeeinheit(en) und den verantwortlichen Pflegeleitungen auf Abteilungs- und Betriebsebene auch Vertreter anderer an der Standardumsetzung beteiligter Berufsgruppen, z. B. Ärzte, Diätassistenten, Hauswirtschaft, Logopäden und Sozialdienst, eingeladen werden.

Anzahl und Themen der Fortbildungsveranstaltungen sind dem jeweiligen Bedarf des Pflegeteams anzupassen. Es empfiehlt sich daher, eine Bedarfserhebung bereits vor Projektbeginn vorzunehmen. Erwartbar ist in nahezu allen Einrichtungen Fortbildungsbedarf zu den Themen Assessment und zu Beratung/Schulung. Unter Fortbildungen sind im Rahmen der Standardimplementierung auch themenrelevante Informationsweitergaben im Rahmen von Teamsitzungen, Bedside-Schulungen, Face-to-Face-Schulungen oder das Selbststudium von Teammitgliedern (z. B. das Lesen von Fachliteratur) zu verstehen. Fortbildungen finden nicht ausschließlich in der ersten, sondern je nach Bedarf auch in späteren Implementierungsphasen statt. Neben organisatorischen Gründen erfordern neu entstehende Fortbildungsbedarfe häufig eine Nachjustierung des Fortbildungsangebots im weiteren Projektverlauf.

Phase 2: Anpassung einzelner Standardkriterien an die besonderen Anforderungen der Zielgruppe oder der Einrichtung im Sinne einer Konkretisierung (ca. 8 Wochen)

In dieser Phase stehen eine vertiefte inhaltliche Auseinandersetzung mit den Kriterienebenen des Standards und den Kommentierungen sowie die Klärung einzelner Umsetzungsfragen auf dem Programm. Eine Konkretisierung von Standardkriterien wird immer dann empfohlen, wenn besondere Bedingungen der Zielgruppe (z. B. diagnosebezogene oder kulturelle Besonderheiten) oder der Einrichtung (z. B. räumliche oder organisatorische Voraussetzungen) zu berücksichtigen sind. Eine Konkretisierung kann beispielsweise darin bestehen, zielgruppenspezifische Hilfsmittel oder Interventionen zu benennen. Wichtig ist, dass die Kernaussagen der einzelnen Kriterien unverändert bleiben und mit der Konkretisierung das angestrebte Qualitätsniveau des Standards nicht unterschritten wird. Dies stellt neben dem konsentierten Leistungsniveau des Expertenstandards eine unabdingbare Voraussetzung für eine vergleichende Analyse der Auditergebnisse zwischen den beteiligten Projekteinrichtungen dar.

Phase 3: Einführung und Anwendung des Expertenstandards (ca. 8 Wochen)

Um den Beginn der Standardeinführung für alle Beteiligten zu signalisieren, sollte eine weitere »Kick-off«-Veranstaltung angeboten werden. Darüber hinaus sollte den Pflegefachkräften Gelegenheit zu angeleiteter und supervidierter Erprobung der im Expertenstandard empfohlenen Handlungsschritte gegeben werden. Ebenso ist eine Projektbegleitung für Rückfragen und Feedback zu gewährleisten. Die Standardeinführung muss mit viel Aufmerksamkeit für den Anleitungsbedarf und die Akzeptanz der Pflegefachkräfte vor Ort durchgeführt werden. Ausreichende personelle Ressourcen für die individuelle Anleitung sowie zeitliche Freiräume für das Ausprobieren der innovativen Elemente eines Expertenstandards sind dabei unverzichtbar.

Phase 4: Datenerhebung mit standardisiertem Auditinstrument (ca. 4 Wochen)

Das Auditverfahren bildet als letzte Phase den Abschluss des Implementierungsprojektes. Im Rahmen des Audits werden alle Kriterienebenen des Standards überprüft. Dabei wird auf drei Datenquellen zurückgegriffen, um ein möglichst umfassendes Bild zu erhalten: die Pflegedokumentation, die Patienten-/Bewohner-Befragung und die Personalbefragung. Alle Antwortvorgaben sind »ja/nein«-Optionen mit der Möglichkeit eines Kommentars. Durchgeführt wird das Audit von den Projektbeauftragten oder anderen Qualitätsexperten, die nicht in der zu auditierenden Pflegeeinheit als Pflegekräfte arbeiten, um eine Selbstbewertung auszuschließen (► Anlage 2).

Vor Beginn der Datenerhebung sollten alle Beteiligten detaillierte Informationen über Ziel, Instrument und die einzelnen Vorgehensschritte einschließlich eines Zeitplanes der Erhebung erhalten, um das Interesse und eine aktive Beteiligung des Pflegeteams der Modellpflegeeinheit(en) anzuregen und Kontrollängste weitgehend auszuräumen.

Die angestrebte Stichprobe liegt bei 40 Patienten/Bewohnern pro Einrichtung. Daher muss bei der Auswahl der Modellpflegeeinheit bzw. -einheiten in Krankenhäusern und Einrichtungen der Kurzzeitpflege darauf geachtet werden, dass im Auditzeitraum eine ausreichende Zahl von Patienten/Bewohnern mit dem entsprechenden Risiko betreut wird. Die längere Betreuungsdauer in der stationären Altenhilfe ermöglicht es, Modellpflegeeinheiten mit so vielen Bewohnerplätzen zu wählen, dass 40 Bewohner mit einem entsprechenden Risiko auditiert werden können. Ähnlich günstige Planungsbedingungen gelten für die ambulante Pflege. Im Rahmen des personalbezogenen Audits werden alle Pflegefachkräfte der Modellpflegeeinheit(en) schriftlich nach ihrer Teilnahme an themenrelevanten Fortbildungsveranstaltungen in den vergangenen 24 Monaten und nach ihrem weiterhin bestehenden Fortbildungsbedarf gefragt.

Mit dem abschließenden Audit werden wertvolle Qualitätsdaten erhoben, die einen Einblick in die Relevanz des Themas und den Entwicklungsstand der Pflege geben und darüber hinaus eine solide Grundlage für die weitere Qualitätsarbeit in der jeweiligen Einrichtung darstellen. Nicht zuletzt ist diesen Daten zunehmend auch im Rahmen der Qualitätsberichterstattung ein hoher Stellenwert beizumessen. Das DNQP stellt die Auditinstrumente zu den einzelnen Expertenstandards auf seiner Webseite kostenlos zur Verfügung. Die Erkenntnisse aus den bisherigen Implementierungsprojekten lassen darauf schließen, dass ermutigende Ergebnisse aus der modellhaften Implementierung die weitere Verbreitung der Standards stark forcieren. So gibt es eine Reihe von Einrichtungen, die bereits mehrfach an einer modellhaften Implementierung teilgenommen haben und denen es gelungen ist, die jeweiligen Expertenstandards betriebsweit einzuführen. Aufgrund regelmäßiger Re-Audits verfügen sie über konkrete Belege zur Wirksamkeit der Standards (► Kap. 6). Generell wird ein Audit von den Pflegepraktikern als Aufwertung und Sichtbar-Machen der pflegerischen Arbeit empfunden, es stellt daher einen positiven Motivationsfaktor bei der Einführung von Expertenstandards dar.

Vorbereitung der Implementierungsprojekte

Damit das alles gelingt, braucht es einer sorgfältigen Vorbereitung durch Management und Projektbeauftragte. Die Projektvorbereitung haben wir bewusst hinter die Darstellung des Phasenmodells gesetzt, damit mit diesem Modell noch nicht vertraute Leser vor Augen haben, was alles zu bewältigen ist.

Vor Beginn der Standardeinführung sind vom Management die erforderlichen strukturellen Voraussetzungen für die Implementierung zu schaffen. Dazu gehören zunächst die Benennung eines Projektbeauftragten, die Auswahl einer oder mehrerer Modellpflegeeinheiten und die Bildung einer Arbeitsgruppe, die damit beginnt, erste Vorbereitungen für ein bedarfsgerechtes Fortbildungsprogramm und die Entwicklung einer interprofessionellen Verfahrensregelung zu treffen und zu entwickeln. Ohne eine solche Regelung ist die erfolgreiche Einführung eines Expertenstandards, der ja immer eine Reihe von Schnittstellen zu den Verantwortlichkeiten anderer Berufsgruppen aufweist, nicht zu gewährleisten, da der Pflegedienst an vielen Stellen auf die Kooperation dieser Berufsgruppen, allen voran die Medizin, angewiesen ist. Von der Entwicklung bis zur Freigabe der Verfahrensregelung ist aufgrund der hierfür erforderlichen Abstimmungsprozesse zwischen den beteiligten Berufsgruppen ein längerer Zeitraum einzuplanen.

Bei der Auswahl der Projektverantwortlichen ist neben einschlägigen Projekterfahrungen in den Bereichen Pflege- und Qualitätsentwicklung eine pflegewissenschaftliche Qualifikation wünschenswert. Um Akzeptanzprobleme und Rollenkonflikte zu vermeiden, sollten Projektbeauftrage innerhalb der am Projekt beteiligten Modellpflegeeinheiten weder als Mitglied eines Pflegeteams arbeiten noch eine Leitungsfunktion wahrnehmen. Die Projektbeauftragen sind für die Vorbereitung und Begleitung der einzelnen Projektphasen zuständig. Zu ihren vorrangigen Aufgaben gehören die Moderation der Arbeitsgruppe, Beratungen und Schulungen der Arbeitsgruppen-Mitglieder, Durchführung und Auswertung des abschließenden Audits sowie die Projektverlaufsdokumentation. Die Funktion der Projektbeauftragten besteht außerdem darin, koordinierendes Bindeglied zwischen den Managementebenen, Pflegeteams und weiteren beteiligten Berufsgruppen der Einrichtung zu sein. Entsprechend der vielfältigen Aufgaben müssen hierfür angemessene Zeitressourcen zur Verfügung gestellt werden.

Bei der Auswahl geeigneter Modellpflegeeinheiten sind zwei Kriterien von ausschlaggebender Bedeutung: zum einen das Vorhandensein einer ausreichenden Anzahl von Adressaten für den jeweiligen Expertenstandard, zum anderen die sichere Anwendung der Pflegeprozessmethode und das Vorhandensein eines patienten-/bewohnerorientierten Pflegeorganisationssystem, weil zwischen einem hohen Entwicklungsstand in der Pflege und einer erfolgreichen Standardeinführung ein enger Zusammenhang besteht. Für die Umsetzung der einzelnen Projektphasen müssen außerdem ausreichende Personal- und Zeitressourcen für Arbeitsgruppen-Sitzungen, Fortbildungen und Schulungen zur Verfügung stehen.

Die Arbeitsgruppen sind Motor der Standardeinführung, ihre Mitglieder übernehmen ebenso wie die Projektbeauftragten eine wichtige Funktion bei der Vorbereitung und Begleitung der Standardeinführung. Pflegeleitungen und besonders qualifizierte Mitglieder aus den Pflegeteams der Modellpflegeeinheiten sowie Vertreter anderer, an der Umsetzung des Expertenstandards zu beteiligende Berufsgruppen bilden eine Arbeitsgruppe. Die Größe der Arbeitsgruppe ist abhängig von der Anzahl der beteiligen Pflegeeinheiten. Bei drei Pflegeeinheiten wäre

z. B. eine Gruppe von acht bis zehn Mitgliedern empfehlenswert. Aufgrund der wichtigen Multiplikatoren-Funktion der einzelnen Mitglieder darf die Gruppe nicht zu klein sein (Schiemann et al. 2010, S. 160 f.).

Auswertung der Implementierungsergebnisse und Diskussion im Rahmen eines Netzwerk-Workshops

Das wissenschaftliche Team des DNQP ist für die Auswertung sämtlicher Implementierungsdaten und die abschließende Berichterstattung zuständig. Die Implementierungsergebnisse werden der Fachöffentlichkeit im Rahmen eines Netzwerk-Workshops vorgestellt. Dort besteht die Möglichkeit, settingspezifische Probleme der Standardumsetzung in überschaubaren Arbeitsgruppen gemeinsam mit Mitgliedern der Expertenarbeitsgruppe und den verantwortlichen Akteuren aus den Kooperationseinrichtungen der Standardimplementierung zu erörtern.

Abschließende Buchveröffentlichung

Wesentliche Bestandteile der abschließenden Veröffentlichung sind der inzwischen erprobte Expertenstandard nebst Kommentierung, Literaturstudie, ein gesondertes Kapitel zum standardisierten Auditinstrument und die umfassende Dokumentation über Verlauf und Ergebnisse der einzelnen Verfahrensschritte von der Entwicklung des Expertenstandards bis zur modellhaften Implementierung einschließlich der Benennung der beteiligten Akteure und Institutionen. Der Bericht über die modellhafte Implementierung enthält detaillierte Darstellungen und Analysen sowohl zu den spezifischen Bedingungen als auch zu den Ergebnissen der Standardeinführung in den unterschiedlichen Praxisfeldern (stationäre Altenhilfe, ambulante Pflege und Krankenhaus) und schließt mit konkreten Empfehlungen für die regelhafte Implementierung des Expertenstandards und die Verstetigung seiner Anwendung in der Praxis ab. Es hat sich gezeigt, dass das Vertrauen der Anwender in den neuen Expertenstandard in engem Zusammenhang mit der Transparenz über sein Zustandekommen und seiner Erprobung in unterschiedlichen Praxisfeldern der Pflege steht.

Erstellung von zielgruppenspezifischem Informationsmaterial zu den Expertenstandards

Das Vorhandensein von geeignetem Informationsmaterial zu den Expertenstandards soll Pflegebedürftige und Angehörige in die Lage versetzen, sich aktiv an der Einschätzung von Pflegerisiken und der Durchführung von Maßnahmen zur Prävention und Behandlung von Pflegeproblemen zu beteiligen und ihren Anspruch an die professionelle Pflege nachvollziehen zu können. Die Anregung zur Erstellung von Verbraucherversionen zu den Expertenstandards aus den Diskussionspapieren des Deutschen Zentrums für Altersfragen (DZA) ist von der Verbraucherzentrale Bundesverband (vzbv) aufgegriffen worden (DZA 2003; DNQP 2015, S. 29). Die Verbraucherzentrale hat als wichtiger Partner zur Einbeziehung der Verbraucherperspektive in die Entwicklung der Expertenstandards und zur Verbreitung von Informationen über Themen und Inhalte der Expertenstandards in enger Zusammenarbeit mit dem DNQP erstmalig 2007 Verbraucherversionen zu den bisher vorliegenden Expertenstandards entwickelt und als Broschüre veröffentlicht. 2012 folgte eine überarbeitete und erweiterte Auflage unter Berücksichtigung der neu entwickelten und der inzwischen aktualisierten Expertenstandards (vzbv 2008; 2012). Der Adressatenkreis dieser Broschüre ist derzeit auf Pflegebedürftige und ihre Angehörigen in der stationären und ambulanten Pflege begrenzt.

3.2.6 Stufe 6: Aktualisierung von Expertenstandards

Die reguläre Aktualisierung erfolgt auf Grundlage einer neuen Literaturstudie fünf Jahre nach seiner Veröffentlichung, bzw. sieben Jahre nach Veröffentlichung der ersten aktualisierten Fassung. Allerdings würde bei gravierenden, praxisrelevanten Änderungen des Wissensstandes eine vorzeitige Aktualisierung notwendig sein (Shekelle et al. 2001, S. 155 ff.; Clark et al. 2006, S. 165 f.).

Um auf neue Forschungsergebnisse zeitnah reagieren zu können, führt das DNQP seit 2011 ein regelmäßiges Monitoring-Verfahren zwischen wissenschaftlichem Team und Expertenarbeitsgruppen durch. Einmal jährlich werden die Mitglieder der Expertenarbeitsgruppen angeschrieben und auf Basis eines einheitlichen Rückmeldebogens gefragt, ob nach ihrem Kenntnisstand relevanter Änderungsbedarf zu den einzelnen Struktur-, Prozess- und Ergebniskriterien des jeweiligen Expertenstandards besteht. Die Mitglieder der Expertenarbeitsgruppe erhalten vom DNQP eine Auswertung der eingegangenen Rückmeldungen. Enthielt die Auswertung Hinweise auf dringenden Änderungsbedarf, würde die Entscheidung über eine vorzeitige Aktualisierung des Expertenstandards in enger Abstimmung zwischen wissenschaftlichem Team und Lenkungsausschuss erfolgen (DNQP 2011, S. 19).

Das methodische Vorgehen der regulären Aktualisierung weist einen hohen Überschneidungsgrad mit der Entwicklung eines Expertenstandards auf und hat in der Fachöffentlichkeit inzwischen auch ebenso hohe Akzeptanz gefunden. *Wesentliche Schritte der Aktualisierung sind:*

Einberufung und Ergänzung der Expertenarbeitsgruppe

Bei der Bildung der Expertenarbeitsgruppe wendet sich das DNQP zunächst an die wissenschaftliche Leitung und die Mitglieder der ursprünglichen Arbeitsgruppe. In der Anfrage geht es nicht alleine um die Bereitschaft und Verfügbarkeit für eine erneute Mitarbeit in der Expertenarbeitsgruppe, die ehemaligen Mitglieder werden auch um eine Darlegung ihrer aktuellen wissenschaftlichen und/oder praktischen Expertise sowie um die Offenlegung etwaiger Interessenskonflikte gebeten, die in der Zwischenzeit entstanden sein könnten. Da nicht davon auszugehen ist, dass die ursprüngliche Expertenarbeitsgruppe wieder vollständig zur Verfügung steht, erfolgt zeitgleich mit der Anfrage an die ehemaligen Mitglieder der Expertenarbeitsgruppe eine öffentliche Ausschreibung, um neue Mitglieder hinzugewinnen zu können. Die Auswahl erfolgt analog zum Vorgehen im Rahmen der Entwicklung von Expertenstandards (▶ Kap. 3.2.2).

Anpassung des Expertenstandards an den neuen Wissensstand

Die Expertenarbeitsgruppe kommt mindestens zu einer ganztägigen Sitzung zusammen, um auf der Grundlage einer neuen Literaturstudie eine Bewertung des aktuellen Wissensstandes vorzunehmen. Liegen neue, praxisrelevante Erkenntnisse vor, sind die entsprechenden Kriterien des Standards einschließlich der Kommentierung zu modifizieren und an den aktuellen Erkenntnisstand anzupassen. Das Vorgehen zur Herstellung des Expertenkonsenses entspricht prinzipiell dem der Entwicklung von Expertenstandards.

In den bisherigen vier Aktualisierungsprojekten kamen die Expertenarbeitsgruppen jedes Mal zu dem Ergebnis, dass keine grundlegend neuen Erkenntnisse aus der Forschung vorliegen und sich auch die Problemlagen der Versorgungsgestaltung nicht wesentlich geändert haben. Auch wenn die ursprünglichen Expertenstandards damit grundsätzlich bestätigt werden konnten, war es dennoch erforderlich, auf Grundlage der Ergebnisse der neuen Literaturstudie und den Rückmeldungen aus der Fachöffentlichkeit bei allen Standards inhaltliche und sprachliche Präzisierungen und eine gründliche Überarbeitung der Kommentierungen vorzunehmen (Schiemann & Blumenberg 2010, S. 10 f.). In einem Fall entschied sich die Expertenarbeitsgruppe außerdem auf Grundlage neuer Forschungsergebnisse für eine Eingrenzung der Zielgruppe. Es handelt sich um den Expertenstandard »Schmerzmanagement und die Begrenzung auf den Akutschmerz« (Moers et al. 2011, S. 12 f.).

Einbeziehung der Fachöffentlichkeit

Die aktive Einbeziehung der Fachöffentlichkeit erfolgt in der Form, dass der aktualisierte Expertenstandard-Entwurf zusammen mit Präambel, Kommentierungen sowie der neuen Literaturstudie für einen Zeitraum von mindestens sechs Wochen auf der Webseite des DNQP eingestellt wird. Interessierte Fachleute aus Pflegepraxis und -wissenschaft sowie anderen Gesundheitsberufen erhalten damit die Möglichkeit, Stellungnahmen zu der Konsultationsfassung abzugeben. Sie werden frühzeitig auf die Veröffentlichung der Konsultationsfassung hingewiesen, z. B. durch Ankündigungen in der Fachpresse, im Internet und im Rahmen von DNQP-Veranstaltungen.

Erarbeitung der abschließenden Version des Expertenstandards und Anpassung des Auditinstruments

Die schriftlichen Stellungnahmen werden vom wissenschaftlichen Team des DNQP inhaltsanalytisch ausgewertet und für die abschließende Diskussion und Konsensfindung innerhalb der Expertenarbeitsgruppe aufbereitet. Die Ergebnisse fließen – analog zum Vorgehen nach der Konsensus-Konferenz – in die abschließende Version des aktualisierten Expertenstandards und der Kommentierungen ein.

Neuauflage der Buchveröffentlichung und weitere Verbreitung

Die Neuauflage der Buchveröffentlichung zum aktualisierten Expertenstandard beinhaltet neben der aktualisierten Fassung von Expertenstandard, Kommentierungen, Auditinstrument und neuer Literaturstudie auch eine detaillierte Beschreibung der einzelnen Vorgehensschritte, um Transparenz über die beteiligten Akteure, den Projektverlauf und das Zustandekommen der Ergebnisse herzustellen (DNQP 2011, S. 13 f.). Das DNQP informiert die Fachöffentlichkeit über die Neuauflage und den aktualisierten Expertenstandard in breitem Rahmen in den Fachmedien, Hinweisen auf der Homepage und Veranstaltungen, u. a. wird der aktualisierte Expertenstandard im Rahmen eines Netzwerk-Workshops vorgestellt und diskutiert.

3.3 Auswirkungen der Expertenstandards auf Berufspraxis und Berufsfeld

Seitens der Gesundheitspolitik, der Pflegewissenschaft und -praxis sowie dem Verbraucherschutz wird zunehmend gefordert, dass sich Pflegehandeln auf die beste vorhandene Evidenz stützen soll. Die Vorstellung, jede Pflegekraft könnte selbst bei einem auftretenden Pflegeproblem die vorhandene Literatur – sei es auch nur in Form einer Internetrecherche – auf Evidenz durchforsten und so ihre Praxisentscheidung evidenzbasiert fällen, ist von den Bedingungen der Praxis weit entfernt. Für den Theorie-/Praxis-Transfer sind daher explizite Methoden und Instrumente notwendig. Die Expertenstandards haben sich als ausgezeichnete Instrumente der Verbreitung evidenten, handlungsrelevanten Wissens erwiesen, wie Erkenntnisse aus der modell- und regelhaften Implementierung belegen. Sie stellen der Praxis dieses Wissen zu wichtigen Risiken und Handlungsbereichen der Pflege zur Verfügung. Die Einführung von Expertenstandards fördert nicht nur die Qualitätsentwicklung in der Praxis, sondern schafft auch die notwendige Verbindung von Pflegewissenschaft und -praxis. Die Vermittlungsfunktion von pflegewissenschaftlich qualifizierten Pflegeexperten kann dabei nicht hoch genug eingeschätzt werden (Moers & Schiemann 2006, S. 75–78).

Die Implementierung von Expertenstandards bietet Pflegefachkräften praxisrelevante Fortbildung und Anleitung vor Ort und leistet damit einen wichtigen Beitrag zur Kompetenzförderung des Personals. Sie optimiert den ansonsten oft mühsamen Transfer von Fortbildungswissen in die Praxis. Nicht zuletzt ergibt sich eine Ausstrahlung vom Niveau und von der Arbeitsweise der Expertenstandards auf andere Themen. Der Einsatz von Assessment-Verfahren, die Einbeziehung von Patienten und Angehörigen sowie deren Schulung und Beratung und die Evaluation der Pflegeergebnisse werden über das jeweilige Standardthema hinaus zur Richtschnur für pflegerisches Handeln.

Die Einführung von Expertenstandards fördert zugleich die Einführung von Methoden der internen Qualitätsentwicklung in Gesundheits- und Pflegeeinrichtungen und damit das Qualitätsmanagement insgesamt. Die Rückmeldungen aus den an den Implementierungsprojekten beteiligten Praxiseinrichtungen lassen eine hohe Akzeptanz der Expertenstandards einschließlich des standardisierten Auditinstrumentes nicht nur bei den beteiligten Pflegekräften, sondern auch bei den kooperierenden Berufsgruppen erkennen.

Im Hinblick auf das standardisierte Auditinstrument ist festzustellen, dass die Aussagekraft für die Zwecke eines Audits hoch zufriedenstellend ist und sich das Format des Instruments mit den beiden getrennten Abschnitten zur Erhebung patienten-/bewohnerorientierter und personalbezogener Daten sehr gut bewährt hat. Im Rahmen der bundesweiten Implementierungsprojekte des DNQP zur Erprobung der Praxistauglichkeit der Standards und regelmäßigen Re-Audits werden äußerst wertvolle Qualitätsdaten erhoben, die Aufschluss über die Wirksamkeit der Expertenstandards, die Relevanz des Themas und den Entwicklungsstand der Pflege geben. Darüber hinaus stellen sie eine solide Grundlage für die weitere Qualitätsarbeit vor Ort und die Qualitätsberichterstattung der jeweiligen Einrichtung dar (▶ Kap. 6 und 7). Das heißt, die Expertenstandards stellen eine wichtige Grundlage für ergebnisorientierte Qualitätsmessungen in der Pflege dar.

Inwieweit Expertenstandards Einfluss auf die Professionalisierung der Berufsgruppe nehmen, lässt sich daran festmachen, dass das Bewusstsein für Vorteile und Notwendigkeit einer wissenschaftsbasierten Qualitätsentwicklung in den vergangenen Jahren in der gesamten Berufsgruppe sprunghaft gestiegen ist. Dass die Expertenstandards in kürzester Zeit einen festen Platz in den Curricula der Bildungsprogramme sowie in der einschlägigen Lehr- und Fachliteratur gefunden haben, mag dabei eine wichtige Rolle spielen. Es ist davon auszugehen, dass Expertenstandards die professionelle Verantwortung stärken. Sie dienen der Professionalisierung der Pflege, weil deren Inhalte von der Berufsgruppe selbst definiert und konsentiert werden und zugleich gesundheitspolitisch deutlich wird, dass sich Pflegewissenschaft und -praxis der Verpflichtung zur Versorgung der Bevölkerung auf dem aktuellen Stand der Kunst stellen. Mit den Expertenstandards gelingt es der Pflege zunehmend, sich in der interdisziplinären Qualitätsdiskussion zu positionieren (Schiemann & Moers 2011b).

Abschließend ist jedoch zu konstatieren, dass sich derzeit längst nicht alle Gesundheits-Pflegeeinrichtungen zur erfolgreichen und nachhaltigen Einführung von Expertenstandards in der Lage sehen oder bereit sind, die dafür notwendigen zusätzlichen personellen und zeitlichen Ressourcen für Arbeitsgruppen, fachliche Supervision und Anleitung vor Ort sowie für zeitnahe Fortbildungsangebote bereitzustellen. In vielen Einrichtungen besteht darüber hinaus externer Unterstützungsbedarf bei der Einführung von Expertenstandards. Das heißt, dass zusätzlich zur bundesweiten modellhaften Implementierung Beratungs- und Schulungsprogramme zur betriebsweiten Implementierung eines jeden Expertenstandards benötigt werden, auf die Krankenhäuser, Pflegeeinrichtungen und ambulante Pflegedienste auf regionaler Ebene kontinuierlich zurückgreifen können. Erste Schritte in diese Richtung stellen die Verpflichtung der Vertragsparteien in § 113a SGB XI zur Unterstützung der Praxis im Rahmen der regelhaften Implementierung von Expertenstandards dar und ein vom Niedersächsischen Ministerium für Soziales, Frauen, Familie, Gesundheit und Integration finanzierter Wettbewerb 2011 zur Entwicklung und Umsetzung praxistauglicher Konzepte von Bildungs- und Beratungseinrichtungen zur nachhaltigen Einführung von Expertenstandards.

Literatur

Behrens, J. & Langer, G. (2010). Evidence-based Nursing. Bern: Verlag Hans Huber.

Bieback, K.-J. (2004). Qualitätssicherung in der Pflege im Sozialrecht. Herausgeber: Bundeskonferenz zur Qualitätssicherung im Gesundheits- und Pflegewesen e. V. (BUKO-QS). Heidelberg: Verlag C. F. Müller.

Clark, E.; Donovan, E. F. & Schoettker, P. (2006). From outdated to updated, keeping clinical guidelines valid. In: International Journal for Quality in Health Care. 18 Jg., Heft 3, 165 f.

DNQP (Deutsches Netzwerk für Qualitätsentwicklung in der Pflege) (Hrsg.) (2009). Expertenstandard Pflege von Menschen mit chronischen Wunden. Entwicklung – Konsentierung – Implementierung. Osnabrück: DNQP.

DNQP (Deutsches Netzwerk für Qualitätsentwicklung in der Pflege) (Hrsg.) (2010). Expertenstandard Ernährungsmanagement zur Sicherstellung und Förderung der oralen Ernährung in der Pflege. Entwicklung – Konsentierung – Implementierung. Osnabrück: DNQP.

DNQP (Deutsches Netzwerk für Qualitätsentwicklung in der Pflege) (Hrsg.) (2015). Methodisches Vorgehen zur Entwicklung, Einführung und Aktualisierung von Expertenstandards in der Pflege und zur Entwicklung von Indikatoren zur Pflegequalität auf Basis von Expertenstandards. Osnabrück: DNQP.

Donabedian, A. (1968). Promoting quality through evaluating the process of patient care. In: Medical Care. 6. Jg., Heft 3, 181–202.

DZA (Deutsches Zentrum für Altersfragen) (2003). Empfehlungen zur Verbesserung der Personalsituation in der Altenpflege und der Pflegequalität aus Verbraucherperspektive. Ergebnisse zweier Experten-Workshops des DZA. Diskussionspapier Nr. 38. Berlin: DZA. (http://www.dza.de/nc/informationsdienste/diskussionspapiere-des-dza.html?download=Diskussionspapier_Nr_38.pdf&did=17; Zugriff am 10.09.2013).

Flick, U. (2007). Qualitative Sozialforschung – Eine Einführung. Reinbeck bei Hamburg: Rowohlt.

Grypdonck, M. (2004). Eine kritische Bewertung von Forschungsmethoden zur Herstellung von Evidenz in der Pflege. In: Pflege & Gesellschaft. 9. Jg., Heft 2, 35–41.

Höhmann, U. (2004). Entwicklung des Expertenstandards Entlassungsmanagement in der Pflege. In: DNQP (Deutsches Netzwerk für Qualitätsentwicklung in der Pflege) (Hrsg.). Expertenstandard Entlassungsmanagement in der Pflege. Entwicklung – Konsentierung – Implementierung. Osnabrück: DNQP, 27–37.

ICN (International Council of Nurses) (1991). Die Entwicklung von Standards für Ausbildung und Praxis in der Krankenpflege. In: Krankenpflege DBfK. 45. Jg., Heft 11, 629–652.

ICN (International Council of Nurses) (2004). International principles and framework for

standard development in nursing. Geneva: ICN.
Moers, M. & Schiemann, D. (2004). Expertenstandards in der Pflege. Vorgehensweise des Deutschen Netzwerks für Qualitätsentwicklung in der Pflege (DNQP) und Nutzen für die Praxis. In: Pflege & Gesellschaft. 9. Jg., Heft 3, 75–78.
Moers, M. & Schiemann, D. (2006). Expertenstandards in der Pflege – Implementation als Strategie des Wissenstransfers. In: Schaeffer, D. (Hrsg.). Wissenstransfer in der Pflege. Ergebnisse eines Expertenworkshops. Bielefeld: Veröffentlichungsreihe des Instituts für Pflegewissenschaft an der Universität, 41–62.
Moers, M.; Stehling, H. & Büscher, A. (2011). Methodisches Vorgehen und Ergebnisse der Aktualisierung des Expertenstandards Schmerzmanagement in der Pflege. In: DNQP (Deutsches Netzwerk für Qualitätsentwicklung in der Pflege) (Hrsg.). Expertenstandard Schmerzmanagement in der Pflege bei akuten Schmerzen. 1. Aktualisierung. Osnabrück: DNQP, 11–18.
Ollenschläger, G. (2007). Institutionalisierung der Qualitätsentwicklung in der Pflege. Gutachten für die Bundeskonferenz zur Qualitätssicherung im Gesundheits- und Pflegewesen e. V. (BUKO-QS). Köln.(http://www.buko-qs.de/¬cms/upload/pdf/GAGO_BUKOQS_0704final.¬pdf; Zugriff am 10.09.2013).
RCN (Royal College of Nursing) (1990). Quality Patient Care – The Dynamic Standard Setting System. Scutari, Harrow.
RCN (Royal College of Nursing) (1994). Standards of Care for Paediatric Nursing. Scutari, Harrow.
Schiemann, D. (1993). Qualitätssicherung in der Krankenpflege. In: Bundesministerium für Gesundheit und Projektträger Förderung im Dienste der Gesundheit (Hrsg.). Förderung der Medizinischen Qualitätssicherung. Bonn: BMG, 25–34.
Schiemann, D. (1999). Geleitwort. In: Royal College of Nursing: Pflegestandards Kinderkrankenpflege. Bern: Verlag Hans Huber, 7 f.
Schiemann, D. & Blumenberg, P. (2010). Entwicklung und Konsentierung des Expertenstandard Ernährungsmanagement zur Sicherstellung und Förderung der oralen Ernährung in der Pflege. In: DNQP (Deutsches Netzwerk für Qualitätsentwicklung in der Pflege) (Hrsg.). Expertenstandard Ernährungsmanagement zur Sicherstellung und Förderung der oralen Ernährung in der Pflege. Entwicklung – Konsentierung – Implementierung. Osnabrück: DNQP, 14–22.
Schiemann, D.; Blumenberg, P. & Büscher, A. (2010). Methodisches Vorgehen und Ergebnisse der Aktualisierung des Expertenstandards Dekubitusprophylaxe in der Pflege. In: DNQP (Deutsches Netzwerk für Qualitätsentwicklung in der Pflege) (Hrsg.). Expertenstandard Dekubitusprophylaxe in der Pflege, 1. Aktualisierung. Osnabrück: DNQP, 9–16.
Schiemann, D. & Moers, M. (2011a). Qualitätsentwicklung und -standards in der Pflege. In: Schaeffer, D. & Wingenfeld, K. (Hrsg.). Handbuch Pflegewissenschaft. Heidelberg: Juventa, 617–642.
Schiemann, D. & Moers, M. (2011b). Entwicklung und Anwendung nationaler Expertenstandards in der Pflege. In: Bettig, U.; Frommelt, M.; Roes, M.; Schmidt, R. & Thiele, G. (Hrsg.). Management Handbuch Pflege. Heidelberg: medhochzwei Verlag, G 1600, 1–21.
Schiemann, D.; Moers, M. & Stehling, H. (2010). Implementierung des Expertenstandards Ernährungsmanagement zur Sicherstellung und Förderung der oralen Ernährung in der Pflege. In: DNQP (Deutsches Netzwerk für Qualitätsentwicklung in der Pflege) (Hrsg.). Expertenstandard Ernährungsmanagement zur Sicherstellung und Förderung der oralen Ernährung in der Pflege. Entwicklung – Konsentierung – Implementierung. Osnabrück: DNQP, 157–225.
Schiemann, D. & Schemann, J. (2004). Die Entwicklung und Konsentierung des Expertenstandards Dekubitusprophylaxe in der Pflege. In: DNQP (Deutsches Netzwerk für Qualitätsentwicklung in der Pflege) (Hrsg.). Expertenstandard Dekubitusprophylaxe in der Pflege. Entwicklung – Konsentierung – Implementierung. 2. Auflage. Osnabrück: DNQP, 23–33.
Selbmann, H.-K. & Kopp, I. (2005). Implementierung von Leitlinien in den Versorgungsalltag. In: Die Psychiatrie. 1. Jg., Heft 2, 33–38.
Shekelle, P.; Eccles, M. P.; Grimshaw, J. M. & Woolf, H. S. (2001). When should clinical guidelines be updated? In: BMJ. 323. Jg., Heft 7305, 155 f.
Verpleegkundig Wetenschappelijke Raad (1992). Centraal Begeleidingsorgaan voor de Intercollegiale Toetsing. Consensus verpleegkundige verslaglegging: resultat van de eerste verpleegkundige consensusbijeenkomst, gehouden op 24 januari 1992 te Utrecht. Utrecht: VWR
Verpleegkundig Wetenschappelijke Raad (1994). Centraal Begeleidingsorgaan voor de Intercollegiale Toetsing. Consensus verpleegkundige bij pijn: resultat van de tweede verpleegkundige consensusbijeenkomst, gehouden op dinsdag 7 juni 1994 te Utrecht. Utrecht: VWR
VZBV (Verbraucherzentrale Bundesverband) (2008). Gute Pflege im Heim und zu Hause.

Pflegequalität erkennen und einfordern. Berlin: Verbraucherzentrale Bundesverband e. V.

VZBV (Verbraucherzentrale Bundesverband) (2012). Gute Pflege im Heim und zu Hause. Pflegequalität erkennen und einfordern. 2. Auflage. Berlin: Verbraucherzentrale Bundesverband e. V.

WHO (1982). Entwicklung von Standards in der Krankenpflegepraxis: Bericht über eine WHO-Tagung. Sunvollen, Norwegen, 6.–9. Dezember 1982. Kopenhagen: WHO Regional Office for Europe.

WHO (1984). Ausarbeitung von Leitlinien für Standards der Krankenpflege: Bericht über eine WHO-Arbeitsgruppentagung. Brüssel 22.–25. Oktober 1984. Kopenhagen: WHO Regional Office for Europe.

Wingenfeld, K. (2004). Grenzen der Evidenzbasierung komplexer pflegerischer Standards am Beispiel des Entlassungsmanagements. In: Pflege & Gesellschaft. 9. Jg., Heft 3, 79–84.

4 Evidenz in den Expertenstandards für die Pflege des DNQP

Andreas Büscher & Petra Blumenberg

Krankheiten zu verhindern, Leiden zu lindern und Gesundheit zu erhalten, gehört zu den Kernbestandteilen der Pflegepraxis. Das pflegerische Handeln dabei am jeweils aktuellen Stand der Erkenntnis auszurichten, es auf Evidenz zu basieren, sollte daher fortwährender Anspruch und selbstverständlich sein. Sackett et al. (1996) haben dies für die Medizin beschrieben und die Bedeutung einer forschungsbasierten Praxis betont. Sie wollten damit Fehlentwicklungen einer traditions- und autoritätsgeprägten medizinischen Praxis entgegenwirken, die sich in unkritisch durchgeführten und kaum evaluierten Behandlungen äußerten:

> »Our thesis is short: the question being asked determines the appropriate research architecture, strategy and tactics to be used – not tradition, authority, experts, paradigms, or schools of thought.« (Sackett & Wennberg 1997, zit. n. Meyer & Köpke 2012, S. 37)

So unterstützenswert diese Initiative auch ist, die Forderung nach einer evidenzbasierten Praxis darf nicht dazu führen, dass lediglich Forschungsergebnisse als Wissensgrundlage für das Pflegehandeln gesehen werden. In den aktuellen Diskussionen der Pflegewissenschaft besteht Einigkeit, dass neben relevanten Forschungsergebnissen die klinische Expertise und die Einbindung der Patientenpräferenzen Grundlage evidenzbasierten Handelns sein müssen (vgl. Roes et al. 2013). Was das genau für die Expertenstandards bedeutet, soll im Folgenden erörtert werden.

Die Expertenstandards des DNQP können als ein mittlerweile sehr weit verbreitetes Instrument für eine evidenzbasierte Pflegepraxis in Deutschland angesehen werden. Sie beschreiben ein Qualitäts- und Leistungsniveau, das von der professionellen Pflege zu wichtigen komplexen und interaktionsreichen Handlungsbereichen erwartet werden kann. Die Expertenstandards beziehen sich auf komplexe Interventionen zu Kernbereichen pflegerischen Handelns und sind auf zentrale Qualitätsrisiken ausgerichtet. Sie sollen dazu beitragen, Krankheiten und Komplikationen zu verhindern (Dekubitusprophylaxe, Sturzprophylaxe, Ernährungsmanagement), Leiden zu lindern (Schmerzmanagement, Pflege von Menschen mit chronischen Wunden), Gesundheit und Wohlbefinden zu fördern (Kontinenzförderung) und Schnittstellenprobleme zu vermeiden (Entlassungsmanagement). Um diesem Anspruch gerecht zu werden, ist es erforderlich, dass die Expertenstandards sowohl im Prozess ihrer Entwicklung als auch nach ihrer Veröffentlichung auf dem aktuellen Stand des Wissens beruhen. Darüber hinaus ist erforderlich, dass sie auf hohe Akzeptanz in der Praxis stoßen, da nur so sichergestellt werden kann, dass sie einen Beitrag zur Fundierung und Verbesserung dieser Praxis leisten. Praktikabilität und Fragen zur Implementierbarkeit in der Praxis sind daher entsprechend bereits bei der Entwicklung zu berücksichtigen. Der folgende Beitrag, der auf einem bereits veröffentlichten Artikel (Büscher & Blumenberg 2012) beruht und für dieses Buch modifiziert wurde, beschreibt den Umgang mit wissenschaftlicher Evidenz in den Expertenstandards. Es wird dargestellt, dass der Weg von verfügbarer wissenschaftlicher Evidenz zu einem Pflegeproblem hin zu einem Kriterium im Expertenstandard keineswegs linear verläuft, sondern einer sorgfältigen Abstimmung zwischen drängenden Praxisfragen, verfügbaren Forschungsergebnissen und ihrer jeweiligen Bewertung bedarf.

4.1 Nutzung kollektiven Fachwissens für die Pflegepraxis

Die Arbeit des Deutschen Netzwerks für Qualitätsentwicklung in der Pflege (DNQP) war und ist seit ihren Anfängen durch das Bestreben charakterisiert, das verfügbare pflegerische Fachwissen zur Verbesserung der Qualität der Pflege nutzbar zu machen (s. a. ▶ Kap. 2). Worin das verfügbare pflegerische Fachwissen besteht, darüber wird seit längerem gestritten. Einen wichtigen Stellenwert hat dabei die Arbeit von Carper (1978), in der herausgearbeitet wird, dass es vier Wissensgrundlagen mit Relevanz für die Pflege gibt: das empirische (also durch Forschung generierte und wissenschaftlich abgesicherte) Wissen, das ästhetische oder künstlerische Wissen, zu dem Aspekte wie empathisches Empfinden und Intuition gezählt werden, das persönliche Wissen, welches sich auf die Persönlichkeit der handelnden Personen bezieht, sowie das ethische Wissen zur ethisch vertretbaren Entscheidungsfindung oder der Diskussion ethischer Dilemmata (Chinn & Kramer 1996). Alle vier Wissensformen haben ihre Berechtigung in der Pflege. Handlungen, die allein auf einer Wissensgrundlage aufbauen, laufen Gefahr, wichtige Aspekte des Pflegehandelns außer Acht zu lassen.

Die Nutzung der vier Wissensgrundlagen für konkrete Fragen der Pflegepraxis ist davon abhängig, ob und wie dieses Wissen verfügbar ist. Empirisches Wissen muss über Forschung generiert und durch Veröffentlichung verbreitet werden. Es kann als Veröffentlichung einzelner oder mehrerer empirischer Arbeiten oder in integrierter Form als Theorie vorliegen. Ethisches Wissen drückt sich aus in Theorien, Prinzipien oder auch ethischen Codes für die Praxis. Schwerer verfügbar sind demgegenüber das persönliche und ästhetische Wissen, welches nur schwerlich in schriftlicher Form ausgedrückt werden kann. Persönliches Wissen lässt sich nur im unmittelbaren Handeln und in der Interaktion erfahren, Ähnliches gilt für das ästhetische Wissen, das durch das Zusammentreffen von Erfahrung und Handlung seinen Ausdruck findet (Chinn & Kramer 1996).

Aufgabe einer nachhaltigen Qualitätsentwicklung in der Pflege ist es, die verschiedenen Wissensgrundlagen zu integrieren und für Fragen der Qualitätsentwicklung nutzbar zu machen. Einen Weg zur Integration empirischen und persönlichen Wissens zeigt die Entstehungsgeschichte der Qualitätsentwicklung in der Pflege in Europa und in Deutschland, in der großer Wert auf die Bildung von Netzwerken gelegt wurde (vgl. Schiemann & Moers 2011; ▶ Kap. 3). Der Gedanke der Bildung von Netzwerken trug auf internationaler und nationaler Ebene der Tatsache Rechnung, dass das empirische Wissen zur Qualitätsentwicklung in der Pflege zu diesem Zeitpunkt nur begrenzt ausgeprägt und zugänglich war. Entsprechend galt es, die vorhandenen individuellen und institutionsbezogenen Erfahrungen, das persönliche und ästhetische Wissen, zu bündeln und gegenseitig nutzbar zu machen, um einerseits voneinander lernen, andererseits aber auch sich gemeinsam weiterentwickeln zu können. In Deutschland fanden diese Bestrebungen Ausdruck in der Veröffentlichung der »Netzwerk-Kataloge« durch das DNQP, in denen eine Übersicht über Qualitätsentwicklungsaktivitäten gegeben wurde. Die Kataloge dienten dabei nicht nur der Übersicht, sondern auch der ersten Systematisierung von Qualitätsentwicklungsaktivitäten in der Pflege. So enthält der letzte veröffentlichte Katalog (DNQP 1999) Informationen über Projekte zur Standardentwicklung, Qualitätszirkelarbeit, Schulungsprogramme, Forschungsprojekte, Aktivitäten zur Verbesserung der Infrastruktur und regionale Netzwerkgruppen. Die Information über die Aktivitäten und der Austausch der Netzwerkmitglieder untereinander trugen erheblich zum Kompetenzerwerb und zur Kompetenzerweiterung bei der Qualitätsentwicklung bei.

Parallel zur Bildung des Netzwerks auf nationaler Ebene wurde an der Entwicklung und Erweiterung einer grundlegenden Methodik für die Qualitätsentwicklung in der Pflege gearbeitet und geforscht. So sehr die im Netzwerk zusammenkommenden persönlichen Erfahrungen und Kompetenzen sich positiv auf die Weiterentwicklung der Qualität ausgewirkt haben, so deutlich kristallisierte sich jedoch heraus, dass es neben dem Austausch einer wissenschaftlich fundierten Methodik zur Qualitätsentwicklung bedarf, wie sie z. B. die Methode der stationsgebundenen Qualitätsentwicklung mit ihrem Fokus auf der dezentralen Erarbeitung von Pflegestandards darstellt (vgl. Schiemann & Moers 2004; ▶ Kap. 4).

Der Qualitätszyklus der stationsgebundenen Qualitätsentwicklung basiert auf einem kontinuierlichen Wechselspiel zwischen theoretischer Überlegung, praktischer Einführung und Umsetzung sowie gemeinsamer Reflexion zur Weiterentwicklung der Pflegepraxis. Er bedient sich sämtlicher von Carper (1978) ausgeführter Wissensgrundlagen. Die Benennung von Qualitätszielen impliziert die Verständigung über grundlegende Werte und Prinzipien professionellen Pflegehandelns. Empirisches Wissen fließt in die Auswahl und Bewertung verfügbarer Literatur ein und wird durch die Messung der Pflegequalität neu generiert. Die Einführung des Standards sowie die Planung und Einführung von Verbesserungen sind in hohem Maße abhängig vom persönlichen und künstlerischen Wissen des Pflegepersonals.

In Forschungsprojekten in Großbritannien (RCN 1994) und Deutschland (BMG 1996; Schiemann & Moers 2004) konnte gezeigt werden, dass sich durch den Einsatz dieser Methode Qualitätsverbesserungen erzielen lassen, diese jedoch an bestimmte Bedingungen geknüpft sind. Dazu gehören ein hohes fachliches Niveau des beteiligten Pflegepersonals und das Vorhandensein eines entsprechenden Unterstützungssystems in Form von fachlicher und methodischer Supervision, Zugang zu relevanter Literatur sowie zu aktuellen Expertenstandards (RCN 1994), die in Großbritannien für die Kinderkrankenpflege vorlagen (RCN 1999), hierzulande bis zu diesem Zeitpunkt jedoch noch nicht entwickelt waren. Die Untersuchungen zu dezentralen, stationsgebundenen Ansätzen in Deutschland wiesen darüber hinaus auf die notwendige Qualifikation des beteiligten Pflegepersonals und die wichtige Rolle des Managements bei der Implementierung von Qualitätsniveaus hin (BMG 1996; Schiemann & Moers 2004).

Die Erkenntnisse zu den Voraussetzungen für eine dezentrale Qualitätsentwicklung in der Pflege beförderten innerhalb des DNQP die Initiative zur Entwicklung von einrichtungsübergreifenden Standards. Die forschungsgestützte Weiterentwicklung der Methode der Stationsgebundenen Qualitätsentwicklung wurde zur Grundlage der Entwicklung von Expertenstandards. Diese Entwicklung entsprach dem Wunsch vieler Einrichtungen nach einrichtungsübergreifenden Expertenstandards auf einem hohen, wissenschaftlich abgesicherten Niveau (DNQP 1999). Befördert wurde der Prozess zudem durch gesundheitspolitische Entwicklungen. So beschloss die Gesundheitsministerkonferenz im Jahr 1999 die Entwicklung von nationalen Leitlinien und Standards in Medizin und Pflege zu prioritären Themenbereichen. Die Erkenntnisse aus eigenen Forschungsaktivitäten, die Situation in der Pflegepraxis und die gesundheitspolitischen Entwicklungen haben somit dazu geführt, dass sich das DNQP in Kooperation mit dem Deutschen Pflegerat und mit finanzieller Unterstützung des Bundesministeriums für Gesundheit der Aufgabe gestellt hat, nationale Expertenstandards auf Basis der bereits vorliegenden und beforschten methodischen Grundlagen zu entwickeln.

Inhaltlich lag der Schritt zu übergreifenden Expertenstandards in der Auffassung begründet, dass es zentrale Qualitätsrisiken und Handlungsbereiche in der Pflege gibt, zu denen sich ein Leistungsniveau auf nationaler Ebene konsentieren und definieren lässt. Ollenschäger (2007, S. 8) hat ausgeführt, dass der erfolgreiche Einsatz von Qualitätssicherungsinstrumenten wie Standards oder Leitlinien von ihrer methodischen Qualität, insbesondere aber von der Akzeptanz bei ihren Nutzern abhängt und dass diese Akzeptanz nur dann erzielt wird, wenn die Profession ihre Instrumente selbst auf der Grundlage von kollektivem Fachwissen, das er als Evidenz bezeichnet, entwickelt und anwendet. Dieses kollektive Fachwissen wurde durch Forschungen zur Qualitätsmethodik expliziert und erweitert. Nachfolgend wird beschrieben, wie das kollektive Fachwissen der Pflege in die Expertenstandards einfließt.

4.2   Evidenz in den Expertenstandards

Die Themen der Expertenstandards beziehen sich auf komplexe und in der Regel zusätzlich interaktionsreiche Pflegehandlungen. Sie umfassen nicht nur eine einzelne Pflegeintervention, sondern ein Maßnahmenbündel aus systematischer Einschätzung eines Pflegephänomens, seiner Bewertung, der Planung und Durchführung adäquater Maßnahmen, dem Umgang mit angemessenen Hilfsmitteln, der Information, Schulung und Beratung von Patienten und ihren Angehörigen sowie die reguläre Evaluation der Auswirkung der durchgeführten Maßnahmen. Sie umfassen sämtliche Schritte des Pflegeprozesses. Entsprechend können die Ergebnisse dieser Pflegehandlungen oftmals nicht durch eine faktorenisolierende Sichtweise allein erhoben werden (vgl. Schiemann & Moers 2004), sondern bedürfen der Gesamtbewertung verfügbarer Evidenz zu einzelnen Bestandteilen und ihrem Zusammenhang. Zudem bedürfen sie einer Bestätigung ihrer Praktikabilität vor dem Hintergrund der bestehenden Ausgangslage in den unterschiedlichen Praxisbereichen.

Als erster Schritt zur Themenfindung von Expertenstandards ist entsprechend eine Übersicht über den vorhandenen Stand des Wissens, der Evidenz, zum anzugehenden Pflegeproblem erforderlich. Dieser Schritt dient der Prüfung, ob es überhaupt gesichertes Wissen zum ausgewählten Bereich pflegerischer Praxis gibt. Im ungünstigsten Fall kann die Suche nach Evidenz zu der Entscheidung führen, keinen Standard zu einem Thema zu entwickeln, da die Erkenntnislage zu wenig gesichert bzw. nicht existent ist, wie es beispielsweise bei Fragen der Kontrakturenprophylaxe der Fall ist.

Nach Klärung der Relevanz und Bearbeitbarkeit eines Themas durch den DNQP-Lenkungsausschuss dient die dann durchzuführende Literaturstudie zum einen dazu, eine Übersicht über das Standardthema zu gewinnen, und zum anderen, eine Bewertung der vorliegenden Evidenz vornehmen zu können. Zur Übersicht gehören Aussagen zum Ausmaß und zu den Ursachen ebenso wie zu den pflegerischen Handlungsbereichen, die mit dem Standardthema zusammenhängen. Vorrangig ist dabei die Identifikation und Zusammenstellung verfügbarer Erkenntnisse zum Gesamtzusammenhang, um die komplexen und interaktionsreichen Pflegemaßnahmen in verschiedene Handlungsbereiche, die Standardebenen, zu gliedern. Diese orientieren sich an generellen pflegerischen Handlungen im Rahmen des Pflegeprozesses wie Einschätzen, Bewerten, Maßnahmen durchführen, Informieren, Schulen und Beraten sowie Evaluieren der eigenen Handlungen.

Die Bewertung der Literatur erfolgt anhand international üblicher Verfahren zur Bewertung von Evidenz. Beispielhaft erwähnt seien hier die Klassifizierungen des Centre for Evidence-based Medicine (CEBM) (2009), des Scottish Intercollegiate Guidelines Network (SIGN) (2008) oder der Workgroup for Grading of Recommendations, Assessment, Development and Evaluation (GRADE) (vgl. Atkins et al. 2005). Auf Grundlage der Literaturübersicht und -klassifizierung erfolgt dann die erste Bewertung durch die Expertenarbeitsgruppen, die für die Entwicklung eines jeden Standards neu gebildet werden. Die Expertenarbeitsgruppen formulieren und konsentieren Empfehlungen, aus denen in enger Abstimmung zwischen wissenschaftlichem Team des DNQP und Expertenarbeitsgruppe Struktur-, Prozess- und Ergebniskriterien formuliert werden. Darin fließen das evidenzbasierte Wissen der Literaturstudie und das Expertinnenwissen zusammen. Dieses methodische Vorgehen orientiert sich bei der Bewertung und Darstellung der Evidenz sowie der Ableitung von Empfehlungen unter Berücksichtigung von Evidenz und Expertinneneinschätzung ebenso wie die Leitlinienentwicklung in der Medizin an einem international anerkannten Verfahren (ÄZQ 2006; BÄK, AWMF & ÄZQ 2010). Anders als in der Leitlinienmethodik vorgesehen erfolgt bei den Expertenstandards jedoch keine Graduierung für die einzelnen Empfehlungen. Stattdessen haben alle Struktur-, Prozess- und Ergebniskriterien im Sinne des besten verfügbaren Wissens einen höchstmöglichen Empfehlungscharakter. Dieses Vorgehen begründet sich darin, dass, im Unterschied zu Versorgungsleitlinien, das Ziel nicht in der Entwicklung einer Entscheidungshilfe für eine angemessene Vorgehensweise im konkreten Einzelfall besteht, sondern in der Festlegung eines innerhalb der Berufsgruppe abgestimmten Leistungsniveaus zu einem Pflegeproblem, das nicht unterschritten werden darf (vgl. DNQP 2015).

Die Ergebnisse der Expertinnenarbeitsgruppen werden in Konsensuskonferenzen mit der interessierten Fachöffentlichkeit diskutiert. Die Konferenzen dienen somit dem Zweck, bislang noch unberücksichtigte Aspekte, die sich in den verschiedenen Feldern der Pflegepraxis ergeben können und die auf dem persönlichen, ästhetischen und ethischen Wissen der Praxis beruhen können, zu berücksichtigen. Darüber hinaus wird über die öffentliche fachliche Auseinandersetzung während der Konsensus-Konferenzen die notwendige Akzeptanz für einen Expertenstandard erhöht, da die Berufsgruppe selbst im Rahmen der Konferenzen über die Formulierung der Standardkriterien entscheiden kann. Als letzter Schritt vor der abschließenden Veröffentlichung eines Expertenstandards erfolgt seine modellhafte Implementierung zur Erprobung seiner Praxistauglichkeit und zur Identifikation von Bedingungen für die nachhaltige Umsetzung (vgl. DNQP 2011a; ▶ Kap. 6). Die modellhafte Implementierung wird durch das wissenschaftliche Team des DNQP begleitet und mithilfe eines standardisierten Auditinstruments evaluiert. Die Ergebnisse der Implementierung fließen in die abschließende Veröffentlichung ein. Zudem werden sie im Rahmen der jährlichen Netzwerk-Workshops mit der Fachöffentlichkeit diskutiert, woraus sich weitere wichtige

Anwendungs-Hinweise und Impulse für interessierte Einrichtungen ergeben. Somit schließt sich der Kreislauf, in dem auf der Basis verfügbaren kollektiven Fachwissens ein Instrument zur Steigerung der Pflegequalität entwickelt wird und zu dessen Nutzen und Praktikabilität neue Evidenz generiert wird.

4.3 Aktualisierung und Monitoring der Expertenstandards

Eine fortlaufende Herausforderung und Problematik jedes Qualitätsinstruments, das die beste verfügbare externe Evidenz zur Grundlage von Leistungs- und Qualitätsniveaus oder Leitlinien macht, ist die zunehmende Dynamik in der Wissensentwicklung. Dies gilt auch für die Expertenstandards. Es kann davon ausgegangen werden, dass zum Zeitpunkt der Veröffentlichung der Standards bereits neue Studien durchgeführt oder gar bereits veröffentlicht worden sind, die sich auf Aussagen des Standards beziehen. Um der sich kontinuierlich weiterentwickelnden Erkenntnis- und Evidenzlage zu den Themen der Expertenstandards Rechnung zu tragen, sind die regelmäßige Aktualisierung der Expertenstandards und das jährliche Monitoring fester Bestandteil des methodischen Vorgehens in der Arbeit des DNQP.

Das Vorgehen der Aktualisierung orientiert sich in großen Teilen am bereits dargestellten Vorgehen bei der Standardentwicklung und wurde bereits in Kapitel 3 ausführlich dargestellt. Für die Aktualisierung wird eine systematische Literaturrecherche durchgeführt, die den Zeitraum zwischen der Literaturrecherche für die letzte Veröffentlichung des Standards und den Zeitpunkt der Aktualisierung abdeckt. Aufgabe dieser Literaturrecherche ist es, den aktuellen Wissens- und Erkenntnisstand zum Standardthema zu identifizieren und für die Expertinnenarbeitsgruppe aufzubereiten. Anders als bei der ersten Entwicklung kann die Literaturstudie im Rahmen der Aktualisierung zielgerichteter auf die bereits im Standard enthaltenen Standardkriterien erfolgen. Die Suche nach grundlegend neuen Erkenntnissen zum Standardthema erfolgt zwar nach wie vor, jedoch ist der Fokus der Literaturanalyse klarer gefasst. Die Aufgabe der Expertinnenarbeitsgruppe besteht in der Prüfung der geltenden Standardaussagen auf der Grundlage der aktualisierten Literaturstudie. Sie nimmt, sofern dies erforderlich ist, Änderungen an den Standardaussagen oder der Kommentierung des Expertenstandards vor.

Während in den bisherigen Aktualisierungen die Standardaussagen nahezu unverändert geblieben sind, finden sich in den Kommentierungen zahlreiche Anpassungen an den aktuellen Wissensstand wieder. Der eher geringe Veränderungsbedarf der Standardaussagen ist nicht weiter verwunderlich, da das Instrument Expertenstandard im Gegensatz zu den medizinischen Leitlinien keine konkreten Therapie- oder Interventionsempfehlungen gibt. Vielmehr wird in Expertenstandards eine dem Pflegeproblem angemessene systematische Vorgehensweise im Rahmen der Pflegeprozessmethode beschrieben, deren inhaltliche Ausgestaltung mit individuellen Maßnahmen von der zuständigen Pflegefachkraft auf Grundlage ihrer professionellen Verantwortung vorgenommen wird. Die evidenzbasierte Literaturstudie und die Kommentierungen dienen dabei als Unterstützung. Vorgenommene Änderungen bezogen sich bisher auf das Vorgehen bei der Einschätzung des Risikos (Expertenstandard »Dekubitusprophylaxe in der Pflege«, Expertenstandard »Sturzprophylaxe in der Pflege«) oder auf die Zielgruppe des Expertenstandards (Expertenstandard »Schmerzmanagement in der Pflege bei akuten Schmerzen«) (DNQP 2010; 2011; 2013).

Die Einbeziehung der Fachöffentlichkeit im Rahmen der Aktualisierung erfolgt über eine öffentliche Konsultation im Internet. Die bisherigen Erfahrungen zeigen, dass von der Möglichkeit, sich über den Prozess der Aktualisierung zu informieren und sich aktiv daran zu beteiligen, vielfach Gebrauch gemacht wird. Die Rückmeldungen werden durch das wissenschaftliche Team des DNQP für die abschließende Diskussion und Entscheidungsfindung durch die Expertinnenarbeitsgruppe aufbereitet.

Dieses Verfahren der öffentlichen Konsultation ist in jeglicher Hinsicht hilfreich, da es vor allem Aufschluss darüber gibt, wie die Veränderungen in den Expertenstandards in der Praxis aufgenommen werden und welche Diskussionen sich aufgrund dessen ergeben. Entsprechend enthalten die Rückmeldungen vielfältige Hinweise für inhaltliche und sprachliche Präzisierungen sowie Erweiterungen in der Kommentierung, die in die Veröffentlichung einfließen.

Im Rahmen des jährlichen Monitoringverfahrens werden die Mitglieder der Expertinnenarbeitsgruppen um eine Einschätzung gebeten, ob neue Erkenntnisse (neue Evidenz) aus Praxis und/oder Wissenschaft mit Bezug zum Standard vorliegen, die eine vorzeitige Aktualisierung auf Basis einer umfänglichen Literaturstudie erforderlich machen, oder ob es Erkenntnisse gibt, die zwar Relevanz für den Standard besitzen, jedoch im Rahmen der regulären, im Fünf-Jahres-Zyklus erfolgenden Aktualisierung berücksichtigt werden sollten. Die Erfahrungen des Monitorings haben gezeigt, dass der Bedarf an einer vorzeitigen Aktualisierung bislang bei keinem Standard gesehen wurde, jedoch eine Vielzahl wichtiger Hinweise durch die Experten gegeben werden konnte, die gezielt im Rahmen der nächsten Aktualisierung aufgegriffen werden können.

Als wichtiger Aspekt des Theorie-Praxis-Transfers haben sich die Kommentierungen der Expertenstandards erwziiesen, die sich im Verlauf der Aktualisierungen bislang deutlicher verändert haben als die eigentlichen Standards. Darin reflektiert sich die Notwendigkeit, die verfügbare Evidenz nicht nur bereitzustellen, sondern die daraus resultierenden Konsequenzen zu erläutern und zu vermitteln. Der bereits erwähnte Verzicht auf die Empfehlung zur Verwendung von Einschätzungsskalen bei der Bestimmung des Dekubitusrisikos bedarf einer weitergehenden Begründung, damit in der Praxis ein Umgang damit gefunden werden kann und Einrichtungen eine Basis haben, auf der entschieden werden kann, wie weiter vorzugehen ist. Dafür ist die Kommentierung in besonderem Maße geeignet, da hier die notwendigen Hilfestellungen in verständlicher Form gegeben werden können.

Die Kommentierungen eignen sich darüber hinaus auch gut für das Herausarbeiten settingspezifischer Besonderheiten. Eine solche besteht z. B. hinsichtlich der Hilfsmittelbeschaffung bei der Dekubitusprophylaxe durch ambulante Pflegedienste, denen dabei strukturelle Grenzen gesetzt sind. Diese wurden in der Kommentierung des aktualisierten Expertenstandards aufgegriffen und erläutert (DNQP 2010). Somit wurde sichergestellt, dass keine unerfüllbaren Anforderungen gestellt wurden, ohne dass dadurch das konsentierte Leistungsniveau herabgesenkt wird. Insgesamt reflektiert sich in den Kommentierungen die Bedeutung weiterer Wissensformen neben dem empirischen Wissen.

4.4 Evidenz und komplexe Interventionen

Mittlerweile besteht in der Diskussion um die Evidenzbasierung professionellen Handelns weitgehende Einigkeit, dass es verschiedener Wissensgrundlagen und einer kontinuierlichen Entwicklung und Implementierung bedarf, bevor davon ausgegangen werden kann, dass Interventionen zu einem komplexen Phänomen ihre Wirkung entfalten. Abzusehen war diese Einschätzung bereits in den Beiträgen und Diskussionen während einer Fachtagung der Deutschen Gesellschaft für Pflegewissenschaft (DGP) im Jahr 2003, bei der die Frage im Mittelpunkt stand, welches Wissen die Pflege benötigt (Grypdonck 2004; Kelle 2004; Moers & Schiemann 2004; Panfil 2004; Wingenfeld 2004). Eine Orientierung allein am Wissen aus kontrollierten, randomisierten Studien und damit am höchsten Wahrscheinlichkeitsgrad, dass eine Intervention zum intendierten Ergebnis führt, erschien bereits damals für ein alleiniges Paradigma für die Pflege und Pflegewissenschaft als ungeeignet. Am Beispiel des Expertenstandards Entlassungsmanagement in der Pflege wurden durch Wingenfeld (2004) die Begrenzungen eines auf die Effektivität singulärer Interventionen zielenden Ansatzes aufgezeigt und die Notwendigkeit unterstrichen, zur Legitimation eines Expertenstandards zwar eine Prüfung analog der Grundsätze evidenzbasierter Medizin bzw. Pflege vorzunehmen, beim Blick auf die praktische Umsetzung jedoch auch weiterreichende Wege der Wissensbasierung zu beschreiben.

Ansätze dazu wurden in weiteren Beiträgen der Tagung der DGP aufgezeigt. So hat Kelle (2004) ausgeführt, dass zu einer evidenzbasierten Pflegepraxis auch Fragen der Kausalität von Auswirkungen gehören, die eines anderen Ansatzes in ihrer Erforschung bedürfen, als es in randomisierten, kontrollierten Studien der Fall ist. Grypdonck (2004) zeigte zudem einen Weg auf, wie unter Einbeziehung verschiedener Formen von Evidenz die Entwicklung komplexer Interventionen vollzogen werden kann. In ihrem »Utrechter Modell« werden dazu bis zu sechs verschiedene, sich aber teilweise überlappende Phasen durchlaufen. In der ersten Phase erfolgt eine Definition und Analyse des anzugehenden Problems und der Bedürfniseinschätzung, die auf Basis der verfügbaren Literatur erfolgt und bei der vor allem qualitative Studien hilfreich sind. In der zweiten Phase erfolgt die Überprüfung der bestehenden Praxis, die sich ebenfalls auf unterschiedliche Quellen stützt. Erst im dritten Schritt erfolgt die eigentliche Entwicklung des Interventionskonzepts, welches in der vierten Phase in einem Praxisversuch erprobt und weiterentwickelt wird. Bei vorliegender Notwendigkeit und ethischer Unbedenklichkeit geht der Einführung in die Praxis eine randomisierte, kontrollierte Studie voraus. Die Einführungsphase dient darüber hinaus der Erprobung, wie die Intervention unter realen Bedingungen in der Praxis verankert werden kann (vgl. Grypdonck 2004). Einen ähnlichen Weg hat auch das Medical Research Council (MRC) mit seinem Ansatz zur Entwicklung komplexer Interventionen in der Verbesserung der Gesundheitsversorgung eingeschlagen (Campbell et al. 2000; MRC 2008). Zwar baut dieses Modell stärker auf die Generierung von Erkenntnissen durch kontrollierte Studien, es geht jedoch ebenso von einer Notwendigkeit der Integration quantitativer und qualitativer Ansätze sowie der Berücksichtigung theoretischer Zugänge aus. Dazu werden in der ersten Phase auf der Basis theoretischer Erkenntnisse und oftmals qualitativer Studien die Bestandteile der zu entwickelnden komplexen Intervention herausgearbeitet, die in einem zweiten Schritt zu einem Interventionsmodell zusammengefügt werden. Daran schließt sich die explorative Erprobung an, bevor eine randomisierte, kontrollierte Studie durchgeführt und in der abschließenden Implementierungsphase herausgearbeitet wird, wie die Intervention langfristig in unterschiedlichen Settings zur Anwendung gebracht werden kann.

4.5　Fazit

Aufgrund der großen Bedeutung, die einem auf nationaler Ebene konsentierten Expertenstandard zukommt, bedarf das Vorgehen bei seiner Entwicklung und Konsentierung einer tragfähigen, methodischen Grundlage. Es konnte gezeigt werden, wie sich das methodische Vorgehen zur Entwicklung, Konsentierung, Implementierung und Aktualisierung der Expertenstandards durch Forschung in den 1990er Jahren herausgebildet hat, bevor der Schritt zur Entwicklung des ersten Standards gegangen wurde. Es wurde anfänglich in einem Leitfaden zusammengefasst (Schiemann & Schemann 2004) und 2007 in einem Methodenpapier veröffentlicht, welches 2011 und 2015 aktualisiert wurde (DNQP 2015). Die Erfahrungen in der Entwicklung, Konsentierung und Implementierung der Expertenstandards bestätigen fortwährend die Eignung der Methodik zur Entwicklung praxistauglicher Qualitätsinstrumente.

Während der Entwicklungen von bislang neun und der Aktualisierung von bislang sieben Expertenstandards hat sich deutlich gezeigt, dass das Zusammenspiel von systematisch aufbereiteter Literatur, Diskussion und Empfehlung der Expertinnenarbeitsgruppen, Einbeziehung der Fachöffentlichkeit und praktischer Implementierung und Evaluation ein akzeptables und praktikables Verfahren bei der Festlegung professioneller Leistungsniveaus ist. Ebenso hat sich gezeigt, dass das methodische Vorgehen sowohl durch eigene Erfahrungen wie auch durch Erkenntnisse bei anderen Qualitätsinstrumenten einer fortwährenden Weiterentwicklung unterworfen sein wird, der es sich zu stellen gilt.

Gezeigt hat sich jedoch auch, dass der Ursprungsgedanke der Netzwerkbildung nach wie vor aktuell ist. Der gegenseitige Austausch über und die gemeinsame, konzeptionelle Arbeit an Fragen der Qualitätsentwicklung jenseits empirischen Wissens ist nach wie vor bedeutsam für die Herstellung von Pflegequalität. Aufgegriffen wird dieser Gedanke durch die Benennung von »Referenzeinrichtungen« auf der Homepage des DNQP. Es handelt sich dabei um Einrichtungen, die über Erfahrungen mit der erfolgreichen und nachhaltigen Implementierung eines oder mehrerer Expertenstandards verfügen und an einem fachlichen Austausch zum Thema Standardimplementierung interessiert sind. Im Sinne des Netzwerkgedankens sollen sie anderen Einrichtungen die Möglichkeit geben, von ihren Erfahrungen zu profitieren, und dem DNQP als Ansprechpartnerinnen für spezifische Fragen und/oder systematische Datensammlungen zur Implementierung und verstetigten Standardanwendung dienen können.

Die Entwicklung der Expertenstandards zeigt einen hohen Forschungsbedarf zu zentralen Pflegethemen auf. Trotz der nach wie vor optimierungsbedürftigen Infrastruktur der Pflegeforschung in Deutschland tragen einzelne wissenschaftliche Leitungen und Mitglieder von Expertinnenarbeitsgruppen mittlerweile selbst erheblich zur weiteren Generierung von Evidenz zu den Themen der Expertenstandards durch eigene Forschungen bei. Als eine erfreuliche Entwicklung kann weiterhin konstatiert werden, dass viele Mitglieder der Expertinnenarbeitsgruppen ihre Expertise zu den Themen der Expertenstandards erweitert haben und zu ihrer

Verbreitung beitragen. Die vorhandene Expertise und Evidenz in die fortlaufende Entwicklung und Aktualisierung der Expertenstandards zu integrieren, wird weiter Anspruch des DNQP bleiben.

Literatur

Atkins, D.; Briss, P. A.; Eccles, M.; Flottorp, S.; Guyatt, G. H.; Harbour, R. T.; Hill, S.; Jaeschke, R.; Liberati, A.; Magrini, N.; Mason, J.; O'Connell, D.; Oxman, A. D.; Phillips B.; Schünemann, H.; Edejer, T.; Vist, G. E.; Williams Jr, J. W. & The GRADE Working Group (2005). Systems for grading the quality of evidence and the strength of recommendations II: Pilot study of a new system. In: BMC Health Services Research. 5. Jg., Heft 25.

ÄZQ (Ärztliches Zentrum für Qualität in der Medizin) (Hrsg.) (2006). Handbuch zur Entwicklung regionaler Leitlinien. Berlin: ÄZQ.

BÄK (Bundesärztekammer); AWMF (Arbeitsgemeinschaft der Wissenschaftlichen Medizinischen Fachgesellschaften) & KBV (Kassenärztliche Bundesvereinigung) (2010). Nationales Programm für Versorgungs-Leitlinien. Methoden-Report. 4. Auflage. Version 1.0. (www.versorgungsleitlinien.de/methodik/pdf/nvl_methode_4.aufl.pdf; Zugriff am 03.10.2011).

BMG (Bundesministerium für Gesundheit) (Hrsg.) (1996). Qualitätsentwicklung in der Pflege. Abschlußbericht. Schriftenreihe des Bundesministeriums für Gesundheit Bd. 79. Baden-Baden: Nomos.

Büscher, A. & Blumenberg, P. (2012). Evidenz in den nationalen Expertenstandards für die Pflege. In: Pflege & Gesellschaft. 17. Jg., Heft 1, 21–35.

Campbell, M.; Fitzpatrick, R.; Haines, A.; Kinmonth, A.L.; Sandercock, P.; Spiegelhalter, D. & Tyrer, P. (2000). Framework for design and evaluation of complex interventions to improve health. In: British Medical Journal. 321. Jg., Heft 7262, 694 f.

Carper, B. A. (1978). Fundamental patterns of knowing in nursing. In: Advances in Nursing Science. 1. Jg., Heft 1, 13–23.

Centre for Evidence-Based Medicine (Oxford-Centre for Evidence-based Medicine) (2009). Levels of Evidence (March 2009). (http://www.cebm.net/index.aspx?o=1025; Zugriff am 10.10.2011).

Chinn, P. L. & Kramer, M. K. (1996). Pflegetheorie. Konzepte-Kontext-Kritik. Wiesbaden: Ullstein Mosby.

DNQP (Deutsches Netzwerk für Qualitätsentwicklung in der Pflege) (Hrsg.) (1999). Katalog der Mitgliederaktivitäten. Osnabrück: DNQP.

DNQP (Deutsches Netzwerk für Qualitätsentwicklung in der Pflege) (Hrsg.) (2010). Expertenstandard Dekubitusprophylaxe in der Pflege. 1. Aktualisierung 2010. Osnabrück: DNQP.

DNQP (Deutsches Netzwerk für Qualitätsentwicklung in der Pflege) (Hrsg.) (2011). Expertenstandard Schmerzmanagement in der Pflege bei akuten Schmerzen. Osnabrück: DNQP.

DNQP (Deutsches Netzwerk für Qualitätsentwicklung in der Pflege) (Hrsg.) (2013). Expertenstandard Sturzprophylaxe in der Pflege. 1. Aktualisierung 2013. Osnabrück: DNQP.

DNQP (Deutsches Netzwerk für Qualitätsentwicklung in der Pflege) (Hrsg.) (2015). Methodisches Vorgehen zur Entwicklung, Einführung und Aktualisierung von Expertenstandards in der Pflege und zur Entwicklung von Indikatoren zur Pflegequalität auf Basis von Expertenstandards. Osnabrück: DNQP.

Grypdonck, M. (2004). Eine kritische Bewertung von Forschungsmethoden zur Herstellung von Evidenz in der Pflege. In: Pflege & Gesellschaft. 9. Jg., Heft 2, 35–41.

Kelle, U. (2004). Empirische Sozialforschung zur Evidenzbasierung komplexen sozialen Handelns. In: Pflege & Gesellschaft. 9. Jg., Heft 2, 52–58.

MRC (Medical Research Council) (2008). Developing and evaluating complex interventions: new guidance. (http://www.mrc.ac.uk/Utilities/Documentrecord/index.htm?d=MRC004871; Zugriff am 03.10.2011).

Meyer, G. & Köpke, S. (2012). Wie kann der beste pflegewissenschaftliche Kenntnisstand in die Pflegepraxis gelangen? In: Pflege & Gesellschaft. 17. Jg., Heft 1, 36–44.

Moers, M. & Schiemann, D. (2004). Expertenstandards in der Pflege. In: Pflege & Gesellschaft. 9. Jg., Heft 3, 75–78.

Ollenschläger, G. (2007). Institutionalisierung der Qualitätsentwicklung in der Pflege. Gutachten für die Bundeskonferenz zur Qualitätssicherung im Gesundheits- und Pflegewesen e. V. (BUKO-QS). Köln.(http://www.buko-qs.de/cms/upload/pdf/GAGO_BUKOQS_0704final.pdf; Zugriff am 28.10.2011).

Panfil, E.-M. (2004). Quantitative Methoden – Grundlage für komplexes Handeln? In: Pflege & Gesellschaft. 9. Jg., Heft 2, 47–51.

RCN (Royal College of Nursing) (1994). The impact of a nursing quality assurance approach, the dynamic standard setting systen on nursing practice and patient outcomes (executive summary). Report No. 4, Vol. 1. Oxford: RCN.

RCN (Royal College of Nursing) (1999). Pflegestandards Kinderkrankenpflege. Bern: Huber.

Roes, M.; de Jong, A. & Wulff, I. (2013). Implementierungs- und Disseminationsforschung – ein notwendiger Diskurs. In: Pflege & Gesellschaft. 18. Jg., Heft 3, 197–213.

Sackett, D. L.; Rosenberg, W.; Gray, M.; Haynes, B. & Richardson, W. S. (1996). Evidence-based medicine: What it is and what it isn't. In: BMJ. 312. Jg., Heft 7023, 71 f.

Sackett, D. L. & Wennberg, J. E. (1997). Choosing the best research design for each question. In: BMJ. 315 Jg., Heft 1636.

Schiemann, D. & Moers, M. (2004). Stationsgebundene Qualitätsentwicklung in der Pflege. Werkstattbericht über ein Projekt zur Weiterentwicklung der Methode. Osnabrück: DNQP.

Schiemann, D. & Moers, M. (2011). Qualitätsentwicklung und -standards in der Pflege. In: Schaeffer, D. & Wingenfeld, K. (Hrsg.). Handbuch Pflegewissenschaft. Weinheim: Juventa, 617–642.

Schiemann, D. & Schemann, J. (2004). Die Entwicklung und Konsentierung des Expertenstandards Dekubitusprophylaxe in der Pflege. In: DNQP (Deutsches Netzwerk für Qualitätsentwicklung in der Pflege) (Hrsg.). Expertenstandard Dekubitusprophylaxe in der Pflege. Entwicklung – Konsentierung – Implementierung. Osnabrück: DNQP, 23–33.

SIGN (Scottish Intercollegiate Guidelines Network) (2008). Annex B: Key to evidence statements and grades of recommendations. In: SIGN (Hrsg.): Sign 50: A guideline developer's handbook. Edinburgh: SIGN, 51. (http://www.sign.ac.uk/pdf/sign50.pdf; Zugriff am 10.10.2011).

Wingenfeld, K. (2004). Grenzen der Evidenzbasierung komplexer pflegerischer Standards am Beispiel des Entlassungsmanagements. In: Pflege & Gesellschaft. 9. Jg., Heft 3, 79–84.

5 Partizipation und Patientenorientierung bei Expertenstandards in der Pflege

Wolfgang Schuldzinski & Catharina Hansen

5.1 Partizipation als Chance

Die Beteiligung von Patienten im Gesundheitswesen ist theoretisch vorgetragen seit vielen Jahren eine anerkannte Voraussetzung im Behandlungsgeschehen. Die veraltete Vorstellung, die dem Arzt die aktive und dem Patienten die passive Rolle zuwies (Parson 1958), ist zumindest in der Literatur passe. Konzepte zur Aktivierung beziehungsweise Beteiligung des Patienten werden in zahlreichen theoretischen Ansätzen entwickelt und postuliert. Beispiele dafür sind etwa das »empowerment« (Gouthier & Tunder 2012), »shared bzw. informed decision making« (Scheibler 2004) oder, jetzt auf Deutsch die »partizipative Entscheidungsfindung« (Rosenbrock & Hartung 2012). Allen gemeinsam ist eine aktive Beteiligung von Patienten am Behandlungsprozess. Im Idealbild wird der Patient durch gezielte Information und Vorbereitung in die Lage versetzt, das Behandlungsgeschehen auf der Grundlage seiner persönlichen Interessen einzuordnen und darauf aufbauend mit dem Behandler gemeinsam Entscheidungen zu treffen. Solche Konzepte können aus grundsätzlichen ethischen Motiven der Teilhabe und Demokratie abgeleitet werden (Negt 2012) und finden Ihren Ausfluss auch in rechtlichen Regelungen. Abgeleitet aus den Grundrechten auf Selbstbestimmung (Art. 2 Abs. 1 GG) und des Rechts auf körperliche Unversehrtheit (Art. 2 Abs. 2 GG) ist grundsätzlich jede Behandlung rechtswidrig, wenn sie nicht durch die Einwilligung des Patienten erlaubt wird. Damit der Patient einwilligen kann, muss er informiert werden über Chancen und Risiken, Alternativen und Folgen einer Nichtbehandlung, aber auch über die Kosten. So wird er rechtlich zum Subjekt im Behandlungsgeschehen (Igl & Welti 2013). Seit 2013 sind die Rechte der Patienten auf Aufklärung erstmals in einem Patientenrechtegesetz zusammengefasst (§§ 630a ff. BGB). Die Anwendbarkeit des Patientenrechtegesetztes auf die Pflege ist zumindest im Bereich der Behandlungs- und Grundpflege durch professionelle Pflegekräfte im stationären und ambulanten Setting möglich. Das liegt daran, dass eine vergleichbare Schutzbedürftigkeit von Patienten und Pflegebedürftigen und eine Einheitlichkeit der verschiedenen Aufgaben der Pflege vorliegt (von Miel cki 2014, S. 152).

Unterstützt wird der Wandel der Patientenrolle aber auch durch verschiedene gesellschaftliche Entwicklungen: Zum einen durch bürgerschaftliches Engagement, das ausgehend von den Demokratisierungsbewegungen seit den 1968er Jahren seinen Weg in das Gesundheitssystem in Form von Selbsthilfegruppen und Patientenbewegungen gefunden hat. So wurden im Jahr 2003 zwischen 70.000 und 100.000 Selbsthilfegruppen geschätzt (RKI 2004), in der zu beinahe jeder Erkrankung oder sozialen Situation Betroffene oder Angehörige engagiert sind, um sich über den Umgang mit ihrer jeweiligen Problemstellung auszutauschen und sich für ihre Interessen einzusetzen. Insbesondere chronisch kranke Menschen haben durch Selbsthilfegruppen die Möglichkeit ihre Kompetenz im Umgang mit Therapeuten zu stärken und für sich sinnvolle Behandlungsoptionen zu wählen.

Zum anderen bietet die Entwicklung des Internets nahezu unbegrenzte Informationsmöglichkeiten, die auch genutzt werden. Fast 28 Millionen Deutsche informierten sich laut einer Umfrage aus dem Jahr 2013 über medizinische Themen im Internet[2]. Vor allem ältere Menschen informieren sich verstärkt zu Gesundheitsthemen. Eine Umfrage aus dem Jahr 2014 besagt, dass zwei von drei Internetnutzern ab 65 Jahren medizinischen Rat im Netz suchen.[3] Auch das Eingeben von Symptomen in Suchmaschinen ist bei über 65-Jährigen beliebt.[4] Patienten sind zunehmend nicht mehr alleine auf die Meinung des behandelnden Experten angewiesen, sondern machen sich selbst ein – wenn auch nicht immer richtiges – Bild, auf dessen Basis sie dann Therapieentscheidungen treffen.

Richtig umgesetzt soll Teilhabe positive Effekte auf die Gesundheit haben, zu mehr Zufriedenheit und Lebensqualität führen und einen Rückgang des Leidens und verringerte Krankheitssymptome mit sich bringen (Hartung 2012, S. 59). Sie nutzt aber auch dem Behandler. Entsprechend fortgebildete Ärzte fühlen sich stärker entlastet von Verantwortung und damit auch zufriedener. Sie wissen mehr über ihre Patienten und vereinbaren realistischere Therapieziele (Buchholz et al. 2012, S. 142). Partizipative Entscheidungsfindung (englisch: Shared Decision Making) hat aber auf Seiten der Ärzte auch Barrieren zu überwinden. Sie fürchten einen höheren Zeitaufwand und gehen davon aus, dass eine partizipative Entscheidungsfindung nicht mit allen Patientengruppen möglich ist (Braun & Marstedt 2014, S. 110).

Die aktive Einbeziehung des Patienten in das Behandlungsgeschehen dient daneben durchaus auch wirtschaftlichen Zwecken. Die Verbesserung der Arzt-Patienten-Interaktion lässt günstigstenfalls die Compliance bei der Einnahme von Arzneimittel steigen (Hoefert 2012, S. 210) und könnte damit Milliarden Euro jährlich sparen. Der informierte Patient arbeitet mit an seiner Gesundung, er wird zum Co-Produzenten (Donabedian 1992, S. 247–251). Er kauft aber auch Wellness und Individuelle Gesundheitsleistungen (IGeL) und lässt den Gesundheitsmarkt zum Wirtschaftsmotor der Zukunft werden (Zok 2013; BMWI 2008). Auch diesbezüglich hat sich die Rolle des Patienten gewandelt.

Im traditionellen Verständnis bestand die Aufgabe des Arztes, neben dem caritativen Aspekt, darin, den Patienten wiederherzustellen und ihn zur Teilhabe insbesondere am Arbeitsprozess fit zu machen. Heute wird Gesundheit eher als individuelles Gut betrachtet, das man mit Geld aber eben auch durch Mitarbeit erwerben kann. So wird der Patient gesundheitspolitisch vielfach als Kunde adressiert, der bewusst Anbieter und Leistungen auswählen soll und so zur Effizienz im Gesundheitswesen beiträgt (Gouthier & Tunder 2012). Für den Bereich der Pflege gilt: Wer seinen Pflegedienst auswählen muss und für die Leistungen auch nur ein bestimmtes Budget zugewiesen bekommt, ist gezwungen, die angebotenen Leistungen zu vergleichen und zu hinterfragen. Die Krankenkassenwahl, die Leistungen der Pflegeversicherung, Wahlleistungen im Krankenhaus, der Markt der verschreibungsfreien Medikamente oder Individuelle Gesundheitsleistungen in der Arztpraxis führen zu einer politisch gewollten Ökonomisierung der Medizin, die den Patienten zum Kunden macht (Schuldzinski & Vogel 2012). Als

---

2 Bitkom, https://www.bitkom.org/Presse/Presseinformation/Mehr-Transparenz-im-Gesundheitssektor.html; Zugriff am 15.12.2016
3 Bitkom, https://www.bitkom.org/Presse/Presseinformation/Senioren-suchen-Gesundheits-Rat-im-Web.html; Zugriff am 15.12.2016
4 Bitkom, https://www.bitkom.org/Presse/Presseinformation/Jeder-zweite-Internetnutzer-hat-schon-Krankheitssymptome-gegoogelt.html; Zugriff am 27.12.2016

positiver Effekt bleibt festzuhalten: Patienten werden zunehmend selbstbewusster und fordernder. Die aktive, partizipative Rolle des Patienten ist also gut begründet und dient vielfältigen Interessen.

5.2 Information als Bedingung

Um die Rolle als qualifizierter Partner ausfüllen zu können, bedarf es der Erfüllung verschiedener Rahmenbedingungen. Dazu gehört insbesondere der Zugang zu Informationen, damit die jeweilige Entscheidung begründet getroffen werden kann, in der Theorie als »informed decision making« beschrieben. Dem interessierten Patienten stehen heute über das Internet von Arztbewertungsportalen bis zu medizinischen Fachartikeln auch vielfältige Informationen zur Verfügung. Diese absolute Verfügbarkeit ist allerdings nur um den Preis der Unübersichtlichkeit zu haben. Für Patienten aufbereitete, strukturierte, evidenzbasierte Informationen sind zumindest im deutschen Sprachraum nicht leicht zu finden (Sänger & Lang 2012). Beispielhaft zu nennen wären die entsprechenden Seiten des Instituts für Qualität und Wirtschaftlichkeit im Gesundheitswesen (IQ-WiG)[5], die Patientenversionen der Leitlinien der Arbeitsgemeinschaft der wissenschaftlichen Medizinischen Fachgesellschaften[6], oder der Igel-Monitor des Medizinischen Dienstes des Spitzenverbandes Bund der Krankenkassen e. V. (MDS), der Zusatzleistungen in Arztpraxen anhand der Studienlage einer Nutzenbewertung unterzieht[7]. Im englischen Sprachraum gibt es wesentlich bessere Patienteninformationen. Medline, die größte Medizin-Literaturdatenbank der Welt, gibt es in einer Laienversion, der britische, staatliche Gesundheitsdienst (National Health Service, NHS) stellt eine Vielzahl von Patienteninformationen zur Verfügung und erklärt Studien. Die Cochrane Collaboration stellt ihren systematischen Übersichtsarbeiten eine für Laien verfasste Kurzzusammenfassung voran (Sänger & Lang 2012). Im Themenfeld Pflege sind evidenzbasierte Patienteninformationen noch seltener. Einen Versuch in diese Richtung stellte etwa die Veröffentlichung »Gute Pflege im Heim und zu Hause« dar, in der einige Expertenstandards des Deutschen Netzwerks für Qualitätsentwicklung in der Pflege (DNQP) für Laien übersetzt werden (Verbraucherzentrale Bundesverband e. V. 2012).

Für sehr engagierte Patienten, die sich aktiv beteiligen wollen, gibt es Möglichkeiten des »individuellen empowerments« bis hin zu sog. Patientenuniversitäten, an denen Patienten in die Lage versetzt werden Studien zu interpretieren und sich gezielt auf Arztgespräche vorzubereiten.

---

5 www.gesundheitsinformationen.de
6 www.awmf.org/leitlinien/patienteninformation.html; Zugriff am 19.12.2016
7 www.igel-monitor.de

5.3 Theorie und Praxis

Nicht alle Patienten wollen sich aber am Behandlungsprozess beteiligen oder sind dazu in der Lage. Nach wie vor ist für einen erheblichen Teil der Patienten ihr Arzt in medizinischen Fragen die wichtigste Vertrauensperson und insbesondere ältere Menschen vertrauen lieber auf die Entscheidung des Arztes als eigenständig zu entscheiden, denn »schließlich hat der Arzt Medizin studiert und nicht sie« (Braun & Marstedt 2012).

Zwischen dem Anspruch auf Beteiligung an der Entscheidungsfindung im gesunden Zustand und der eingeforderten Beteiligung im Krankheitsfall besteht eine große Differenz. Gerade weil der Patient in der konkreten Krankheitssituation in einem verletzlichen Zustand ist, kann von ihm nicht verlangt werden eine aktive Beteiligung einzufordern. Dem Arzt oder der Pflegefachkraft kommt daher die Aufgabe zu, wenn Beteiligung erwünscht ist, diese zu initiieren und durch entsprechende Informationen zu ermöglichen.

Ärzte und Pflegende sind allerdings nicht immer von Ihrer Ausbildung her befähigt, die erforderliche Kommunikation mit dem Patienten zu führen, denn die Beteiligung stellt hohe Anforderungen an die Kommunikationsfähigkeit:

> »Aufgabe des Arztes (der Pflegefachkraft) ist es, eine Atmosphäre herzustellen, in der der Patient das Gefühl hat, dass seine Sichtweise gefragt ist. Weiterhin muss der Arzt die Präferenzen des Patienten in Erfahrung bringen und ihm die Behandlungsoptionen mit den jeweiligen Risiken und Benefits in verständlicher und unverzerrter Weise mitteilen. Er beteiligt sich darüber hinaus an der Verarbeitung der Informationen durch den Patienten um dann schließlich seine Behandlungspräferenzen mit denen des Patienten abzugleichen, ohne dabei dem Patienten seine Werte aufzudrängen.« (Klemperer 2003 unter Bezug auf Charles et al. 1996)

Enge Zeitkorridore und strukturelle Vorgaben wie Diagnosis Related Groups (DRGs), Personalabbau oder vordefinierte Leistungskomplexe (Büscher 2011) erschweren diesen Prozess zusätzlich. Die Entwicklung partizipativer Entscheidungsfindung schreitet daher insgesamt nur sehr langsam voran (Buchholz et al. 2012).

Die Befragung des Gesundheitsmonitors 2014 zum Wunsch nach Shared Decision Making ergab, dass sich mehr als die Hälfte der Teilnehmerinnen und Teilnehmer eine gemeinsame Entscheidungsfindung wünscht. Durchschnittlich 18 Prozent möchten bei Gesundheitsfragen hingegen vollständig autonom entscheiden und knapp ein Viertel der Befragten lehnt eine Einbeziehung eher ab beziehungsweise hält sich für unzureichend qualifiziert. Besonders ausgeprägt ist der Wunsch der Befragten nach ausführlichen Informationen zu verschiedenen Therapieformen und deren Vor- und Nachteilen. 95 Prozent haben einen stark beziehungsweise sehr stark ausgeprägten Wunsch nach diesen Informationen (Braun & Marstedt 2014, S. 111 ff.). Wird der Wunsch der Befragten ihren Erfahrungen gegenüber gestellt, wird deutlich, dass zwischen Wunsch und Wirklichkeit eine große Kluft herrscht. 70 Prozent gaben an, dass sie bei ihrem Hausarzt in den vergangenen drei Jahren keine partizipative Entscheidungsfindung erlebt haben. Nur sechs Prozent wurden bei ihrem Hausarzt zweimal oder häufiger in die Entscheidungsfindung einbezogen (ebenda, S. 118 f.).

5.4 Gefahren des Konzepts der Partizipation

Allerdings birgt das Konzept der Partizipation auch Gefahren. So müssen informierte Patienten nicht immer »vernünftig« im Sinne des Gesundheitssystems handeln. Nimmt man die Mitentscheidung von Patienten ernst und stellt Selbstbestimmung vor Therapieziele, wird man hinnehmen müssen, dass die Betroffenen teilweise ein Gesundheitsverhalten gegen die ärztliche Vernunft bevorzugen (Hoefert 2012, S. 210). So zeigte etwa eine Studie zur Information von Patienten zur Darmkrebsvorsorge, dass ausführlich beratene Personen mit niedrigem Bildungsstand sich häufiger gegen die Untersuchung entschieden als uninformierte Personen der gleichen Gruppe (Smith et al. 2010).

Eine absolute Forderung nach Beteiligung kann auch dazu führen, dass die Verantwortung für das Behandlungsgeschehen auf den Patienten übertragen wird und bei Nichtwahrnehmung zu Schuldzuschreibung oder Ausgrenzung führt (Schuldzinski 2012). Wenn dem Patienten über das Angebot der Beteiligung auch die Verantwortung für sein Mitwirken und damit für seine Gesundung übertragen wird, kann das dazu führen, dass die Krankheitsentstehung oder die Verschlechterung des Zustandes mit Vorstellungen von Schuld und Selbstverantwortung verknüpft werden und die ärztliche Zuständigkeit relativiert wird (Braun & Marstedt 2012). Ein weiteres Problem ist der hohe Grad an intellektuellen Fähigkeiten und sozialer Kompetenz, der einem Patienten abverlangt wird, wenn er sich aktiv am Behandlungsgeschehen beteiligen möchte. Die Idee einer solchen Beteiligung ist daher eher mittelschichtorientiert. Wer aber definiert, was Eigenverantwortung und Beteiligung bedeutet, zieht auch den Nutzen aus diesen Konstruktionen (Schmidt 2008). Nicht zufällig korrelieren Übergewicht, Alkoholkonsum und Bewegungsmangel mit Bildung und sozialem Status. Mit diesen Lebensstilen sind dann auch gleichzeitig ein deutlich höheres Krankheitsrisiko und eine kürzere Lebenserwartung verbunden. Wenn aber Teilhabe bessere Bedingungen für die individuelle Gesundheit schaffen soll, werden bestimmte Bevölkerungsgruppen ausgegrenzt. Wer mit Texten nicht so gut umgehen kann, aus Altersgründen keinen Zugang zum Internet erlangt oder als Migrant Sprachprobleme hat, wird sich eben deutlich schwerer tun, die oben erwähnten Bildungs- und Informationsangebote für Patienten wahrzunehmen oder in der Lage sein mit dem Arzt auf Augenhöhe zu diskutieren.

Die Risiken und Grenzen der Partizipation sollten aber kein generelles Argument für die Entmündigung der Patienten sein. Vielmehr sollte alles dafür getan werden, dass Patienten in die Lage versetzt werden, an den Entscheidungsprozessen zu ihrer Gesundheit teilzunehmen (Sibbel 2011).

5.5 Partizipation in der Pflege

In der Pflege gibt es analog zur Entwicklung in der Medizin ebenfalls eine theoretische Auseinandersetzung um den partizipativen Umgang mit den Pflegebedürftigen. Gekoppelt an die beginnende Akademisierung wurden Themen wie ganzheitliche Pflege, patientenorientierte Versorgungsgestaltung und Pflegeberatung diskutiert. Die Umsetzungsanforderungen sind mit dem erforderlichen Wandel des Selbstbildes und der Ausbildung ähnlich beschrieben (Schaeffer 2001). Für den Bereich der Pflege bedeutet Beteiligung eine besondere Herausforderung. Hier trifft eine Vielzahl der Kriterien zu, die ein selbstbestimmtes Handeln erschweren und die Vulnerabilität der Betroffenen ist hoch. Andererseits sind Pflegebedürftige, zumindest außerhalb des Akutbereichs im Krankenhaus, in sehr langfristigen Settings mit Pflegenden eingebunden. Eine Situation, die die aktive Beteiligung erleichtert und dem klassischen Anwendungsgebiet der partizipativen Entscheidungsfindung, den chronischen Erkrankungen (Buchholz et al. 2012), nahe kommt. Darüber hinaus müssen die Pflegebedürftigen bzw. ihre Angehörigen einen großen Teil des Pflegebedarfs selbst erbringen und erlangen damit zwangsläufig eine Kompetenz, die für den Aushandlungsprozess einer pflegebezogenen Interaktion nützlich ist. Die Befähigung zum Selbstmanagement wird daher folgerichtig sogar als zentrale Aufgabe der Pflege definiert (Müller-Mundt & Schaeffer 2001).

Im Alltag des Pflegegeschehens gibt es allerdings viele Faktoren, die genau diese partizipationsfördernden Rahmenbedingungen konterkarieren. Der ökonomisch bedingte Zeitdruck, der einen Verständigungsprozess als zu zeitintensiv erscheinen lässt, die hierarchische Organisation insbesondere im Krankenhaus, das Rollenbild und das Selbstverständnis der Professionellen können hier als wichtigste Hindernisse genannt werden.

Auch die besonderen Anforderungen an die Pflegenden müssen berücksichtigt werden. Sowohl in Akutkrankenhäusern als auch in Einrichtungen der Kurz- und Langzeitpflege arbeitet Personal mit unterschiedlichster Qualifikation. Das führt unweigerlich zu unterschiedlicher Informations- und Kommunikationsqualität. Sollen Pflegebedürftige und ihre Angehörigen in die Entscheidungsfindung einbezogen werden, benötigen sie neben umfassenden Informationen auch Beratung und Anleitung. Zu partizipationsfördernden Rahmenbedingungen gehört damit also auch eine Personalstruktur, die geschulte Mitarbeiter wie beispielsweise Case Manager, Praxisanleiter oder Mitarbeiter mit Weiterbildungen zu speziellen Krankheitsbildern vorhält (Schmidt 2016, S. 7f).

5.6 Welchen Beitrag können Expertenstandards zu einer partizipativen Pflege leisten?

Die Expertenstandards des DNQP haben den Anspruch, »evidenzbasierte, monodisziplinäre Instrumente zu sein, die den spezifischen Beitrag der Pflege für die gesundheitliche Versorgung von Patientinnen und Patienten bzw. Bewohnerinnen und Bewohner sowie ihren Angehörigen zu zentralen Qualitätsrisiken aufzeigen und Grundlage für eine kontinuierliche Verbesserung der Pflegequalität in Gesundheits- und Pflegeeinrichtungen bieten« (DNQP 2011).

Damit strukturieren sie das Pflegegeschehen für den jeweiligen Pflegekontext. Bezogen auf einen partizipativen Ansatz liegen sie damit auf einer mittleren Ebene zwischen individuellen Aushandlungsprozessen und einer Makroebene gesundheitspolitischer Rahmenentscheidungen. Für die jeweils beschriebene pflegerische Interaktion muss daher gefragt werden, wie durch die fachliche Vorgabe Partizipation ermöglicht wird. Idealerweise müssen Expertenstandards so abgefasst sein, dass einerseits eine Beteiligung des Pflegebedürftigen möglich ist und gefördert wird, sie aber andererseits nicht vorausgesetzt wird. Das heißt, dass auch bei verweigerter Partizipation ein Handeln im Sinne des Pflegebedürftigen unter Berücksichtigung seiner Präferenzen geschieht. Dies ist ein schwieriger Spagat zwischen (wohlmeinender) Bevormundung und Aktivierung zur Partizipation. Um den Patienten an Entscheidungen zu beteiligen, sollte der Beratungsstil von der Selbstkompetenz und den kognitiven Fähigkeiten des Patienten abhängig gemacht werden. Patienten mit hoher Selbstkompetenz benötigen zur Entscheidungsfindung kaum mehr als ein Coaching, während bei Betroffenen mit geringer Selbstkompetenz eher eine Erlaubnis für bestimmte Maßnahmen eingeholt werden soll (Schmidt 2016, S. 9). Eine besondere Herausforderung stellt die Beteiligung von Menschen mit Demenz dar.

Der Anspruch der Partizipation ist reflektiert in unterschiedlichen Formen der Patientenbeteiligung bei der Entwicklung, Konsentierung und Aktualisierung von Expertenstandards. So nehmen seit 2004 Vertreterinnen oder Vertreter der Verbraucherzentrale oder anderer Patientenorganisationen an den Sitzungen der Expertenarbeitsgruppen zur Entwicklung von Expertenstandards teil. Gleiches gilt für die Aktualisierungen der Expertenstandards, bei denen ebenfalls eine Beteiligung von Patientenvertretern erfolgt. Im Rahmen der Konsensus-Konferenzen, auf denen die Expertenstandards mit der Fachöffentlichkeit diskutiert und anschließend konsentiert werden, ergeht die ausdrückliche Einladung an Patientenorganisationen, sich mit Stellungnahmen am Diskussionsprozess zu beteiligen und ihre Perspektive sichtbar zu machen.

Die Wichtigkeit der Patientenorientierung findet jedoch nicht nur in Form der formellen Beteiligung an den Sitzungen der Expertenarbeitsgruppen statt, sondern ist auch inhaltlicher Bestandteil der Expertenstandards. Sie beziehen sich auf komplexe pflegerische Aufgaben mit einem hohen Interaktionsanteil. Somit ist die aktive Auseinandersetzung über das Pflegegeschehen zwischen Pflegenden einerseits und Gepflegten bzw. den Empfängern pflegerischer Handlungen andererseits integraler Bestandteil der Expertenstandards. Konkretisiert wird dies in der in jedem Expertenstandard enthaltenen Ebene zu Fragen der Information, Anleitung und Beratung zum jeweiligen Standardthema. Die Zielsetzung besteht dabei darin, die Patienten und/oder Bewohner sowie ihre Angehörigen zu einer informierten Entscheidungsfindung zu befähigen und ihnen damit die Möglichkeit zu geben, eigenständige Entscheidungen zu ihrer Versorgung zu treffen. Auch in anderen Standardaussagen erhält die Beteiligung der Patienten/Bewohner eine entsprechende Bedeutung. So formulieren einige Expertenstandards den Anspruch, individuelle Ziele und Maßnahmen mit dem Patienten/Bewohner und ggf. seinen Angehörigen zu planen. Auch im Rahmen der Evaluation finden sich in Expertenstandards explizite Aussagen dazu, nach der Überprüfung des Erfolges geplanter Maßnahmen über deren Fortführung gemeinsam mit dem Patienten/Bewohner und seinen Angehörigen zu entscheiden. Nicht zuletzt findet die Patientenbeteiligung ihren Ausdruck in den Auditverfahren zur modellhaften Implementierung von Expertenstandards. Die Daten für die Audits stammen aus drei unterschiedlichen Quellen. Neben Dokumentationsunterlagen und Befragungen des Pflegepersonals kommt der Befragung der Patienten/Bewohner hohe Bedeutung zu. Ihre Perspektive und ihre Erfahrung bei der Anwendung des jeweiligen Expertenstandards sind zentral für die Bewertung des Implementierungsprozesses. Allerdings sind sie nicht nur im Rahmen der Implementierung von Bedeutung, sondern auch bei der regelhaften Anwendung eines Expertenstandards. Das Auditverfahren ermöglicht die Erhebung und Berücksichtigung dieser Perspektive auch im Rahmen der nachhaltigen Anwendung.

Es zeigt sich somit, dass einige der von Thielhorn (2012) nochmals für den individuellen Partizipationsprozess in der Pflege entwickelten Kriterien in den Expertenstandards bereits verankert sind.

Die fortwährende Entwicklung und Berücksichtigung von Kriterien, die

- eine wertschätzende Kommunikation empfehlen,
- eine kontinuierliche Auseinandersetzung mit den Ressourcen des Pflegebedürftigen verlangen,
- die Rollen und Ziele innerhalb des Pflegeprozesses definieren und transparent machen,
- das Informations- und Wissensgefälle mindern, damit der Pflegebedürftige entscheiden kann,
- kontinuierlich die Bedürfnisse der Pflegebedürftigen zur Partizipation erfassen,
- dem Pflegebedürftigen Raum geben unbeeinflusste Entscheidungen zu treffen (Thielhorn 2012),

wird somit auch weiterhin Anspruch bei der Entwicklung von Expertenstandards sein.

Trotz der vorliegenden Erfahrungen stellt sich für die Struktur der Entwicklung von Expertenstandards kontinuierlich weiter die Herausforderung, wie die Interessen der Betroffenen in den Prozess der Konsensfindung einbezogen werden können und durch wen sie vertreten werden. Scheinbar naheliegend ist die Einbeziehung organisierter Patientenvertreter. Sie ist in § 113a SGB XI, allerdings ohne Stimmrecht, für die Entwicklung verbindlicher Expertenstandards auch ausdrücklich verankert worden.

Dies bietet sich insbesondere dann an, wenn der Inhalt des Expertenstandards chronische Erkrankungen betrifft. Die betreffenden Patienten verfügen oft über ein hohes Maß an Erfahrungen mit verschiedenen Therapieformen und sind häufig im Rahmen der Selbsthilfe gut organisiert. Dennoch fällt es den betreffenden Selbsthilfeorganisationen bereits bei diesen Rahmenbedingungen schwer, systematisch Erfahrungen und Sichtweisen ihrer Mitglieder zu erheben (Sänger et al. 2009).

Umso schwerer erscheint dies für die Sammlung und Auswertung von Patientenerfahrungen in der Pflege. Allerdings sind Expertenstandards ihrem Anspruch nach evidenzbasiert, bezogen auf die Art der jeweiligen Intervention. Patientenvertreter bringen aber vor allem Erfahrungswissen ein. Sofern entsprechende Daten zu Bedürfnissen von Patientinnen und Patienten nicht vorhanden sind, könnte die Situation eintreten, dass die Erfahrungswerte nicht durch Studien belegt werden, oder im ungünstigsten Fall sogar in eine andere Richtung deuten.

Die Beteiligung von Organisationen der Selbsthilfe, betroffener Angehöriger oder Patientenorganisationen ist aber dennoch sinnvoll, da auch das Einbringen von nicht repräsentativen Erfahrungen eine Patientenorientierung fördern kann. Darüber hinaus kann die Beteiligung an der Entwicklung dazu beitragen, den Empathiefaktor der am professionellen Diskurs Beteiligten zu erhöhen. Ohne einen strukturellen Ausbau der Patientenorganisationen und Selbsthilfegruppen, die diese in die Lage versetzt, Erfahrungen ihrer Klientel systematisch und wissenschaftlichen Ansprüchen genügend zu sammeln und auszuwerten, bleibt eine Patientenbeteiligung allerdings immer dem Vorbehalt mangelnder Legitimation ausgesetzt.

Eine andere Möglichkeit ist die Beteiligung von Patientenvertretern, die im Sinne einer gezielten Advokatur im Hinblick auf Patientenrechte und die Beachtung von Kriterien wie oben formuliert, die Entwicklung des Expertenstandards begleiten. Weitere Maßnahmen zur strukturellen Förderung partizipativer Entscheidungsfindung bei der Einführung von Expertenstandards könnte die regelhafte Mitaufnahme einer Laienversion sein.

5.7 Fazit

Partizipation und Patientenorientierung sind in Medizin und Pflege zentrale Forderungen. Allerdings muss in Theorie und Praxis eine Überforderung des Patienten vermieden werden. Die Ökonomisierung des Gesundheitssystems ist dabei die größte Gefahr für eine patientenorientierte Medizin und Pflege.

Den Expertenstandards kommt durch ihren wissenschaftlichen Anspruch und bei erfolgreicher Implementation durch ihre strukturierende Wirkung des Pflegegeschehens eine hohe Verantwortung zu. Sie können die Handlungen und das Arbeitsverständnis von Pflegenden nicht nur auf das Niveau einer evidenzbasierten Fachlichkeit bringen, sondern auch zu einem partizipativen Pflegeverständnis motivieren. Daher sind bei der Entwicklung der Standards partizipative Elemente besonders in den Blick zu nehmen und idealerweise auch bei der Umsetzung zu evaluieren. Evidenzbasierte Daten zu Patientenpräferenzen und Beteiligungsmöglichkeiten sollten mit herangezogen werden, bzw. von der Pflegeforschung entwickelt werden.

Die Beteiligung von Patientenvertretern ist selbstverständlich. Auf der Makro- und Mesoebene sind die Instrumente zu schaffen, die einer partizipativen Entscheidungsfindung durch unabhängige Beratung und Information die Grundlagen geben. An den strukturellen Entscheidungen im System sind Patientenvertreter gleichberechtigt neben Kosten- und Leistungsträgern zu beteiligen. Patienten- und Verbraucherorganisationen sind dabei so auszustatten, dass sie diesen Aufgaben auch nachkommen können.

Literatur

BMWI (Bundesministerium für Wirtschaft und Technologie) (Hrsg.) (2008). Schlaglichter der Wirtschaftspolitik. Sonderheft Gesundheitswirtschaft. Berlin: BMWI.

Braun, B. & Marstedt, G. (2014). Partizipative Entscheidungsfindung beim Arzt: Anspruch und Wirklichkeit. In: Böcken, J.; Braun, B. & Meierjürgen, R. (Hrsg.). Gesundheitsmonitor 2014. Bürgerorientierung im Gesundheitswesen. Gütersloh: Bertelsmann Stiftung, 107-131.

Braun, B. & Marstedt, G. (2012). Der informierte Patient: Wunsch und Wirklichkeit. In: Hoefert, H.-W. & Klotter, C. (Hrsg.). Wandel der Patientenrolle. Göttingen: Hogrefe, 47–65.

Buchholz, A.; Seebauer, L. & Simon, D. (2012). Partizipative Entscheidungsfindung – Wunsch und Realität. In: Hoefert, H.-W. & Klotter, C. (Hrsg.). Wandel der Patientenrolle. Göttingen: Hogrefe, 135–146.

Büscher, A. (2011). Ambulante Pflege. In: Schaeffer, D. & Wingenfeld, K. (Hrsg.). Handbuch Pflegewissenschaft. Weinheim, München: Juventa, 491–512.

Charles, C.; Gafni, A. & Whelan, T. (1997). Shared decision-making in the medical encounter: what does it mean? (or it takes at least two to tango). Social Science and Medicine. 44. Jg., Heft 5, 681–692.

DNQP (Deutsches Netzwerk für Qualitätsentwicklung in der Pflege) (Hrsg.) (2011). Methodisches Vorgehen zur Entwicklung, Einführung und Aktualisierung von Expertenstandards in der Pflege. Version März 2011. Osnabrück: DNQP.

Donabedian, A. (1992). The Lichfield Lecture. Quality assurance in health care: Consumers role. In: Quality in health care. 1. Jg., Heft 4, 247–251.

Gouthier, M. H. J. & Tunder, R. (2012). Die Empowerment-Bewegung und ihre Auswirkungen auf das Gesundheitswesen. In: Hoefert, H.-W. & Klotter, C. (Hrsg.). Wandel der Patientenrolle. Göttingen: Hogrefe, 33–46.

Hartung, S. (2012). Partizipation – wichtig für die individuelle Gesundheit? Auf der Suche nach Erklärungsmodellen. In: Rosenbrock, R. & Hartung, S. (Hrsg.). Handbuch Partizipation und Gesundheit. Bern: Hans Huber, 57–78.

Hoefert, H.-W. (2012). Das Ringen um Compliance und Adhärenz. In: Hoefert, H.-W. & Klotter, C. (Hrsg.). Wandel der Patientenrolle. Göttingen: Hogrefe, 191–216.

Igl, G. & Welti, F. (2012). Gesundheitsrecht. Eine systematische Einführung. München: Franz Vahlen.

Klemperer, D. (2003). Wie Ärzte und Patienten Entscheidungen treffen, Konzepte der Arzt-

Patient-Kommunikation. Veröffentlichungsreihe der Arbeitsgruppe Public Health Forschungsschwerpunkt Arbeit, Sozialstruktur und Sozialstaat. Wissenschaftszentrum Berlin für Sozialforschung (WZB).

Müller-Mundt, G. & Schaeffer, D. (2001). Patientenschulung in der Pflege. In: Reibnitz, C.v.; Schnabel, P.-E. & Hurrelmann, K. (Hrsg.). Der mündige Patient. Weinheim, München: Juventa, 225–235.

Negt, O. (2012). Gesellschaft und Krankheit. In: Rosenbrock, R. & Hartung, S. (Hrsg.). Handbuch Partizipation und Gesundheit. Bern: Hans Huber, 27–39.

Parsons, T. (1958). Struktur und Funktion der modernen Medizin. Eine soziologische Analyse. In: König, R. & Tönnesmann, M. (Hrsg.) Probleme der Medizin-Soziologie. Sonderheft 3 der Kölner Zeitschrift für Soziologie und Sozialpsychologie. Opladen: Westdeutscher Verlag, 10–57.

RKI (Robert Koch-Institut) (Hrsg.) (2004). Gesundheitsberichterstattung des Bundes. Heft 23. Selbsthilfe im Gesundheitsbereich. Berlin: Rosenbrock, R. & Hartung, S. (2012). Gesundheit und Partizipation. Einführung und Probelmaufriss. In: Rosenbrock, R. & Hartung, S. (Hrsg.). Handbuch Partizipation und Gesundheit. Bern: Hans Huber, 8–26.

Sänger, S. & Lang, B. (2012). Evidenzbasierte Patienteninformation. In: Hoefert, H.-W. & Klotter, C. (Hrsg.). Wandel der Patientenrolle. Göttingen: Hogrefe, 101–116.

Sänger, S.; Englert, G.; Brunsmann, F.; Quadder, B.; Villaroell, D. & Ollenschläger, G. (2009). Patientenbeteiligung an der Leitlinienentwicklung – sind die Patientenorganisationen für diese Aufgabe gerüstet? In: Zeitschrift für Evidenz, Fortbildung und Qualität im Gesundheitswesen (ZEFQ). 103. Jg., Heft 1, 13–16.

Schaeffer, D. (2001). Patientenorientierung und -beteiligung in der pflegerischen Versorgung. In: Reibnitz, C. von; Schnabel, P.-E. & Hurrelmann, K. (Hrsg.). Der mündige Patient. Weinheim, München: Juventa, 49–59.

Scheibler, F. (2004). Shared Decision-Making. Von der Compliance zur partnerschaftlichen Entscheidungsfindung. Bern: Hans Huber.

Schmidt, B. (2008). Eigenverantwortung haben immer die Anderen. Der Verantwortungsdiskurs im Gesundheitswesen. Bern: Hans Huber.

Schmidt, S. (2016). Expertenstandards in der Pflege – eine Gebrauchsanleitung. Berlin: Springer.

Schuldzinski, W. & Vogel, K. H. (2012). Gesundheit als »Ware« – Erfahrungen aus Sicht der »Kunden«. In: Hoefert, H.-W. & Klotter, C. (Hrsg.). Wandel der Patientenrolle. Göttingen: Hogrefe, 157–174.

Schuldzinski, W. (2012). Können Patienten ihre Verantwortung wahrnehmen? In: Zeitschrift für Evidenz, Fortbildung und Qualität im Gesundheitswesen (ZEFQ). 106. Jg., Heft 3, 213–215.

Sibbel, R. (2011). Rahmenbedingungen für mehr Patientensouveränität – das Arzt-Patienten-Verhältnis als Ausgangspunkt. In: Fischer, A. & Sibbel, R. (Hrsg.). Der Patient als Kunde und Konsument: Wie viel Patientensouveränität ist möglich? Wiesbaden: Gabler, 187-205.

Smith, S. K.; Trevena, L.; Simpson, J. M.; Barrat, A.; Nutbeam, D. & McCaferty, K. J. (2010) A decision aid to support informed choices about bowel cancer screening amoung adults with low education: randomised controlled trial. In: British Medical Journal (BMJ). 341. Jg., Heft c5370.

Thielhorn, U. (2012). Partizipation in der Pflege. In: Rosenbrock, R. & Hartung, S. (Hrsg.). Handbuch Partizipation und Gesundheit. Bern: Hans Huber, 381–390.

Verbraucherzentrale Bundesverband e. V. (Hrsg.) (2012). Gute Pflege im Heim und zu Hause. Pflegequalität erkennen und einfordern. 2. Auflage. Berlin: Verbraucherzentrale Bundesverband e. V.

von Mielęcki, K. (2014). Die Anwendbarkeit des Patientenrechtegesetzes auf die Pflege. In: Sozialrecht aktuell, Zeitschrift für Sozialberatung. 18. Jg., Heft 4, 143-152.

Zok, K. (2013). Private Zusatzleistungen in der Arztpraxis. Ergebnisse einer Repräsentativ-Umfrage. In: WIdO-monitor. 10. Jg., Heft 1, 1-8.

6 Expertenstandards implementieren – Spezifika gelingender Einführungsprozesse

Martin Moers, Doris Schiemann & Heiko Stehling

Mit dem nachfolgenden Beitrag beabsichtigen wir, die umfangreichen Erfahrungen zur Implementierung von Expertenstandards im Deutschen Netzwerk für Qualitätsentwicklung in der Pflege (DNQP) zu nutzen, um der Praxis ein erfahrungsgesättigtes Konzept zu Implementierung von Expertenstandards anzubieten, das auch auf die Schwierigkeiten eines solchen Unterfangens eingeht und fördernde und hemmende Faktoren zur Einführung einer solchen Innovation identifiziert. Wir beginnen mit einer kurzen Einordnung unseres Implementierungskonzeptes in die nationale und internationale Diskussion zu Implementierungsprojekten in der Pflege.

6.1 Zur Einführung von Innovationen in die Pflegepraxis

Um der Einführung einer Innovation zum Gelingen zu verhelfen, da ist sich die analytische Literatur weitgehend einig (z. B. Moers & Schiemann 2000; Schiemann & Moers 2004a; Schaeffer 2006; Nutely et al. 2007; Damschroder et al. 2009; Rycroft-Malone & Bucknall 2010; Dixon-Woods et al. 2012; Roes et al. 2013), müssen Alltagsroutinen in Bewegung gebracht und viele Prozesse verändert werden. Implementierungsprozesse werden als »*complex, interacting, multi-level, and transient states of constructs*« (Damschroder et al. 2009, Abstract) beschrieben. Die damit verbundenen Hürden sind bereits bei *Bottom-up*-Ansätzen erheblich, wie Beispiele der Methode der Stationsgebundenen Qualitätsentwicklung oder andere Ansätze der Pflegeentwicklung zeigen (Schiemann & Moers 2004a; Schiereck & de Jong 2004). Kommen *Top-down*-Elemente hinzu wie bei den Expertenstandards, die ja das Thema und das Niveau der Leistung vorgeben, wird es noch anspruchsvoller, eine nachhaltige Qualitätsentwicklung auf der Ebene des Handlungsvollzuges zu erreichen. Dazu bedarf es in jedem Fall eines gezielten Innovationsmanagements und unserer Erfahrung nach auch spezifischer Einführungsprojekte (Moers & Schiemann 2006a), gilt es doch, den mühevollen, aber unerlässlichen Wissenstransfer zu bewerkstelligen. Dieses Thema beschäftigt viele handlungsorientierte Disziplinen wie die Soziologie, die Pädagogik, die Wirtschaftspsychologie und deren Akteurinnen wie Organisationsentwicklerinnen, Beraterinnen, Qualitätsbeauftragte oder Projektmanagerinnen seit langem. Immer da, wo neues, mit wissenschaftlichen Methoden generiertes Wissen in die Praxis transferiert werden soll, wird schnell deutlich, dass dies kein trivialer Vermittlungsprozess im Sinne einer geregelten Einbahnstraße von der Wissenschaft zur Praxis ist, sondern vielmehr einem dornigen Weg durch dichtes Gestrüpp gleicht, auf dem sich Akteure bisweilen unvermutet gegenüberstehen, weil sie vielfach in unterschiedliche Richtungen agieren.

Die Soziologen Beck & Bonß (1989) haben bereits in den 1980er Jahren die Ergebnisse eines Sonderforschungsbereichs der Deutschen Forschungsgemeinschaft (DFG) zur Verwendung sozialwissenschaftlichen Wissens zusammengetragen. Sie kommen zu dem Schluss, dass wissenschaftliches Wissen klein gearbeitet und für die Praxis verwendbar gemacht wird. Sie fassen diesen komplexen Prozess in dem lakonischen Befund zusammen

> »[...] daß wissenschaftliches Wissen, um als wissenschaftliches Geltung finden zu können, nur in Abgrenzung von praktischem Wissen Bestand haben kann. Umgekehrt kann sich die Praxis Wissenschaft nur dann zu eigen machen, wenn die jeweiligen ›Ergebnisse‹ bzw. Interpretationsangebote ihrer wissenschaftlichen Identität entkleidet werden.« (Beck & Bonß 1989, S. 11)

Aus dieser Erkenntnis lässt sich die dringende Forderung nach der Entwicklung geeigneter Implementierungsstrategien ableiten, die den Bedarf der Praxis an umsetzbaren Handlungsempfehlungen berücksichtigen. Dabei wird es sich immer um einen Übersetzungsprozess handeln müssen, wie Dewe (2006) darlegt. Dewe sieht für diese Transformation keine schlichte Übersetzungsregel, vielmehr handelt es sich für ihn um einen wechselseitigen Transformationsprozess, genauer: um eine wechselseitige Resonanz von Wissenschafts- und Praxisperspektive, in der beide Perspektiven erhalten bleiben und es sich an den Kontextbedingungen und eingeschlagenen Wegen des Transfers entscheidet, welche Elemente des wissenschaftlichen Wissens in welcher veränderten Form Eingang in berufliche Praxis finden. Dieser Transformationsprozess wird im Qualitäts-Dialog auf allen Ebenen der Entwicklung und Implementierung von Expertenstandards aktiv betrieben und führt – neben deren hohen Qualität – zu einer breiten Akzeptanz der Expertenstandards in der Praxis. Zugleich zeigen unsere Erfahrungen, dass dieser Prozess klar konzipiert und ergebnisorientiert durchgeführt werden muss, um eine Entwicklung der Pflegequalität zu dem in den Expertenstandards vereinbarten Niveau zu erreichen.

In den letzten zwanzig Jahren sind zahlreiche Implementierungskonzepte einer sich etablierenden *implementation science* entwickelt worden, die versuchen, die unterschiedlichen Probleme eines solchen Prozesses von der Management- bis zur Praktikerinnenebene zu erfassen. Damschroder et al. (2009) listen allein neunzehn Modelle auf, die zum Teil aus der Gesundheitsforschung stammen, zum Teil aus anderen Bereichen kommen, aber auf Gesundheitseinrichtungen angewendet werden können. Auf die Frage, welche Implementierungsstrategie die größten Erfolge für die Pflegepraxis verspricht, gibt es in der Pflegewissenschaft unterschiedliche Positionen.

Vertreterinnen einer evidenz-basierten Pflegepraxis (EBP), die dem Deutschen Netzwerk für Evidenzbasierte Medizin e. V. angehören (Meyer & Köpke 2012), favorisieren den Weg, alle Praktikerinnen zu befähigen, selbstständig anhand der Methoden der EBP geeignete Handlungsempfehlungen auf Literaturbasis zu finden bzw. zu entwickeln. Dies erscheint bei dem allerorts beschriebenen Arbeitsdruck und der wissenschaftsfernen Pflegepraxis schlicht unrealistisch. Angesichts der mangelnden Erfolge dieses Weges des Wissenstransfers werden von den Vertreterinnen der EBP erhebliche Probleme des Transfers von Evidenz in die Praxis konstatiert: strategische Defizite, z. B. Mangel an personellen Ressourcen, kulturelle Barrieren, wie den Widerstand gegen Veränderungen, technische Defizite, wie mangelnde Kompetenz, IT-gestützt Daten zu beschaffen und strukturelle Barrieren, wie mangelnder Zugang zu Wissen. Entsprechend werden von den Vertreterinnen der EBP Forschungen zu der Frage angeregt, welches die günstigste Transferstrategie sein könnte. Vorgeschlagen werden z. B. Zeit für Recherchen am Arbeitsplatz, Etablierung von EBP-Expertinnen,

Datenbanktrainings und Journal Clubs (Solomon & Spross 2011). Es steht jedoch zu befürchten, dass eine allein auf Wissenserwerb angelegte Strategie zur Einführung einer anspruchsvollen und abstrakten Kompetenz, die im Kern eine wissenschaftliche Qualifikation verlangt, bei der Gesamtheit der nicht wissenschaftlich sozialisierten Pflegefachkräfte misslingen wird. Die jeweils neue Suche nach der bestverfügbaren Evidenz für jedes Problem wird sich darüber hinaus als zu aufwändig erweisen, selbst wenn die Kompetenz für diese Suche vorhanden wäre. Es fehlt dieser Strömung der Förderung einer Evidenz-basierten Praxis an Konzepten, identifizierte innovative Vorgehensweisen gezielt und systematisch zu implementieren.

Die Arbeitsgruppe um Kitson & Harvey aus dem Royal College of Nursing Institute in Oxford hat in zahlreichen Projekten zur Qualitätsentwicklung in der Pflege das Implementierungskonzept »Promoting Action on Research Implementation in Health Services (PARIHS)« (Kitson 2008; Rycroft-Malone 2010) entwickelt, das viele Parallelen zu unserer Arbeit mit Expertenstandards aufweist. Die Hauptkonzepte dieses Modells sind *evidence* (Güte der Forschungsergebnisse), *context* (strukturelle Voraussetzungen und Unterstützung) und *facilitation* (Ermöglichung der Machbarkeit), wobei der Schwerpunkt dieses Modells auf dem Prozess der *facilitation* und der Rolle der *facilitators* – also Akteurinnen, die explizit den Einführungsprozess ermöglichen, erleichtern und befördern sollen – liegt.

Für diese Rolle werden in der analytischen Literatur weitere Begriffe mit Bedeutungsnuancen benutzt, die nicht unbedingt trennscharf sind. Zunächst spricht man von *change agents*, meist ist damit generell die Funktion des Innovationsmotors gemeint. Das können auch Leitungskräfte oder externe Beraterinnen sein. *Knowledge broker*, also etwa Wissensmanagerinnen, stehen eher für Angebote der Wissensbeschaffung und -zubereitung. *Consultants*, die klassischen Beraterinnen, sind in der Regel externe Expertinnen, die im Auftrage der Leitung Innovationen anstoßen und begleiten. Ähnlich kann die Rolle der Wissenschaftlerinnen in Implementierungsprojekten sein, die die Intervention begleiten und evaluieren. Kitson et al. (1998) sprechen dann von *external facilitators*. Demgegenüber steht der klassische *internal facilitator*, die Interne Prozessbegleiterin, für die wir in unseren modellhaften Implementierungsprojekten den Begriff Projektbeauftragte verwenden, womit verdeutlicht werden soll, dass dies eine spezifische und eigenständige Rolle und Aufgabe ist, die sich auch in eigens eingerichteten Stellen wiederspiegeln muss.

Das viel beschriebene Problem, Forschungsergebnisse in die Praxis zu bringen, liegt sicher zum Teil darin begründet, dass den Praktikerinnen die wissenschaftlichen Erkenntnisse in ihrer ursprünglichen Form, also in veröffentlichten Studien etc. angeboten werden, die oftmals viele Fragen offenlassen. Daher betonen auch Kitson et al. (1998) in ihrem PARIHS-Modell als erstes Hauptkonzept die Aufgabe, die Evidenz der vorgeschlagenen Innovation zu überprüfen. Damit sind Praktikerinnen ohne wissenschaftliche Sozialisation schlicht überfordert, denn sie denken nicht erkenntnis-, sondern problemlösungsorientiert. Sie wollen nicht Erkenntnisse theoretisch einordnen, sondern benötigen Handlungsorientierung. Daher bedarf es der Umformung wissenschaftlicher Erkenntnisse in praxistaugliche Handlungsvorschläge. Damschroder et al. (2009 S. 7 von 15) sprechen von *design, quality and packaging* der geplanten Intervention. Diesem Ziel dienen Expertenstandards als Instrument der internen Qualitätsentwicklung. In ihnen wird das gesammelte aktuelle Wissen zum Thema samt methodischer Bewertung der Evidenz in Form einer Literaturstudie zur Verfügung gestellt. Die Struktur-, Prozess- und Ergebniskriterien der Expertenstandards sowie die Kommentare der Expertinnen stellen ein verbindliches Niveau der pflegerischen Leistung dar, das gleichwohl Spielräume in der konkreten Umsetzung bietet, die dazu entwickelten Auditinstrumente verdeutlichen nochmals die zu erreichenden Ergebnisse. Somit kann man einen Expertenstandard als *external facilitation* und die wissenschaftlichen und Praxisexpertinnen sowie die methodischen Expertinnen des DNQP als *external facilitators* im Sinne von Kitson bezeichnen.

Die Konsensuskonferenzen beinhalten ebenfalls Elemente der *external facilitation*, denn hier beraten Expertinnen aus Pflegewissenschaft und -praxis über die Evidenz der Standardempfehlungen, aber auch über ihre Praxistauglichkeit für die unterschiedlichen Zielgruppen und Settings, z. B. zur angemessenen Schmerzeinschätzung bei Säuglingen und Kleinkindern oder Maßnahmen zur Sturzprophylaxe in der häuslichen Umgebung. Auf diesen inhaltlich von den Teilnehmerinnen meist intensiv vorbereiteten Konferenzen findet sich in konzentrierter Form die von Dewe (2006) beschriebene Resonanz von Wissenschaft und Praxis, die gegenseitige Beeinflussung im Entwurf einer fachlich konsentierten Vorgehensweise, die anschließend in vielen Gesundheits- und Pflegeeinrichtungen als Innovation implementiert wird.

In den auf die Standardentwicklungen und Konsensuskonferenzen folgenden modellhaften Implementierungsprojekten nimmt das wissenschaftliche Team des DNQP weitere Rollen und Aufgaben wahr: Projektmanagement, Coaching, Begleitforschung und Evaluation. Die Erkenntnisse daraus werden der Fachöffentlichkeit zur Verfügung gestellt. Für die Projektbeauftragten sind die Mitglieder des DNQP-Teams sowie die in der Runde der Projektbeauftragten vertretenen Expertinnen aus der Arbeitsgruppe zur Standardentwicklung *external facilitators*. Auch die Projektbeauftragten untereinander tragen zur *external facilitation* bei, indem sie Netzwerke bilden, die dem Austausch von Problemen und Lösungsvorschlägen dienen, beispielsweise zur Auswahl von Assessmentinstrumenten, und so der sonst häufigen Isolation der *change agents* in ihren Projekten entgegenwirken. Damit sind entscheidende Voraussetzungen für den notwendigen Wissenstransfer geschaffen, der in den modellhaften Implementierungsprojekten des DNQP erfolgreich umgesetzt werden konnten, wie die Ergebnisse zeigen.

Vor der Darstellung der Ergebnisse sei kurz daran erinnert, dass die Evaluation von Implementierungskonzepten – so auch das der Implementierung von Expertenstandards – generell als schwierig gilt, was auf dem oben angesprochenen komplexen und multifaktoriellen Implementierungsgeschehen beruht, weshalb die Ergebnisse derartiger Projekte bislang kaum auf bestimmte Vorgehensweisen zurückgeführt werden können. Um diese komplexen Zusammenhänge genauer aufschlüsseln zu können, haben Seers et al. (2012) auf der Grundlage des PARIHS-Modells ein quasi-experimentelles Studienprotokoll vorgelegt. Die Studie besteht aus drei Gruppen: eine Kontrollgruppe mit Implementation ohne besondere Prozessbegleiter aufgrund von allgemeinen Empfehlungen (konventionelles Vorgehen), Interventionsgruppe mit an Wissensvermittlung und Projektmanagement orientierten Prozessbegleitern (Typ A: *technical facilitators*) und einer zweiten Interventionsgruppe mit Prozessbegleitern, die sich auf Befähigung und Entwicklung der Mitarbeiterinnen konzentrieren, also mehr Wert auf kritisches Denken, Reflektion, Diskussionsprozesse und gleichberechtigten Austausch zur Förderung eigenständiger Handlungskompetenz, also Wert auf Kompetenzentwicklung der Praktikerinnen legen (Typ B: *enabling facilitators*). Es werden Erkenntnisse über die empfehlenswerte Art der *facilitation* erwartet. So sehr dem Projekt auch interessante Erkenntnisse zu wünschen sind, bleiben Zweifel an einem experimentellen Design bei derart komplexen, interaktionsreichen und von vielen Akteurinnen und Interessen gestalteten Prozessen, bei denen man wohl kaum die unterschiedlichen Einflüsse der *facilitators* vom Typ A vs. Typ B von anderen Einflussfaktoren der Implementierungsprozesse trennscharf isolieren kann. Aus unserer Erfahrung mit der Evaluation komplexer Prozesse trägt ein rekonstruktives Vorgehen zu einem besseren Verständnis des Gesamtprozesses bei. Unsere Ergebnisse bestätigen hingegen eindeutig die besondere Bedeutung des *facilitator* im Implementierungsprozess, die in den Arbeiten der Arbeitsgruppe um Kitwood (Kitson et al. 1998; Harvey et al. 2002) wie auch den Konzepten des DNQP seit langem betont wird (Moers & Schiemann 2000; Schiemann & Moers 2004a).

6.2 Ergebnisse der sieben modellhaften Implementierungsprojekte

6.2.1 Der Datenbestand

Durch die im Rahmen der qualitätsmethodischen Begleitung der Projekte gewonnenen Daten ist es möglich, als Grundlage zur Evaluation des Implementierungskonzeptes auch, projektübergreifende Aussagen zu den Strukturdaten der beteiligten Einrichtungen, Zeitaufwand und Aufgaben der beteiligten Akteurinnen, zu bereitgestellten Ressourcen und zum Zielerreichungsgrad der in den Expertenstandards empfohlenen Vorgehensweisen zu machen. Die Auswertungen beruhen auf den Ergebnissen der wissenschaftlichen Begleitung zu den bislang sieben Implementierungsprojekten des DNQP:

- Dekubitusprophylaxe in der Pflege (Schiemann & Moers 2004b)
- Entlassungsmanagement in der Pflege (Moers & Schiemann 2004)
- Schmerzmanagement in der Pflege (Moers & Schiemann 2005)
- Sturzprophylaxe in der Pflege (Moers & Schiemann 2006b)
- Förderung der Harnkontinenz in der Pflege (Moers et al. 2007)
- Pflege von Menschen mit chronischen Wunden (Moers et al. 2009)
- Ernährungsmanagement zur Sicherung und Förderung der oralen Ernährung in der Pflege (Schiemann et al. 2010)

Der Datenbestand bezieht sich auf 100 modellhafte Implementierungseinrichtungen und setzt sich aus drei Quellen zusammen:

1. 155 Projektverlaufsdokumentationen mit Strukturdaten, einrichtungsinternen Vorgehensweisen, eingesetzten zeitlichen und personellen Ressourcen und einer Einschätzung des Projektverlaufs durch die Projektbeauftragten.
2. 155 Datensätze mit 5184 Auditprotokollen zu patientinnen- und bewohnerinnenorientierten Daten und 3411 Fragebögen zum Fortbildungsbedarf der an den Implementierungen beteiligten Pflegefachkräfte.
3. 28 Protokolle der Projektgruppensitzungen, in denen die Projektverläufe und die übergreifenden Diskussionen der Projektbeauftragten abgebildet sind.

6.2.2 Die Implementierungseinrichtungen

An den sieben Implementierungsprojekten mit zusammen 155 Projektgruppen haben von 2000 bis 2009 insgesamt 100 Einrichtungen teilgenommen, darunter 51 Krankenhäuser, 29 Einrichtungen der stationären Altenhilfe und 20 ambulante Pflegedienste. 21 Einrichtungen haben sich mehr als einmal an einem Projekt zur modellhaften Implementierung beteiligt – davon gut ein Drittel zwischen vier und sieben Mal –, allerdings mit zum Teil unterschiedlichen Modellpflegeeinheiten. Dennoch ermöglicht diese Teilkontinuität, Erkenntnisse über sich entwickelnde Erfahrungen in der Bewältigung der Anforderungen dieser Qualitätsentwicklungsprojekte zu gewinnen. In allen modellhaften Implementierungsprojekten wurde mit dem Phasenmodell des DNQP gearbeitet, das die vier Phasen der Fortbildung der Pflegeeinheit, der Anpassung des Expertenstandards an besondere Zielgruppen und Versorgungssituationen, der Standardeinführung und des Audits vorsieht (▶ Kap. 3.2.5). Für all diese Phasen wurden erhebliche Ressourcen bereitgestellt, über das Ausmaß der Bereitstellung durch das Pflegemanagement wird in den folgenden Punkten berichtet.

Nach dem Pilotprojekt zum Expertenstandard Dekubitusprophylaxe (2000) mit 16 teilnehmenden Einrichtungen stieg das Interesse der Praxis deutlich an und damit die Zahl der Bewerbungen für eine Teilnahme. Mit Blick auf die engmaschige Begleitung eines solchen bundesweiten Großprojektes hat das DNQP daraufhin bei den Folgeprojekten die Gruppe der zu beteiligenden Einrichtungen auf 25 erhöht, eine Größenordnung, die sich als bewältigbar erwiesen hat (▶ Tab. 6.1).

Tab. 6.1: Teilnahme an Implementierungsprojekten nach Einrichtungsart

Expertenstandard (Implementierungsjahr)	Alle Einrichtungen	Krankenhäuser	Stationäre Altenhilfe	Ambulante Pfleged.
Dekubitusprophylaxe (2000)	16	12	2	2
Entlassungsmanagement (2003)	19	19	–	–
Schmerzmanagement (2004)	20	17	2	1
Sturzprophylaxe (2005)	25	10	10	5
Kontinenzförderung (2006)	25	11	10	4
Chronische Wunden (2008)	26	13	6	7
Ernährungsmanagement (2009)	24	9	11	4

Mit dem Fortschreiten der Projekte erhöhte sich der Anteil stationärer Altenhilfeeinrichtungen und, mit weiterhin bestehendem Nachholbedarf, der der ambulanten Pflegedienste. Zu einem Teil ist dieser Anstieg durch die Relevanz der jeweiligen Expertenstandardthemen für beide Versorgungsformen zu erklären, allerdings spielen sicherlich auch der steigende Bekanntheitsgrad der Expertenstandards und die Verankerung ihrer Themen in den Prüfkriterien des Medizinischen Dienstes der Krankenversicherung (MDK) hierbei eine entscheidende Rolle. Durch die zunehmende Teilnahme dieser Einrichtungsarten wurde es möglich, die Ergebnisse der modellhaften Implementierungen nach einrichtungsartspezifischen Gesichtspunkten auszuwerten und besondere Vorgehensweisen der Standardeinführung darzustellen oder spezifische Empfehlungen für die weitere Umsetzung der Expertenstandards auszusprechen. Als Beispiele hierfür stehen die Empfehlungen zur – je nach Patientenzahl – entweder vollständigen oder begrenzten Einführung des Expertenstandards zur Pflege von Menschen mit chronischen Wunden in der stationären Altenhilfe oder die Hinweise auf notwendige Finanzierung der pflegerischen Maßnahmen zum Ernährungsmanagement in der ambulanten

Pflege, ohne die dort eine regelhafte Anwendung des Expertenstandards nicht möglich sein kann.

6.2.3 Der pflegerische Entwicklungsstand in den Modellpflegeeinheiten

Die Einführung innovativer und anspruchsvoller Instrumente, wie Expertenstandards es sind, bedarf umfangreicher personeller und zeitlicher Ressourcen für Projektmanagement, Arbeitsgruppen sowie Fortbildung. Sie setzt aber auch einen hohen Entwicklungsstand der entsprechenden Pflegeeinheiten voraus, was die Systematisierung der pflegerischen Arbeit angeht. Das bezieht sich auf ein patientenorientiertes Pflegesystem, die systematische und theoriegeleitete Anwendung der Pflegeprozessmethode sowie auf Erfahrungen mit systematischer Qualitätsentwicklung in der Pflege (z. B. der Anwendung der Methode der Stationsgebundenen Qualitätsentwicklung, ▶ Kap. 10), die in ein zentrales Qualitätsmanagement eingebunden sind.

Der pflegerische Entwicklungsstand in den Modellpflegeeinheiten kann nach Angaben in den Projektberichten als überwiegend hoch bezeichnet werden, was auf die im DNQP-Konzept geforderte Auswahl aufgrund von Kriterien zurückzuführen ist. Alle beteiligten Modellpflegeeinheiten praktizierten die Pflegeprozessmethode sicher und wendeten personenorientierte Pflegesysteme an, davon etwa 75 % ein Bezugspflegesystem. Der Anteil der Einrichtungen, die Primary Nursing eingeführt hatten, stieg im Laufe der Projekte von 10 % auf etwa 20 % an. Entsprechend sank der Anteil der Gruppenpflege. Erfahrungen mit der Methode der Stationsgebundenen Qualitätsentwicklung lagen in etwa 30 % der Einrichtungen vor. Dies erleichterte den Einrichtungen erwartungsgemäß die Einführung der Expertenstandards im Rahmen der Projekte, zudem waren sie in der Lage, gezielt Stationen oder Wohnbereiche als Modelleinheiten auszuwählen, die zum einen über das entsprechende Patientinnen- oder Bewohnerinnenklientel verfügten und zum anderen einen Personalentwicklungsstand und eine Personalstruktur aufwiesen, die eine erfolgreiche Implementierung im Vorfeld vermuten ließen.

Darüber hinaus erhöhten sich die Erfahrungen der beteiligten Einrichtungen mit der Einführung und Anwendung der Expertenstandards durch mehrfache Beteiligung an modellhaften Implementierungsprojekten des DNQP oder auch durch eigene Einführungsprojekte. Während beim Expertenstandard »Sturzprophylaxe« der Anteil der Einrichtungen, die bereits über entsprechende Implementierungserfahrungen verfügten, bei knapp 75 % lag, steigerte er sich auf 92 % bei der Kontinenzförderung. Und an den modellhaften Implementierungen der Expertenstandards zur Pflege von Menschen mit chronischen Wunden und zum Ernährungsmanagement waren ausschließlich Einrichtungen beteiligt, die bereits einen oder mehrere Expertenstandards eingeführt hatten, darunter 16 bzw. 13 ohne zuvor an einem DNQP-Projekt beteiligt gewesen zu sein.

Auch wenn aus mehreren Einrichtungen im Laufe der Projekte von sich ausdünnenden Personalressourcen berichtet wurde, hat sich der Personalschlüssel, also das Verhältnis von Behandlungsplätzen zu Pflegefachkräften, auf beteiligten Modellpflegeeinheiten zumindest in den Krankenhäusern und den Einrichtungen der stationären Altenhilfe projektübergreifend nur marginal verändert. In den Krankenhäusern liegt er bei etwas mehr als 2 Behandlungsplätzen pro Pflegefachkraft (PFK) und in der stationären Altenhilfe bei ca. 5,5 Wohnplätzen. Für die ambulanten Pflegedienste lässt sich aufgrund der geringeren Beteiligungen eine solche Aussage nicht zweifelsfrei treffen. Auch die Fachkraftquote bleibt in den beteiligten Einrichtungen der stationären Altenhilfe und der ambulanten

Pflege annähernd stabil, überwiegend zwischen 54%–64% und liegt damit über der gesetzlich geforderten Mindestquote von 50% (▶ Tab. 6.2).

Tab. 6.2: Personalschüssel und Fachkraftquoten der Implementierungsprojekte 2004–2009

Expertenstandard (Implementierungsjahr)	Personalschlüssel (Behandlungsplätze/PFK)			Fachkraftquote	
	Krankenhäuser	Stationäre Altenhilfe	Ambulante Pflegedienste	Stationäre Altenhilfe	Ambulante Pflegedienste
Schmerzmanagement (2004)	2,2	5,3	k. A.	64,3%	k. A.
Sturzprophylaxe (2005)	2,3	6,1	11,3	56,5%	74,8%
Kontinenzförderung (2006)	2,2	5,7	7,6	56,2%	53,6%
Chronische Wunden (2008)	1,9	4,3	14,8	60,4%	55,3%
Ernährungsmanagement (2009)	2,1	5,5	10,5	56,0%	55,0%

Nicht abgebildet ist in dieser Tabelle die Verdichtung der Arbeit durch steigende Fallzahlen, kürzere Verweildauern und schwerere Fälle mit hohem Pflegebedarf, die generell im Gesundheitswesen konstatiert wird (z. B. Schelhase 2012). Aus Krankenhäusern wird berichtet, dass extrem kurze Verweildauern und hohe Arbeitsdichte zu zeitlichen Verzögerungen im Auditverfahren führten. Auch die jüngst erstmalig auftretenden Abbrüche von teilnehmenden Einrichtungen im Projektverlauf lassen aufhorchen. So haben im Rahmen der modellhaften Implementierung des Expertenstandards Ernährungsmanagement erstmals drei Einrichtungen die Teilnahme vorzeitig beendet und damit verdeutlicht, dass auch bei gezielter Auswahl von Modelleinheiten die Personal- und Zeitressourcen knapper werden und unvorhergesehene Einflüsse, z. B. andere, vorrangig zu behandelnde Projekte, nicht ohne weiteres abgefedert werden können.

6.3 Bereitstellung zeitlicher und personeller Ressourcen durch das Management

Ein viel zitiertes Schlagwort lautet: »Qualität ist Chefsache«. Die international benutzte Formulierung lautet knapp: »Leadership«, Führung. Gemeint ist eine umfassende Steuerung des organisationellen Wandels, die strategische Unterstützung bietet, für die Integration der betreffenden Innovation in bestehende Strukturen sorgt, personelle und materielle Ressourcen für den Prozess zur Verfügung stellt und diesen mit der notwendigen Autorität versieht (vgl. Moers & Schiemann 2000; Schiemann & Moers 2004a; Nutely et al. 2007). Dabei sind keineswegs autoritäre Führungsstile gemeint, vielmehr scheint eine Balance von visionärer Perspektive, dem Verständnis für zögerliche oder widerständige Perspektiven anderer Akteurinnen, Strategien der Einbeziehung, Erklärung und der zugewandten Überzeugung, auch der Überredung mit beharrlichem Festhalten an des Zielen des Wandels mehr Erfolg zu versprechen (vgl. Dixon-Woods et al. 2012). Was bedeutet das konkret für die Einführung von Expertenstandards?

Zunächst geht es um die zentrale Leitungsebene der betreffenden Gesundheitseinrichtung, sei es ein klassisches Krankenhausdirektorium, eine Geschäftsführerin, eine Einrichtungsleiterin in der stationären Altenhilfe oder die Leiterin eines ambulanten Pflegedienstes. Bei der fortgeschrittenen Wettbewerbs- und Leistungsorientierung des Gesundheitswesens wird heutzutage eine Entscheidung für ein Qualitätsprojekt ohne die vorbehaltlose Zustimmung der ökonomisch Verantwortlichen kaum von Erfolg gekrönt sein, da zahlreiche personelle und zeitliche Ressourcen bereitgestellt werden müssen und auch für Prioritätensetzung von Projektaktivitäten zu sorgen ist. So ist es wenig hilfreich, zeitgleich mehrere Projekte auf einer Pflegeeinheit durchzuführen, da diese meist in Konkurrenz zueinander geraten werden. Wenn zeitgleich mit der modellhaften Einführung eines Expertenstandards die Pflegedokumentation auf EDV-Basis umgestellt wird, wie es in einem Einzelfall geschehen ist, kann nur Verwirrung und Überforderung der Mitarbeiterinnen die Folge sein. Auch Kompetenz- und Ressourcenverluste durch Personalabbau können in einem laufenden Projekt meist nicht aufgefangen werden. Vielmehr muss die Gesamtleitung der Einrichtung einen konsistenten Plan zur Organisationsentwicklung entwerfen und durchsetzen. Unsere Ergebnisse zeigen, dass das Management der teilnehmenden Einrichtungen erhebliche Ressourcen in die Implementierungsprojekte investiert und ihnen große Aufmerksamkeit gewidmet hat. Dies ist sicher auch der bundesweite Anlage der Projekte im Rahmen des DNQP mit der entsprechenden Öffentlichkeitswirksamkeit geschuldet.

So hat das leitende Management die Implementierungseinrichtungen die für die Einführung von Expertenstandards notwendigen interdisziplinären Verfahrensregelungen in fast allen Fällen ermöglicht und autorisiert. In allen Phasen der Einführung eines Expertenstandards bekamen die lokalen Leitungskräfte sowie die Projektbeauftragten Unterstützung, Feedback und Bestätigung durch die Leitungsebene. Es wurden umfangreiche Ressourcen für Begleitung, Fortbildung, Schulung und Arbeitsgruppentreffen bereitgestellt sowie für die entsprechende Dienstplangestaltung gesorgt. Die direkt für die Einführung eines Expertenstandards zuständige Managementebene, also die Leitung der betreffenden Pflegeeinheit, war für die Einbettung des Projektes in die konkreten Arbeitsabläufe der Pflegeeinheit zuständig. Das begann bei der Auswahl geeigneter Mitgliederinnen für die Projektarbeitsgruppe, deren Projektarbeit im Dienstplan abgebildet wurde. Viele AG-Mitgliederinnen waren bereit, auch an freien Tagen zu einer Sitzung zu kommen, was nach Einschätzung der Projektbeauftragten neben der hohen Motivation auch auf die Wertschätzung dieser Arbeit durch die Leitungsebene zurückzuführen ist. Insgesamt wurde die Unterstützung der Projekte vom Management überzeugend und mit großem Nachdruck betrieben. Projektbeauftragte berichteten nur ganz vereinzelt über mangelnde Unterstützung durch das Management.

Ein guter Indikator für die Unterstützung durch das Management ist die Bereitstellung von Zeitressourcen zur Einführung der Expertenstandards. Dabei liegen sowohl von Expertenstandard zu Expertenstandard als auch zwischen den beteiligten Einrichtungen erhebliche Unterschiede vor. Den höchsten Zeitaufwand insgesamt, gebildet aus der Summe der aufgewendeten Zeit für Fortbildungen und Arbeitsgruppen sowie für die Projektbeauftragten, erforderte die Einführung der Pflege von Menschen mit chronischen Wunden. Er lag für alle beteiligten Einrichtungen im

Durchschnitt bei etwa 600 Stunden, allerdings mit einer erheblichen Spannweite von 93 bis 1200 Stunden.[8] Den geringsten Zeitbedarf erforderte die Einführung der Sturzprophylaxe mit im Durchschnitt 310 Stunden, auch hier mit erheblichem Aufwandsunterschied zwischen den Einrichtungen, so lag die Spannweite allein für die Fortbildungszeit zwischen 17 und 360 Stunden.

Neben der Gewährung von Personalressourcen war das Pflegemanagement der Einrichtungen aufgefordert, für die Umsetzung der weiteren Strukturkriterien der Expertenstandards Sorge zu tragen. Hierbei ging es generell um die Entwicklung und Freigabe interdisziplinär anwendbarer Verfahrensregeln, ein zeitgerechtes Zur-Verfügung-Stellen notwendiger Dokumentationsmaterialien in Abstimmung mit den Arbeitsgruppen und um die Bereitstellung von Beratungs- und Schulungsmaterialien. Bei der Einführung einiger Expertenstandards waren zudem spezifische Strukturmerkmale zu erfüllen. So standen beispielsweise für die Umsetzung des Expertenstandards Dekubitusprophylaxe druckverteilende Hilfsmittel in den Einrichtungen nahezu immer (98 %) zur Verfügung, wenn sie gebraucht waren. Pflegefachkräfte konnten im Rahmen der Kontinenzförderung zu 88 % auf zur Verfügung gestellte Materialien zur Beratung von Patientinnen und Bewohnerinnen zurückgreifen, und in allen Einrichtungen stand zur vollumfänglichen Umsetzung des Expertenstandards eine besondere pflegerische Expertise zur Pflege von Menschen mit chronischen Wunden zur Verfügung.

Als Projektbeauftragte standen in den Einrichtungen Pflegefachkräfte zur Verfügung, die Stabstellen der Pflegeleitung oder Stellen im Qualitätsmanagement innehatten, in Einzelfällen auch Positionen der mittleren Pflegeleitungsebenen bekleideten oder Pflegefachkräfte der Modellabteilungen waren. Jede Zuordnung ist mit Vor- und Nachteilen verbunden: Größere Nähe zur Leitung kann zu Akzeptanzproblemen auf den Pflegeeinheiten führen, berufsgruppen- und abteilungsübergreifende Zusammenarbeit kann für Projektbeauftragte auf Abteilungsebene schwierig werden. Der Erfolg der Projekte beruhte unserer Erkenntnis nach dann auch in größerem Maße auf den Erfahrungen und Kompetenzen der Projektbeauftragten, der Ausgestaltung ihrer Rolle, der Einrichtungsstruktur und -kultur und auf der organisatorischen Zuordnung.

Ebenso unterschiedlich wie Aufgabengebiete und Stellenzuschnitte waren die Qualifikationen der Projektbeauftragten. Zwischen 36 % und 58 % von ihnen verfügten zum Zeitpunkt der Implementierungsprojekte über einen pflegebezogenen Hochschulabschluss, andere hatten Leitungsqualifikationen oder Fachweiterbildungen. Deutlich wurde in den Diskussionen mit den Projektbeauftragten, dass Einrichtungen mit mehreren, akademisch qualifizierten Projektbeauftragten, die im Rahmen eines zentralen Qualitätsmanagements zusammenarbeiteten, besser in der Lage waren, die modellhafte Implementierung mehrerer Expertenstandards zu leisten und für eine flächendeckende Einführung zu sorgen.

Für den Zeitaufwand der Projektbeauftragten für alle projektbezogenen Tätigkeiten insgesamt ergibt sich aus den Projektberichten eine große Spannweite. In den Krankenhäusern lagen die durchschnittlichen Werte zwischen 95 Stunden beim Entlassungsmanagement und 195 Stunden für den Expertenstandard »Pflege von Menschen mit chronischen Wunden«. Auch in den Einrichtungen der stationären Altenhilfe war die Einführung dieses Expertenstandards für die Projektbeauftragten am zeitintensivsten (228

---

8 Dies ist kein »Pro-Kopf-Zeitbedarf«. Der ermittelte Zeitbedarf pro Einrichtung ist immer abhängig von der Anzahl der beteiligten Pflegefachkräfte, z. B. Arbeitsgruppen, oder der Anzahl und Teilnahmefrequenzen der Fortbildungen.

Stunden), während sie für die Einführung der Sturzprophylaxe mit 91 Stunden im Durchschnitt weniger als halb so viel Zeit benötigten. Bei den ambulanten Pflegediensten sind Aussagen über Zeitaufwand durch ihre regionale Lage beeinflusst, da Pflegedienste im ländlichen Raum oder mit einem großen Einzugsgebiet bedingt durch Fahrzeiten zu den Patientinnen insbesondere im Rahmen der Auditverfahren einen größeren Zeitbedarf haben als andere. Den größten Zeitaufwand wiesen die Projektbeauftragten für die Kontinenzförderung aus (durchschnittlich 177 Stunden), den geringsten im Rahmen des Ernährungsmanagements (95 Stunden). Im Vergleich aller Projekte lässt sich feststellen, dass die Einführung des Expertenstandards zur Pflege von Menschen mit chronischen Wunden am zeitintensivsten erscheint, während die Projektbeauftragten für das Ernährungsmanagements die geringste Zeit aufgewandt haben.

Blicken wir auf die Phasen des Implementierungskonzeptes über alle Projekte hinweg, so ergibt sich für den Zeitaufwand der Projektbeauftragten das in Tab. 6.3 dargestellte Bild (▶ Tab. 6.3).

Tab. 6.3: Zeitaufwand der Projektbeauftragten pro Woche in Stunden

Phasen	Fortbildung	Anpassung	Einführung	Audit
Zeitaufwand PB pro Woche	8 h	6 h	2,5 h	8 h

Die Organisation der Fortbildungen und das Durchführen des Audits erwiesen sich als zeitintensivste Phasen für die Projektbeauftragten. In beiden Phasen investierten die Projektbeauftragten im Durchschnitt aller Projekte etwa acht Stunden pro Woche. Im Rahmen der Fortbildungsphase lagen ihre Aufgaben dabei in der Planung eines bedarfsgerechten Fortbildungsangebots für die Pflegefachkräfte der Modellstationen, häufig auch in der Organisation und seltener in der eigentlichen Durchführung der Fortbildungen.

Die Aufgaben im Rahmen der Anpassung des Expertenstandards, die vornehmlich in der Moderation und Begleitung der Arbeitsgruppen der Modellstationen und der Konkretisierung der Expertenstandardinhalte auf die spezifischen Bedingungen der Modellabteilungen bestanden, erforderte von den Projektbeauftragten durchschnittlich etwa sechs Stunden pro Woche.

Für die verbindliche Einführung des Expertenstandards investierten sie etwa 2,5 Stunden pro Woche. Hierbei teilten sie sich mit den Mitgliedern der Arbeitsgruppen die Aufgabe der Anleitung und Supervision der Pflegefachkräfte im Rahmen der erstmaligen Anwendung der innovativen Standardinhalte und standen für Rückfragen und als Ansprechpartner zur Verfügung.

Im Rahmen des Audits übernahmen sie die Durchführung der Datenerhebung und die Auswertung und Aufbereitung der Ergebnisse überwiegend selbst, sofern sie nicht auf den jeweiligen Modellstationen selber beschäftigt waren oder eine Leitungsposition innehatten. Hierbei war förderlich, wenn bereits Erfahrungen im Umgang mit dem Instrument und der Durchführung des Auditverfahrens in der eigenen Einrichtung bestanden, um beispielsweise Fallstricke wie fehlende Patientinnenakten, geringe Fallzahlen oder Unsicherheiten bei der sprachlichen Anpassung von Fragen im Rahmen der Patientinnen- oder Bewohnerinnenbefragung frühzeitig erkennen und umgehen zu können.

Auch wenn diese Durchschnittszahlen mit Blick auf die bereits angesprochenen unterschiedlichen Bedingungen in den beteiligten Einrichtungen nicht den konkreten Bedarf im Einzelfall widerspiegeln, zeigen sie dennoch, mit welchem Aufwand für die einzelnen Schritte der Expertenstandardeinführung für die Projektbeauftragten grundsätzlich gerechnet werden muss.

6.4 Die Arbeitsgruppen in den Modellpflegeeinheiten

In den Modellpflegeeinheiten galt es für die Projektbeauftragten zusammen mit Leitungen, Verbündete im Team zu suchen, die sich für das Projekt einsetzen, wie es im Phasenmodell zur Implementierung empfohlen wird (▶ Kap. 3.2.5). Wichtig dafür sind die *opinion leaders, first users* oder *champions* (Damschroder et al. 2009; S. 11). Einmal ging es also um die Meinungsführerinnen einer Pflegeeinheit, deren Akzeptanz die Projektbeauftragten erreichen mussten. Zum anderen galt es, die Unterstützerinnen und Befürworterinnen des Themas zu finden, um sie für das Projekt zu mobilisieren. Die Präsenz der Projektbeauftragten auf der Pflegeeinheit, auch die Bereitschaft, einmal eine Schicht mitzuarbeiten, wurde von den Teams sehr positiv gesehen. Weitere Strategien, von denen die Projektbeauftragten berichten, sind beispielsweise Angebote zur Wissensbeschaffung, z. B. von Fachartikeln oder Assessmentinstrumenten, auch in anderen als projektrelevanten Fragen, also die Rolle des *knowledge broker* oder Hilfen bei der Bewältigung von Alltagsproblemen, z. B. im Umgang mit dem PC. Solch ein authentisches Einbringen der eigenen Person auf kollegialer Ebene half dabei, das notwendige Vertrauen im Team aufzubauen. Bei der Bildung der Arbeitsgruppen war das Ziel, diese als Motor und Multiplikator des Projektes aufzubauen, was in hohem Maße auch gelungen ist. Einzelne Projektbeauftragte versuchten aber auch, kritische Positionen von Meinungsführerinnen einzubinden. Allerdings gerieten dabei einige Arbeitsgruppen zu groß und die Diskussionen wurden zu grundsätzlich. In diesen Fällen berichteten die Projektbeauftragten aufseufzend von schwierigen Moderationsprozessen.

Die Arbeitsgruppen wurden, der DNQP-Empfehlung entsprechend, meist durch gezielte Aufforderung einzelner Personen, oft verbunden mit deren eigener Interessenbekundung an einer Mitarbeit, oder, in den seltensten Fällen, durch Delegation seitens der Pflegeleitungen gebildet. Ihre Größe und Zusammensetzung variierte je nach Anzahl der teilnehmenden Modellpflegeeinheiten, Art der Einrichtung und Expertenstandardthema. Als Arbeitsgruppengröße wurden sehr häufig Gruppen von etwa acht Personen gewählt, offensichtlich scheint diese Zahl für die notwendigen Diskussions- und Entscheidungsprozesse förderlich zu sein. In der Regel waren an den Arbeitsgruppen neben den Projektbeauftragten auch – wie vom DNQP empfohlen – die Pflegeleitungen der Modelleinheiten beteiligt, was hinsichtlich ihrer Entscheidungs- und Koordinationskompetenzen von Vorteil war. Für Arbeitsgruppentreffen zur Anpassung der Expertenstandards wurden in allen Einrichtungen durchschnittlich 73 Stunden und im Rahmen der Einführungsphase 47 Stunden aufgewendet. Für einzelne Arbeitsgruppenmitglieder bestand der Zeitbedarf in diesen Einführungsphasen pro Kopf bei etwa 13 Stunden.

Die inhaltlichen Schwerpunkte der Arbeitsgruppen lassen sich aufgrund unterschiedlichster Einflüsse nicht verallgemeinert darstellen. Allerdings zeigt sich, dass die Ursachen für den Zeitaufwand und die Arbeitsbelastung im Verlauf der Projekte offensichtlich einem Wandel unterlagen. Waren bei den ersten beiden Projekten (Dekubitusprophylaxe und Entlassungsmanagement) unter anderem noch Gewöhnungsbedarf und Vorbehalte gegenüber dem unbekannten Instrument Expertenstandard festzustellen, traten diese Effekte in der Folge in den Hintergrund. Im Rahmen späterer Projekte lagen die Herausforderungen ausschließlich auf inhaltlicher und organisatorischer Seite, während aus den Projektdokumentationen eine deutlichere Selbstverständlichkeit der Pflegefachkräfte im Umgang mit den Expertenstandards abzulesen war.

Inwieweit die Arbeitsgruppen multidisziplinär besetzt waren, war weitgehend abhängig von Expertenstandardthema und Einrichtungsart. So waren zur Einführung des Expertenstandards Entlassungsmanagement alle Arbeitsgruppen der teilnehmenden Krankenhäuser interdisziplinär besetzt, was vor dem Hintergrund der Notwendigkeit einer tragfähigen interdisziplinären Kooperation und der Entwicklung von Verfahrensregeln sehr zielführend war. Dies traf für das Schmerzmanagement nur etwa für die Hälfte aller Krankenhäuser zu, was für die Projektbeauftragten bedeutete, Akzeptanzproblemen hinsichtlich des interdisziplinären Vorgehens und der entsprechenden Verfahrensregel begegnen zu müssen. Auch in den Folgeprojekten waren höchstens zwei Drittel der Arbeitsgruppen in den Krankenhäusern multidisziplinär besetzt, und auch hier wurden die monodisziplinären Arbeitsgruppen mit Widerständen anderer Berufsgruppen konfrontiert.

Für die Einrichtungen der stationären Altenhilfe und mehr noch die ambulanten Pflegedienste stellte die Einbindung anderer Berufsgruppen ein Problem dar. So waren für das Schmerzmanagement keine anderen Berufsgruppen beteiligt, und auch in den drei folgenden Implementierungsprojekten konnten nur in einer bzw. zwei Einrichtungen der stationären Altenhilfe weitere Berufsgruppen für eine Mitarbeit gewonnen werden, und zwar Physio- bzw. Ergotherapeuten. Die ambulanten Pflegedienste konnten in keinem Implementierungsprojekt auf eine dauerhafte Beteiligung anderer Berufsgruppen in den Arbeitsgruppen zurückgreifen. Aus dieser geringen Beteiligung ergab sich für die Einrichtungen die Herausforderung, andere Wege der Kooperationsanbahnung, insbesondere mit Hausärztinnen, zu suchen, z. B. Einladungen zu Informationsveranstaltungen in ihren Einrichtungen, Besuche und Gespräche sowie schriftliche Informationen, um sie in die Einführungsprozesse einzubinden und an der Entwicklung interdisziplinär geltender Verfahrensregeln zu beteiligen.

Je nach Standardthema und Versorgungssektor wurden im Krankenhaus Mitglieder des ärztlichen Dienstes, des Sozialdienstes oder der Physiotherapie einbezogen, in der stationären Altenhilfe und ambulanten Pflege waren es Vertreterinnen der Hauswirtschaft, der Küche, der Ergotherapie oder von Hausärzten. Festzustellen ist, dass all diese Akteure eine eigene Agenda mitbrachten, die es zu verhandeln galt. Mit Argusaugen bewachte Professionsgrenzen – Dixon-Woods et al. (2012, S. 881) sprechen bildhaft von *tribalism*, von Stammesinteressen – zogen langwierige Diskussionen nach sich, in denen die Projektbeauftragten zahlreiche Befürchtungen zerstreuen mussten, bevor es zu konstruktiven Lösungen kam. So befürchteten Hausärzte eine Belastung ihres Budgets, wenn ein Expertenstandard von ihnen zu verordnende Maßnahmen oder Medikamente vorsah, oder sie scheuten Mehrarbeit, wenn verstärkt Hausbesuche eingefordert wurden; der Sozialdienst im Krankenhaus wollte bisweilen die Koordination des Entlassungsprozesses nicht an die Pflege abgeben; einige Krankenhausärztinnen wollten sich nicht auf verbindliche Regelungen zur Schmerzmedikation einlassen – die Liste ließe sich verlängern. Hinzu kamen interdisziplinäre Absprachen außerhalb der Arbeitsgruppe, z. B. mit Funktionsabteilungen, die die Fortführung von Maßnahmen zur Dekubitusprophylaxe nicht übernehmen oder gar garantieren wollten. Häufig bedurfte es dann der Unterstützung durch die Leitungsebene, die ebenfalls erst kontaktiert werden musste. Der Kommunikationsaufwand für die interdisziplinäre Kooperation war erheblich und konnte von den Projektbeauftragten nur aufgrund der zur Verfügung gestellten Ressourcen erfolgreich geleistet werden.

Welche positiven Effekte ein multidisziplinäres Vorgehen für die Einführung eines Expertenstandards haben kann, wurde beim Ernährungsmanagement deutlich. Hier konnte eine multidisziplinäre Zusammensetzung der Arbeitsgruppen in der stationären Altenhilfe in neun von elf Einrichtungen erreicht werden. Die enge Zusammenarbeit von Hauswirtschaft und Pflegefachkräften wurde von beiden Seiten als förderlich und für eine nachhaltige Umsetzung des Expertenstandards als unabdingbar beurteilt. Die konsequente Einbindung anderer Berufsgruppen erforderte zwar eine hohe Kommunikationsfähigkeit aller Beteiligten und insbesondere eine gute Projektsteuerung, aber die komplexen Prozesse zur Entwicklung der Verfahrensregelung waren nur unter Teilnahme anderer Berufsgruppen an den Arbeitsgruppen zu bewältigen. Von Vorteil war dabei, dass die unterschiedlichen Aufgabenbereiche und Qualitätsstandards der beteiligten Berufsgruppen klar kommuniziert und definiert werden konnten.

6.5 Wissenstransfer: Fortbildungen für die Teams der Modellpflegeeinheiten

Die Arbeit mit den Teams war für Projektbeauftragte und Arbeitsgruppenmitglieder nicht immer einfach. Mal waren es Kontrollängste, da die Projektbeauftragten als verlängerter Arm der Pflegedienstleitung gesehen wurden, mal wurde den AG-Mitgliedern ihre hervorgehobene Rolle geneidet, da entstehendes Expertentum im Team keineswegs immer gewürdigt, sondern oft argwöhnisch beäugt wurde. Oder es wurde angesichts von Personalmangel und Arbeitsverdichtung Mehrarbeit befürchtet und abgelehnt. Ebenso löste die zusätzliche Verantwortung der Pflegefachkräfte, die von den Expertenstandards eingefordert wird, bisweilen Ängste aus. Demgegenüber finden sich zahlreiche Beispiele, in denen Teammitglieder an ihre Kompetenz glaubten und sich für die Innovation einsetzten (Damschroder et al. 2009, S. 9) sprechen von *self-efficacy* und *committment*, von Selbstüberzeugung und Engagement; vgl. auch Quasdorf et al. 2013, S. 242 ff., zu Pflegeteams in Implementierungsprozessen). Vielen Projektbeauftragten gelang es auch unter insgesamt restriktiven Rahmenbedingungen, eine Aufbruchsstimmung zu erzeugen und z. B. die Einbeziehung anderer, oft statushöherer Berufsgruppen zu einem Erfolgserlebnis für das Pflegeteam zu machen. Die vom Management zur Verfügung gestellten zeitlichen Ressourcen für Fortbildung der Teams spielten daher eine nicht zu unterschätzende motivationsfördernde Rolle.

Die Fortbildungen für die Pflegeteams zu Beginn der Expertenstandardeinführung orientierten sich am zuvor erhobenen Fortbildungsbedarf. In allen Implementierungsprojekten wurden Fortbildungen zu den allgemeinen Grundlagen der in den Expertenstandards behandelten Pflegerisiken, zu Assessment und Evaluation, spezifischen Maßnahmen und zur Beratung von Patientinnen, Bewohnerinnen und ihren Angehörigen angeboten. Hierbei gibt es für vier Implementierungsprojekte[9] (Sturzprophylaxe, Kontinenzförderung, Pflege von Menschen mit chronischen Wunden und Ernährungsmanagement) deutliche gemeinsame Tendenzen. Gute Erfahrungen wurden mit der Gestaltung der Fortbildungen in Form von Programmen gemacht, die einzelne Fortbildungen mit größtmöglichem Bezug

---

9 Für die ersten drei Projekte liegen keine differenzierten und aussagekräftigen Daten über die Fortbildungsangebote der ersten Implementierungsphase vor.

untereinander bündeln und damit die Aufmerksamkeit der Pflegefachkräfte auf das Projekt zur Expertenstandardeinführung und das Thema des jeweiligen Expertenstandards lenkten.

Ein weiterer wichtiger Aspekt der Schulungsprogramme war, dass sie überwiegend am Ort des Handlungsgeschehens, also in den Modellpflegeeinheiten, stattfanden und Übungen und Freiräume zum Ausprobieren und Nachfragen beinhalteten (vgl. auch Bellmann 2006 zur Bedeutung der Verbindung von Fortbildung und Handlungsvollzug am Arbeitsplatz). Die Projektbeauftragten waren – neben den AG-Mitgliedern – die Ansprechpartner für das Team in vielen *face-to-face*-Schulungssituationen. Der Fortbildungsbedarf war in allen unseren Implementierungsprojekten ausgesprochen hoch. Das erklärt sich aus der grundsätzlichen Schwierigkeit der Praktiker, mit Empfehlungen auf wissenschaftlicher Grundlage umzugehen, von denen sie vielfach den Vorteil für ihre Arbeit nicht unmittelbar sahen. So ist eine verstärkte Einbeziehung der Angehörigen im Entlassungsmanagement der Versorgungskontinuität förderlich, der Pflegefachkraft auf der Krankenhausstation bereitete sie zunächst jedoch Mehrarbeit – ebenso wie die systematische Erfassung des Sturzrisikos, die nicht unmittelbar einen sichtbaren pflegerischen Erfolg hervorruft.

In allen Implementierungsprojekten trat ein erheblicher Unterschied im Umfang der Fortbildungsaktivitäten auf. So lässt sich für die Einführung des Ernährungsmanagements nachvollziehen, dass die gewährte Fortbildungszeit pro Pflegefachkraft der Modellpflegeeinheiten zwischen den Krankenhäusern von einer bis zu sechs Stunden variierte und die Spannweite der aufgewendeten Zeit der Projektbeauftragten zwischen 20 und 80 Stunden bei einer vergleichbaren Anzahl und Dauer der Fortbildungsveranstaltungen. Unterschiede bestanden in Teilnahmefrequenzen bzw. Anteilen der Pflegefachkräfte der Pflegeeinheiten, die überhaupt an Fortbildungen teilgenommen haben. Aus den Berichten aller Implementierungsprojekte wird deutlich, dass hohe Arbeitsdichte, knappe Personalbesetzungen und früher Zeitpunkt im Projektverlauf einen hemmenden Einfluss auf die Teilnahmemotivation hatten, was darauf hinweist, dass das jeweilige Standardthema in manchen Teams zu diesem Zeitpunkt noch nicht richtig angekommen war. Dagegen berichten Einrichtungen mit höherer Pro-Kopf-Fortbildungszeit von einem positiven Einfluss der im Team wahrgenommenen Relevanz des Expertenstandardthemas auf die Teilnahmemotivation. Für die Vermittlung der Relevanz der Themen erwies sich die Überzeugungsarbeit der Leitungen und insbesondere auch der Projektbeauftragten als wesentlicher Faktor.

Dieses Beispiel zeigt, dass der Wissenserwerb der Pflegefachkräfte als relevante Voraussetzung für eine gelingende Expertenstandardeinführung steuerbar ist. Dadurch, dass das Pflegemanagement bei den meisten Implementierungsprojekten in der Lage war, mithilfe der Personalsteuerung mehr oder weniger große Freiräume für Fortbildungen zu schaffen, zeigte es den beteiligten Pflegefachkräften die Bedeutung, die dem Projekt beigemessen wurde. Gleichwohl bleibt festzuhalten, dass auch die Krankenhäuser, die in dem oben dargestellten Beispiel zum Ernährungsmanagement Fortbildungszeiten unter dem Durchschnitt gewährt haben, den Expertenstandard einführen konnten. Dabei muss bedacht werden, dass zwischen den modellhaften Pflegeeinheiten erhebliche Unterschiede im Wissensstand zu den jeweiligen Themen berichtet wurden, was allein schon mit der fachlichen Ausrichtung der Pflegeeinheiten zusammenhängt.

Zentralen Anteil an den Fortbildungsprogrammen hatten Fortbildungen zu allgemeinen Grundlagen des jeweiligen Expertenstandardthemas, so zum Beispiel zu Harninkontinenzformen, zur Bedeutung von Selbstpflegemanagement und Lebensqualität bei der Pflege von Menschen mit chronischen

Wunden oder Fragen der Ernährungslehre. Ebenso umfangreich wurden Fortbildungen zu spezifischen pflegerischen Maßnahmen angeboten, und zwar besonders dann, wenn mit der Einführung der Expertenstandards eine Veränderung oder Erweiterung etablierter pflegerischer Handlungsweisen einherging. Dies wurde besonders deutlich bei Maßnahmen zur Kontinenzförderung, mit denen ein Wandel im Verständnis der pflegerischen Aufgaben verbunden war und die Pflege von Menschen mit Kontinenzproblemen nicht mehr kompensatorisch als Versorgung mit Inkontinenzhilfsmitteln, sondern kontinenzfördernd angelegt wurde.

Fortbildungsangebote zu Einschätzungsinstrumenten, Dokumentationsmaterialien und dem Vorgehen beim Anamnese und Assessment lagen von der Anzahl her im Mittelfeld. Geschult wurden der Umgang mit den Instrumenten und ihre Einbindung in Anamneseverfahren. Dies geschah immer dann ausführlicher, wenn das im Expertenstandard empfohlene Vorgehen nicht auf bereits bewährte Instrumente oder Inhalte aufbaute, sondern innovativeren Charakter aufwies, z. B. bei der Einschätzung der Kontinenzsituation oder beim Einsatz von Instrumenten zur Identifikation einer möglichen Mangelernährung. Ausnahme war das Anamneseverfahren zur Pflege von Menschen mit chronischen Wunden. Hier wurden Fortbildungen zur Anamnese seltener angeboten als von den Pflegeteams gewünscht, obwohl das empfohlene zweischrittige Verfahren von Anamnese und wundspezifischem Assessment und die zugehörigen Instrumente für alle Einrichtungen Neuland bedeuteten. Es ist zu vermuten, dass der im Expertenstandard empfohlene Einsatz von Pflegeexpertinnen für das wundspezifische Assessment einen limitierenden Einfluss auf das Fortbildungsangebot für das gesamte Pflegeteam hatte.

Auffallend ist, dass Fortbildungen zum Thema Beratung von Patientinnen und Bewohnerinnen und ihren Angehörigen trotz der hohen Relevanz dieser pflegerischen Maßnahme im Vergleich mit allen anderen Themen selten angeboten wurden. Ein Erklärungsansatz der Projektbeauftragten war, dass Fortbildungsbedarfe oft erst im Laufe der Anwendung der Expertenstandardinhalte erkannt und wahrgenommen werden. Ebenso schwerwiegend wirkte sich aus, dass für dieses Thema vielfach zu wenig geeignete Dozentinnen zur Verfügung standen. Hier gilt es bei der Projektplanung und -organisation anzusetzen und entsprechende Ressourcen für Fortbildungen zu späteren Projektzeitpunkten oder nach Projektende bereitzustellen und Schulungen auf Teamebene, z. B. Anleitungen durch Mentorinnen im Rahmen der Standardeinführung, zu ermöglichen.

Im personalbezogenen Audit werden Pflegefachkräfte zu besuchten Fortbildungen und ihrem subjektiv eingeschätzten weiterhin bestehenden Fortbildungsbedarf befragt. Über alle Implementierungsprojekte hinweg zeigte sich, dass die Teilnahmequoten der Pflegefachkräfte gegenüber dem weiterhin bestehenden Fortbildungsbedarf überwogen, also subjektiv ein Wissens- und Kompetenzzuwachs verzeichnet wurde. Deutlicher ist dieses Übergewicht bei Themen, die entweder bereits in Anteilen im alltäglichen Pflegehandeln integriert waren bzw. in einrichtungsinternen Fortbildungsprogrammen ihren regelmäßigen Platz hatten oder bei Themen, die höhere Relevanz für die Erfüllung der obligatorischen Standardinhalte aufwiesen (z. B. systematische Einschätzungen von Risiken oder die Dokumentation). Höherer bestehender Fortbildungsbedarf ließ sich identifizieren, wenn innovative Anteile der Expertenstandards thematisiert waren und das generelle Anforderungsniveau der Expertenstandardinhalte als besonders hoch empfunden wurde. Bemerkenswert ist, dass die befragten Pflegefachkräfte ihren weiterhin bestehenden Fortbildungsbedarf zu Themen der multiprofessionellen Koordination, der Evaluation von Maßnahmen und der

Beratung von Patientinnen und Bewohnerinnen durchgehend höher einschätzen als bei anderen Fortbildungsthemen. Dabei handelt es sich um komplexe Aufgaben, die für viele Pflegefachkräfte nicht zur Handlungsroutine gehören. Wir kommen bei den Auditergebnissen zur Edukation (▶ Kap. 6.8.5) auf dieses Thema zurück.

6.6 Wissenstransfer: Konkretisierung der Standardaussagen

Die inhaltliche Einbeziehung des Teams, allen voran der AG-Mitglieder, zur Anpassung des Expertenstandards an die lokalen Bedingungen des Settings und der Zielgruppe – *adaptability* genannt (vgl. Damschroder et al. 2009) – ist ein wichtiger Schritt zur Gewährleistung des Wissenstransfers. Ein wesentlicher Schritt ist in diesem Zusammenhang die Vereinbarung interdisziplinärer Verfahrensregeln. In fast allen Projekten konnte dieser Schritt angemessen bewältigt werden, wie auch die Auditergebnisse zeigen (▶ Kap. 6.8.2), er erforderte bisweilen allerdings erhebliche Anstrengungen der Projektbeauftragten. Von den Praktikern wurden aufgrund ihrer problemlösungsorientierten Handlungslogik bisweilen Abweichungen angestrebt, um die Innovationen einsatzfähig und auch akzeptabel zu machen, die allerdings das Niveau der Expertenstandards gesenkt hätten. So wurde beispielsweise im Rahmen des Entlassungsmanagements der Anruf 48 Stunden nach Entlassung zur Überprüfung, ob die Weiterversorgung gesichert ist, in einem Fall von einigen AG-Mitgliedern als nicht zu den Aufgaben der Krankenhausstation gehörend eingeschätzt. In anderen Fällen wurden umgekehrt die Ziele der Innovation zu hoch gesteckt. So strebten einige AG-Mitglieder bei der Kontinenzförderung weitgehende Vermeidung von Inkontinenz an, die bei der Klientel der Pflegeeinheit aber nicht zu erreichen war. Auch kam es vor, dass manchen AG-Mitgliedern das Thema als zu komplex erschien, wie z. B. bei der Pflege von Menschen mit chronischen Wunden, die ein hohes Spezialwissen erfordert. In all diesen Fällen kam es zum Absinken der Motivation, was geschicktes Gegensteuern der jeweiligen Projektbeauftragten erforderte, die z. B. eine Wundexpertin zur Teilnahme an der AG gewann und so die Ängste vor Überforderung abmildern konnte. Auch verlangten einige AG-Mitglieder bei der Sturzprophylaxe ein Einschätzungsinstrument für das Sturzrisiko, obwohl keines der in der Praxis verwendeten Instrumente als zuverlässig eingestuft und dementsprechend von der Expertinnen-Arbeitsgruppe auch keines empfohlen wurde.

Für die Projektbeauftragten bedeutete dies in diesen Fällen eine Gratwanderung, da sie mit Praxiserfordernissen begründete Vorschläge von AG- oder Team-Mitgliedern, die nicht mit dem im Expertenstandard beschriebenen Vorgehen übereinstimmten, nicht einfach ablehnen, andererseits einer Senkung des Niveaus der Innovation auch nur sehr begrenzt zustimmen konnten. So war bei der Förderung der Harnkontinenz bisweilen eine intensive Auseinandersetzung mit dem Thema notwendig, bevor klar wurde, dass Kontinenzförderung nicht nur die Kompensation von Inkontinenz bedeutet. Erst danach konnte für die mit der Kontinenzförderung verbundenen Ziele (wie Ermittlung des Kontinenzprofils und Bestimmung eines individuellen Förderziels) und Maßnahmen (wie regelmäßig angebotener Toilettengang und unmittelbares Reagieren auf den Wunsch von Patientinnen und Bewohnerinnen, die Toilette aufzusuchen) Akzeptanz erreicht werden. Diesen Einzelfällen stand das große Engagement in den meisten Arbeitsgruppen und Teams der modellhaften Pflegeeinheiten gegenüber, die eine Vielzahl wichtiger innovativer Inhalte in ihre Praxis einführten. Das reicht von der systematischen Einschätzung der entsprechenden Risiken, z. B. für Sturz oder Mangelernährung, der Verantwortungsübernahme im multiprofessionellen Team für die Koordination vieler Maßnahmen, wie beispielsweise im Entlassungsmanagement, bis zur Übernahme neuer Aufgaben, z. B. in der Beratung von Patienten und Bewohnern und Angehörigen.

6.7 Wissenstransfer: Verbindliche Einführung des Standards

Die eigentliche Einführung der Expertenstandards schloss an den Testlauf der Schulungen und Anleitungen an und beinhaltete im Kern dasselbe Vorgehen: *face-to-face*-Anleitung, Rückversicherungsmöglichkeiten und fachliche Supervision, weshalb eine erhöhte Präsenz der Projektbeauftragten in den Pflegeeinheiten erforderlich war, um als Ansprechpartnerin zur Verfügung zu stehen. *Triability*, die Möglichkeit, eine Intervention zu testen und die besten Bedingungen für ihre Einführung auszuprobieren, z. B. Absprachen mit anderen Akteuren über geeignete Kommunikations- und Kooperationsformen zu treffen, nennen Damschroder et al. (2009, S. 6) diese wichtige Eigenschaft bei der Einführung einer Innovation. Häufig waren auch unvorhergesehene Fragen zu beantworten. So stellte sich bei Gesprächen mit Angehörigen beim Entlassungsmanagement heraus, dass diese großes Misstrauen hegten, da sie bei den Vorschlägen der Pflegefachkräfte Mehrkosten auf sich zukommen sahen oder die Aussicht auf Verbesserung des Gesundheitszustandes ihres Angehörigen mit der Sorge um Herabsetzung der Pflegestufe und entsprechender Leistungsminderung der Pflegeversicherung verbanden. Bisweilen dauerten Assessmentgespräche mit Patientinnen erheblich länger als veranschlagt, weil diese angesichts der Aufmerksamkeit der Pflegefachkraft die Gelegenheit nutzen, endlich einmal ihre Sorgen und ihre bisweilen auch schier ausweglose Situation zu schildern. Bisweilen war das Umdenken in den Teams noch nicht bei den einzelnen Abläufen angekommen. So taten sich bei der Kontinenzförderung einige Teams in den Krankenhäusern schwer damit, zur Feststellung des Kontinenzprofils ein Miktionsprotokoll zu führen, da ihnen dies zu langwierig und aufwändig war.

Die verbindliche Einführung der Standards ist auf fast allen modellhaften Pflegeeinheiten gelungen. Dieser große Erfolg ist überwiegend der Arbeit der Projektbeauftragten und der AG-Mitglieder geschuldet, die den Pflegeteams zur Seite standen und die Einführung gerade der innovativen Elemente erst möglich machten. Ohne die zusätzlichen Ressourcen in den Projekten wäre dieser Schritt – da waren sich alle Projektbeauftragten einig – nicht in dem Maße möglich gewesen, denn die Änderung von Handlungsroutinen hat stets Auswirkungen auf den gesamten Prozessablauf und verursacht daher Unsicherheiten, die bearbeitet werden müssen.

6.8 Erkenntnisse aus den Audits für Patienten, Bewohner und Pflegefachkräfte

In der überwiegenden Zahl der modellhaften Pflegeeinrichtungen konnte die angestrebte Zahl von 40 zu auditierenden Patientinnen und Bewohnerinnen annähernd erreicht werden, in einigen Fällen wurde diese Zahl auch überschritten. Im Durchschnitt konnten 33,4 Patientinnen und Bewohnerinnen pro Pflegeeinheit auditiert werden. In den Fällen mit geringeren Zahlen waren einrichtungsabhängig überwiegend zwei Gründe verantwortlich: In den Krankenhäusern waren auf den Modellpflegeeinheiten im Auditzeitraum weniger Patientinnen und Bewohnerinnen mit dem entsprechenden Risiko vorhanden als erwartbar war, und in der stationären Altenhilfe und der ambulanten Pflege begrenzten die strukturellen Bedingungen deren Zahl, z. B. die Patientinnenzahlen eines ambulanten Pflegedienstes oder die Größe der Wohnbereiche in der stationären Altenhilfe. Die Audits zum Abschluss der Implementierungsprojekte haben sich nicht nur erfolgreich als Innovation einführen lassen, vielmehr ist es in fast allen Projekten gelungen, dieses Instrument als positive Wertschätzung der Arbeit, als Sichtbarmachen der pflegerischen Leistung auch gegenüber anderen Berufsgruppen und als Grundlage weiterer Qualitätsverbesserungen positiv zu besetzen. Dies soll im Folgenden an einigen grundlegenden Auditergebnissen deutlich gemacht werden.

6.8.1 Assessment

In allen Projekten zeigten sich für die Assessmentebenen der Expertenstandards hohe Umsetzungsgrade, wie Tab. 6.4 zeigt (▶ Tab. 6.4).

Tab. 6.4: Auditergebnisse der Assessmentebenen

Expertenstandard (Implementierungsjahr)	Assessment	Auditergebnis
Dekubitusprophylaxe (2000)	• systematische Erfassung des Dekubitusrisikos	80 %
	• Wiederholung der Einschätzung nach Veränderung der Pflegesituation	78 %
Entlassungsmanagement (2003)	• initiales Assessment für Versorgungsdefizite	94 %
	• differenziertes Assessment des Unterstützungsbedarfs nach Entlassung	84 %
Schmerzmanagement (2004)	• initiale Einschätzung zum Vorliegen von Schmerzen	87 %
	• systematisches Assessment der Schmerzsituation	88 %
Sturzprophylaxe (2005)	• systematische Einschätzung des Sturzrisikos	93 %
	• Wiederholung der Einschätzung nach Sturz oder Veränderung der Pflegesituation	84 %
Kontinenzförderung (2006)	• Einschätzung von Risikofaktoren für eine Harninkontinenz	96 %

Tab. 6.4: Auditergebnisse der Assessmentebenen – Fortsetzung

Expertenstandard (Implementierungsjahr)	Assessment	Auditergebnis
	• differenzierte Einschätzung der Kontinenzsituation	88 %
	• Kontinenzprofile	90 %
Chronische Wunden (2008)	• Einschätzung von wund- und therapiebedingten Einschränkungen	86 %
	• Einschätzung der Selbstmanagementkompetenzen	79 %
	• Anamnese der Wundsituation	90 %
Ernährungsmanagement (2009)	• Erfassung von Risikofaktoren für eine Mangelernährung	95 %
	• Erfassung von Anzeichen für Mangelernährung	97 %
	• Assessment der Ernährungssituation	87 %

Alle Auditergebnisse zeigen dabei hohe Zielerreichungsgrade zwischen 78 % und 97 %. Insbesondere initiale Einschätzungen, aber auch Folgeeinschätzungen gelangen zu einem hohen Grad. Ebenso konnten umfangreichere Assessmentverfahren in die Pflegeprozesse integriert werden. Im Umgang mit den Erhebungsverfahren zeigen sich im Zeitverlauf der Implementierungsprojekte Entwicklungen. Der Einsatz standardisierter Verfahren, z. B. zum Vorliegen eines Dekubitusrisikos oder zum Bedarf für eine poststationäre Versorgung, war in den Einrichtungen zum Zeitpunkt der ersten drei Implementierungsprojekte in den Jahren 2000–2004 keinesfalls etabliert und gehörte nicht zu routinemäßig ausgeübten Tätigkeiten der Pflegefachkräfte. Erste Anzeichen für eine Veränderung dieser Situation ergaben sich mit der Einführung des Expertenstandards »Sturzprophylaxe« im Jahre 2005. Auf die Empfehlung eines standardisierten Assessments wurde mangels Qualität der Instrumente verzichtet, allen Einrichtungen stand in der Kommentierung des Expertenstandards eine Übersicht von Faktoren zur Verfügung, die auf ein mögliches Sturzrisiko hindeuteten und als Grundlage für eine systematische Anamnese genutzt werden sollten. Hier zeigte sich eine hohe Beteiligung der Pflegefachkräfte an Fortbildungen, die von den Projektbeauftragten dem wachsenden Bewusstsein der Pflegefachkräfte für die Bedeutung einer systematischen, individuellen Risikoeinschätzung der Patientin oder Bewohnerin zugeschrieben wird. Erinnert sei dabei gleichwohl an die Forderung nach standardisierten Skalen, von denen sich die Pflegefachkräfte Sicherheit bei der Risikoeinschätzung versprachen (▶ Kap. 6.6).

Die empfohlenen Einschätzungs- und Anamneseverfahren bei der Implementierung der Expertenstandards zur Kontinenzförderung im Jahre 2006, zur Pflege von Menschen mit chronischen Wunden im Jahre 2008 und zum Ernährungsmanagement im Jahre 2009 weisen einen höheren inhaltlichen Innovationsgrad und eine größere Komplexität auf als die Verfahren der vorherigen Expertenstandards. Dies betrifft im Einzelnen die Kontinenzprofile, die mehrschrittigen Verfahren zur Einschätzung von

Lebensqualität und Wundsituation von Menschen mit einer chronischen Wunde sowie zum Screening und tiefergehenden Assessment der Ernährungssituation von Patientinnen und Bewohnerinnen. Die Umsetzung der Assessments gelang in den Implementierungsprojekten dennoch über Erwarten gut, zumal bestätigt wurde, dass sie wichtige Hinweise für die weitere Planung pflegerischer Maßnahmen gaben. Das heißt, dass – zumindest in den modellhaften Implementierungsprojekten – ein Prozess der zunehmenden Integrierung von Assessments in das Routinehandeln der Pflegepraktikerinnen zu beobachten ist.

Dennoch sollten die hohen Zielerreichungsgrade nicht darüber hinweg täuschen, dass die Anwendung dieser komplexen Verfahren im Pflegealltag mit anderen Aufgaben, auch mit anderen Anteilen der Pflegeanamnese, kollidiert und einen hohen Zeitfaktor darstellt. Erfahrene Projektbeauftragte stellten im Rahmen der Expertenstandardeinführungen einen steigenden Dokumentationsaufwand fest und bemängelten, dass es nur in wenigen Fällen gelang, Assessments miteinander zu verzahnen, um eine mehrfache Erhebung einzelner Kriterien, z. B. zur Mobilität von Patientinnen oder Bewohnerinnen, zu vermeiden. Zu diesem Problem tragen mehrere Faktoren bei, genannt seien externe Prüfverfahren, die das Vorliegen formalisierter Pflegeanamnesen erfordern oder die Anwendung weitgehend vorgefertigter Pflegedokumentationssysteme mit Ankreuz- oder Anklickmöglichkeiten mit dem Charakter eines Tätigkeitsnachweises. Abhilfe sehen die Projektbeauftragten in Pflegeanamnesen, die z. B. die Erhebung aller notwendigen Informationen bündeln und einzelne Initialassessments zur Frage nach dem Vorliegen bestimmter Risiken vermeidbar machen. Dies kann durch die Erkenntnis befördert werden, dass, wie zur Einschätzung des Dekubitusrisikos und des Sturzrisikos im Rahmen der Aktualisierung der Expertenstandards aufgezeigt, eine systematische Anamnese durch eine Pflegefachkraft der Anwendung von standardisierten Skalen hinsichtlich der Ergebnisse zumindest gleichwertig, wenn nicht gar überlegen ist. Die Entwicklung eines einheitlichen und übergreifenden Pflegeassessments steht allerdings noch aus, obwohl im Rahmen von Projekten zur Begutachtung der Pflegebedürftigkeit wichtige Instrumente dafür entwickelt wurden (Wingenfeld et al. 2008).

6.8.2 Koordination von Maßnahmen im Rahmen von Verfahrensregelungen

Mit den Verfahrensregelungen betraten die meisten Projekteinrichtungen, die erstmalig einen Expertenstandard implementierten, Neuland. Daher ist die Tatsache, dass in fast allen Fällen die in den Expertenstandards geforderten Verfahrensregelungen im Projektverlauf vereinbart und autorisiert werden konnten, ein wichtiger Erfolg sowohl für die Pflege als auch für die interdisziplinäre Kooperation. Multidisziplinär zusammengesetzte Arbeitsgruppen sowie die Einbindung von Leitungspersonen begünstigten die Entwicklung von Verfahrensregelungen. Die Ausprägung notwendiger der Koordinationsleistungen unterschied sich, sie reichte von der Weitergabe von Informationen über die Dekubitusgefährdung der Patientinnen und Bewohnerinnen an andere Berufsgruppen bis zu umfangreichen Kooperations- und Koordinationsherausforderungen beispielsweise beim Ernährungsmanagement. Zentrale Kooperationsbereiche ergaben sich hier zwischen Pflegefachkräften und Mitarbeiterinnen aus Küche und Hauswirtschaft, mit Physio-, Ergotherapeutinnen und Logopädinnen zur Koordination bedarfsgerechter Maßnahmen und mit Ärztinnen, wenn es um die Behandlung und Therapie mangelernährter Patientinnen oder Bewohnerinnen sowie die Verordnung spezifischer Maßnahmen zur Prävention einer Mangelernährung ging. Hinzu kamen in der stationären Altenhilfe externe Ernährungsberater und die immerwährende Einschränkung durch die räumliche Entfernung zu den Kooperationspartnern, insbesondere zu Hausärzten und niedergelassenen Therapeutinnen.

Dieses Problem trat für ambulante Pflegedienste, die eine nur geringe institutionelle Anbindung an andere Berufsgruppen aufweisen, noch stärker in den Vordergrund. Bei allen organisatorischen Unterschieden ist es dennoch nahezu allen Einrichtungen gelungen, interdisziplinäre Verfahrensregeln zu entwickeln, nur in einigen Einrichtungen blieb es bei monodisziplinären Vorgehensweisen.

Die Umsetzung der Verfahrensregeln und damit die Ausgestaltung der Koordinationsfunktion der Pflegefachkräfte gelangen in der Regel gut, nur in zwei Implementierungsprojekten zu einem geringeren Grad, wie Tab. 6.5 zeigt (▶ Tab. 6.5):

Tab. 6.5: Ausgewählte Zielerreichungsgrade zur Koordinationsfunktion der Pflegefachkräfte

Expertenstandard	Koordinationsfunktion	Zielerreichungsgrad
Dekubitusprophylaxe (2000)	verbindliche Fortführung der prophylaktischen Maßnahmen	5 von 15 Einrichtungen (33 %)
Entlassungsmanagement (2003)	Abstimmung mit intern beteiligten Berufsgruppen	94,3 %
Schmerzmanagement (2004)	Umsetzbarkeit der Verfahrensregel	91,7 %
Sturzprophylaxe (2005)	Koordination von Interventionen	89,2 %
Kontinenzförderung (2006)	Koordination multidisziplinärer Behandlungen	74,1 %
Chronische Wunden (2008)	Koordination der Maßnahmen	93,2 %
Ernährungsmanagement (2009)	Koordination der Maßnahmen	90,0 %

Dekubitusprophylaxe ist überwiegend Pflegeaufgaben mit nur wenigen Schnittstellen. Offenbar war es schwer, andere Berufsgruppen für dieses Thema zu sensibilisieren, und auch das Management der meisten Implementierungseinrichtungen des Pilotprojektes sah nicht die Notwendigkeit einer interdisziplinären Verfahrensregelung. Aufgrund dieser Erfahrung hat das wissenschaftliche Team des DNQP in den Folgeprojekten verstärkt Wert auf diesen Bereich gelegt, und es konnten insgesamt erhebliche Verbesserungen erzielt werden. Nur beim Projekt zur Förderung der Harnkontinenz berichteten einige Krankenhäuser, dass das Interesse an einer interdisziplinären Zusammenarbeit seitens der Ärztinnen davon abhing, ob die Inkontinenzproblematik von Patientinnen mit einer vergütungsrelevanten Diagnosestellung einherging. Auch für die anderen Einrichtungsarten waren ähnliche Kooperationsprobleme zu verzeichnen. Als Beispiel gelungener Kooperationen steht die Erfahrung der Krankenhäuser bei der Einführung des Ernährungsmanagements, wobei im Vorfeld größere Schwierigkeiten bei der Zusammenarbeit der Pflege mit Hauswirtschaft und Küche angenommen wurden als tatsächlich eintraten, was laut Projektbeauftragten damit zusammenhing, dass die Berufsgruppen ihren jeweiligen Beitrag zur

Ernährung der Patientinnen definieren und respektieren konnten.

6.8.3 Planung von Maßnahmen

In fünf der sieben Implementierungsprojekte lagen für die Planung spezifischer Pflegemaßnahmen zu den innovativen Inhalten der Expertenstandards hohe bis sehr hohe Zielerreichungsgrade zwischen 83 % und 91 % vor. Die Gründe hierfür wurden bereits im Rahmen der Umsetzung der Assessment-Ebene diskutiert und gelten vermutlich auch hier. Zudem galt es im Rahmen der Umsetzung einiger Expertenstandards, z. B. Sturzprophylaxe und Förderung der Harnkontinenz, neue Dokumentationsmaterialien anzuwenden, was eine hohe Anforderung darstellt, andererseits aber auch zu einer gesteigerten Aufmerksamkeit für diese Verfahrensschritte geführt haben mag. Die Maßnahmenplanung zum Ernährungsmanagement gestaltete sich offensichtlich schwieriger, hier lag nur in den Einrichtungen der stationären Altenhilfe zu einem hohen Prozentsatz ein individueller Maßnahmenplan vor. In den ambulanten Pflegediensten und den Krankenhäusern konnte diese Standardebene nur zu etwa 70 % umgesetzt werden. In den Krankenhäusern ist dieses Ergebnis zu einem großen Teil mit geringen Verweildauern zu erklären, die eine Individualisierung von ernährungsbezogenen Maßnahmen nicht ermöglichten oder erforderten. In den ambulanten Pflegediensten wirkten sich die nur partielle Anwesenheit der Pflegefachkräfte bei den Patientinnen und der oftmals nicht vorliegende pflegerische Auftrag zum Ernährungsmanagement qualitätsmindernd aus. Die Pflegefachkräfte konzentrierten sich angesichts der begrenzten Möglichkeiten eher auf vor- und nachbereitende Maßnahmen, z. B. das Positionieren von Speisen und Getränken bei allein lebenden Patientinnen, oder suchten Möglichkeiten, Angehörige zur bedürf-nis- und bedarfsgerechten Unterstützung der Patientinnen anzuleiten.

6.8.4 Durchführung von Maßnahmen

Der Innovationsgrad empfohlener Maßnahmen war in der Regel hoch, dies gilt sowohl hinsichtlich einzelner Maßnahmen als auch hinsichtlich ihrer Einbindung in den gesamten Versorgungskontext. Zunächst galt es, mit Arbeitsroutinen zu brechen. So herrschte lange Zeit die tradierte Annahme vor, Lagerungsintervalle von zwei Stunden seien adäquat für die Druckentlastung zur Dekubitusprophylaxe. Der Expertenstandard allerdings empfahl, Lagerungs- bzw. Bewegungspläne *individuell* auszurichten. Die Innovation bestand also weniger in der Durchführung der eigentlichen Lagerung als vielmehr in der notwendigen Anpassung von zeitlichen Abläufen der Stationen und Wohnbereiche an den individuellen Bedarf der Patienten und Bewohner. Allen Einrichtungen ist es zu einem hohen Grad gelungen, Maßnahmen umzusetzen und in das Pflegehandeln zu integrieren, im Durchschnitt aller Projekte lagen die Zielerreichungsrade zur Umsetzung von Maßnahmen bei etwa 90 %. Auch die befragten Patientinnen und Bewohnerinnen bestätigten die erfolgreiche Umsetzung der Maßnahmen.

Alle Implementierungsberichte zeigen auf, dass es Pflegefachkräften weitgehend gelungen ist, Patientinnen und Bewohnerinnen in die Planung und Durchführung der Maßnahmen einzubeziehen. Dies ist beispielsweise im Rahmen zeitlicher Koordination der Wundversorgung in der ambulanten Pflege oder durch die Beteiligung an einer Umgebungsanpassung zur Sturzprophylaxe geschehen. Hohe Zielerreichungsgrade erreichte im Audit zur Kontinenzförderung auch die Frage nach unverzüglicher Reaktion auf die Bitte um Hilfestellung bei der Ausscheidung, obwohl dieses Kriterium zuvor mit Blick auf die zum Teil angespannte Personalsituation in den Krankenhäusern und den Einrichtungen der stationären Altenhilfe und nur partiellen Anwesenheit der Pflegefachkräfte bei den Patientinnen der ambulanten Pflege von der Pflegepraxis kritisch aufgenommen wurde. Offensichtlich ist es in diesen Fällen gelungen, die Personalplanungen anzupassen und durch Anleitung und Schulung von Angehörigen in der ambulanten Pflege für eine im Sinne der Patientinnen ausreichende Kontinuität der Unterstützung zu sorgen. Lediglich bei Maßnahmen in Verbindung mit medizinisch orientierten Behandlungen und Verfahren, wie z. B. der Nebenwirkungsprophylaxe oder -behandlung beim Schmerzmanagement, waren sie geringer, was der Abhängigkeit von den angewendeten ärztlichen Therapien, aber auch, wie den Projektberichten zu entnehmen ist, dem relativ geringen Anteil an Fortbildungen zu diesem Themenkomplex geschuldet sein kann.

6.8.5 Edukation von Patienten, Bewohnern und Angehörigen

Trotz der hohen Relevanz der Edukation, gemeint sind alle Formen der Information, Schulung, Anleitung und Beratung, gestaltete sich die Umsetzung schwierig. Dies schlug sich in vergleichsweise niedrigen Zielerreichungsgraden für die Dokumentation geleisteter Beratungen, Schulungen oder Informationsgaben nieder. Entsprechende Hinweise fanden sich in nur etwa 57 % (Ernährungsmanagement) bis maximal 85 % (Sturzprophylaxe) der eingesehenen Pflegedokumentationen als niedrigstem und höchstem Wert. Tab. 6.6 zeigt einen Überblick über die Hinweise auf geleistete Beratungen in den eingesehenen Pflegedokumentationen im Vergleich mit Angaben der befragten Patientinnen und Bewohnerinnen (▶ Tab. 6.6).

Tab. 6.6: Zielerreichungsgrade zur Beratung von Patientinnen und Bewohnerinnen

Expertenstandard	Hinweise auf geleistete Beratung in der Pflegedokumentation	Angaben von Patientinnen und Bewohnerinnen
Dekubitusprophylaxe (2000)	k. A.	71 %
Entlassungsmanagement (2003)	75 %	94 %
Schmerzmanagement (2004)	62 %	73 %
Sturzprophylaxe (2005)	85 %	81 %
Kontinenzförderung (2006)	76 %	80 %
Chronische Wunden (2008)	73 %	84 %
Ernährungsmanagement (2009)	57 %	58 %

Es fällt auf, dass die befragten Patientinnen und Bewohnerinnen bis auf eine Ausnahme (Sturzprophylaxe) zu einem höheren als dem durch Pflegefachkräfte dokumentierten Grad angaben, Informationen oder Schulungen erhalten zu haben. Dies deutet darauf hin, dass Informationen und Anleitungen der Patientinnen und Bewohnerinnen eher in andere Pflegeleistungen eingebettet wurden oder nicht als spezifische Angebote verstanden und dementsprechend nicht als dokumentationswürdig angesehen wurden. Zur Pflege von Menschen mit chronischen Wunden und beim Ernährungsmanagement wurden zusätzlich auch die Pflegefachkräfte befragt, ob es ihnen möglich war, pflegerische

Beratung anzubieten. In beiden Projekten bestätigten sie dies zu einem höheren Grad (84 % bzw. 72 %), als die Beratungen in den Dokumentationen vermerkt waren (73 % bzw. 57 %). Auch das spricht für eine implizite Beratungskultur, die keinen Eingang in die Pflegedokumentation fand.

In den Einrichtungsarten zeigen sich freilich unterschiedliche Gründe für die Schwierigkeiten im Umgang mit edukativen Aufgaben. Im Krankenhaus berichten die Projektbeauftragten darüber, dass bei den Patientinnen meist akute Problematiken im Vordergrund standen und nicht Fragen des langfristigen Krankheitsmanagements, weshalb sie gegenüber Beratungsangeboten weniger aufnahmefähig waren. In der stationären Altenhilfe lagen die Probleme der Pflegefachkräfte, Beratungen anzubieten, eher in eingeschränkter Kognition der Bewohnerinnen. Für die ambulanten Pflegedienste stellte demgegenüber Beratung ein zentrales Mittel dar, um die nur partielle Anwesenheit der Pflegefachkräfte bei den Patientinnen auszugleichen. So wurden Beratungsbesuche genutzt, um zum Beispiel Unterstützung bei Wohnraumanpassung zur Sturzprophylaxe oder zur Anleitung von Angehörigen zum Führen von Ernährungsprotokollen zu gewähren. Dennoch berichteten Projektbeauftragte von den Schwierigkeiten der Pflegefachkräfte, in der Häuslichkeit ihrer Patientinnen Beratungen anzubieten, die so sensibel gestaltet waren, dass sie nicht als Einmischung in die Privatsphäre der Patientinnen und ihrer Angehörigen verstanden wurden. Die Patientinnen selbst gaben in den Audits allerdings an, dass ihnen die Beratungen geholfen haben und ihnen Inhalte so vermittelt wurden, dass sie verständlich und hilfreich waren.

Über alle Implementierungsprojekte hinweg deutet sich ein fortbestehender Nachholbedarf zum Thema Edukation in der Pflege an. Auffällig sind in allen Projekten die zunächst geringen Fortbildungsangebote zu diesem Themenkomplex und der subjektiv empfunden hohe, weiterhin bestehende Fortbildungsbedarf der Pflegefachkräfte zum Ende der Implementierungsprojekte. Dieser angezeigte Bedarf lässt auf eine Sensibilisierung der Pflegefachkräfte schließen, die im Laufe der Expertenstandardanwendung die Relevanz des Themas erkannt haben, denn zu Beginn der Projekte wurde, wie in Kapitel 6.5 bereits dargestellt, ein geringerer Fortbildungsbedarf identifiziert.

6.8.6 Evaluation

Die Aussagen aus den Pflegedokumentationen und der Patientinnen- und Bewohnerinnenbefragung zu den Ergebnissen pflegerischer Maßnahmen, z. B. zu erreichter Schmerzlinderung, zur subjektiv wahrgenommenen Veränderung der Kontinenzsituation oder zur Stimmigkeit der Entlassungsplanung, bieten grundsätzlich Zweierlei. Sie geben Pflegefachkräften im Einzelfall eine individuelle Rückmeldung ihres Handelns und sind damit eine verlässliche Evaluationsquelle, und sie ermöglichen einen patientinnen- oder bewohnerinnenübergreifenden Nachweis der Effekte pflegerischen Handelns. In beiden Fällen konnten die im Rahmen des Audits bewährten Fragen und Vorgehen genutzt werden, sowohl für die einzelfallbezogene Evaluation als auch für einrichtungsweite Erhebungen. Je nach Standard variieren die Sachverhalte, die im Rahmen des Audits evaluiert werden, wie Tab. 6.7 exemplarisch zeigt (▶ Tab. 6.7).

Im Rahmen des Audits konnten bei den abschließenden Ergebniskriterien überwiegend hohe Zielerreichungsgrade festgestellt werden. Diese unterscheiden sich allerdings in ihrer Art. Einige Kriterien hängen vom Zustand der Patientinnen und Bewohnerinnen ab (Ernährung, Wund- oder Kontinenzsituation, Dekubitus), andere vom Handeln der Pflegekräfte (Überprüfung der Entlassungsplanung und der Schmerzmedikation sowie Sturzdokumentation). Letztere weisen direkt auf die Evaluation durch die Pflegefachkräfte hin. Bis auf die sehr innovative

Tab. 6.7: Ausgewählte Zielerreichungsgrade zur Evaluation

Expertenstandard	Gegenstand der Evaluation	Zielerreichungsgrad
Dekubitusprophylaxe (2000)	Kein neuer Dekubitus	84,5 %
Entlassungsmanagement (2003)	Überprüfung der Entlassungsplanung 48 St. nach Entlassung	81,5 %
Schmerzmanagement (2004)	Wirksamkeitsüberprüfung der Schmerzmedikation	93,3 %
Sturzprophylaxe (2005)	Sturzdokumentation und Ursachenanalyse	94,1 %
Kontinenzförderung (2006)	Stabilität/Verbesserung der Kontinenzsituation	90,0 %
Chronische Wunden (2008)	Verbesserung der Wundsituation	79,3 %
Ernährungsmanagement (2009)	Verzehrmengen stabil oder angestiegen	68,2 %

Überprüfung der Entlassungsplanung, bei der es größere Verbesserungspotenziale gibt, konnten die Ziele hochgradig erreicht werden. Zieht man hier die ebenfalls hohen bis sehr hohen Zielerreichungsgrade für die Wiederholung von Einschätzungen hinzu (▶ Tab. 6.7), so kann davon ausgegangen werden, dass das in der Pflegepraxis insgesamt stiefmütterlich behandelte Thema der Evaluation durch die Audits zu den Expertenstandards einen Schub erfährt.

Abschließend soll die Wirkung der Audits in den Einrichtungen kurz beleuchtet werden. Alle Projektbeauftragten berichten, dass die Präsentation der Auditergebnisse in ihren Einrichtungen von allen Akteuren der Pflege, zum Teil auch von anderen Berufsgruppen, mit großer Spannung erwartet und mit großem Interesse aufgenommen wurde. Zu dieser hohen Aufmerksamkeit hat die kurze Laufzeit des Projektes – fast alle modellhaften Implementierungseinrichtungen konnten die Audits im Rahmen der vorgesehenen sechs Monate – beigetragen. Die Projektbeauftragten schätzten zwar den Zeitdruck als erheblich ein, bewerteten aber die Vorteile höher, zumal ihnen mit der wissenschaftlichen Begleitung durch das DNQP und den anderen Projektbeauftragten im Implementierungsprojekt externe Hilfen zur Verfügung standen.

In etwa einem Drittel der Einrichtungen, insbesondere in denen mit zentralem Qualitätsmanagement, wurden die erfolgreichen modellhaften Implementierungen zum Anlass genommen, den betreffenden Expertenstandard einrichtungsweit oder in weiteren ausgewählten Abteilungen zu implementieren. In diesen Einrichtungen ist es häufig auch gelungen, regelmäßige Re-Audits durchzuführen, um auf diese Weise den begonnenen Qualitätsentwicklungsprozess gezielt fortsetzen und den Erfolg der pflegerischen Qualitätsarbeit nachweisen zu können.

6.9 Schlussfolgerungen mit Blick auf die regelhafte Implementierung von Expertenstandards ohne externe Begleitung

Lehnen wir uns an dieser Stelle zurück und fragen nach den Lehren aus den sieben Implementierungsprojekten mit 155 Projektgruppen aus 100 Einrichtungen. Zunächst einmal können wir festhalten, dass nicht nur den Expertenstandards die Praxistauglichkeit attestiert werden konnte. Auch das Phasenmodell des DNQP zur Einführung der Standards hat diesen Test bestanden. In der Analyse kristallisieren sich drei kritische Erfolgsfaktoren heraus: die Unterstützung des Managements, der Stand der Pflegeentwicklung und die besondere Rolle der Pflegeexpertinnen als Projektbeauftragte. Geoder Misslingen des Implementierungsprozesses entscheidet sich nach unseren Erfahrungen daher auf mehreren Ebenen:

Grundlegend für das Gelingen der Einführung von Expertenstandards (aber auch Praxisstandards) ist die aktive Übernahme der *Verantwortung für die Rahmenbedingungen durch das Management* der Einrichtung. Insbesondere müssen die zeitlichen und personellen Ressourcen für die Arbeit der Projektbeauftragten, der Arbeitsgruppen, für Fortbildungen des Teams, für den Einführungsprozess selbst, für das abschließende Audit direkt im Anschluss an die Einführung und danach für regelmäßige Re-Audits zur Verfügung gestellt werden.

Notwendig ist eine weit *entwickelte Systematisierung der pflegerischen Arbeit*. Insbesondere die Pflegeprozessmethode einschließlich der Dokumentation sollte sich auf hohem Niveau befinden. Ebenso ist eine patientinnenorientierte Pflegeorganisation erforderlich, im Idealfall das Primary Nursing.

Ebenso sind Erfahrungen mit anspruchsvollen Methoden der dezentralen Qualitätsentwicklung förderlich. Ideal ist der Einsatz der *Methode der stationsgebundenen Qualitätsentwicklung*, da mittels dieser sowohl eine flächendeckende als auch zeitstabile Einführung von Expertenstandards möglich ist, also die Verstetigung von positiven Projektergebnissen optimiert werden kann. Diese Qualitätsarbeit muss in ein *zentrales Qualitätsmanagement* eingebunden sein, das die dezentralen Aktivitäten unterstützt und steuert (vgl. Schiemann & Moers 2004a sowie ▶ Kap. 10). Dies gilt umso mehr, wenn die Expertenstandards flächendeckend eingeführt werden sollen.

Für die Implementierung von Expertenstandards sollten unbedingt *Projektbeauftragte* benannt werden. Als Projektbeauftragte kommen nur Mitarbeiter mit großer Erfahrung in Qualitäts- und Pflegeentwicklung einschließlich der erforderlichen Projektmanagementkompetenz in Frage. Ideal erscheinen für diese Aufgabe pflegewissenschaftlich qualifizierte Expertinnen. Ebenso bedarf es in größeren Einrichtungen der Bildung eines zentralen Qualitätsmanagements mit mehreren akademisch qualifizierten Pflegeexpertinnen, um der Isolation entgegenzuwirken. Darüber hinaus sind zusätzlich zum DNQP als bundesweitem Netzwerk regionale Bildungsträger als Fortbildungs- und Austauschmöglichkeit zu empfehlen.

Unabdingbar ist die Einrichtung von arbeitsfähigen, also eher kleinen *Arbeitsgruppen* von bis zu acht Mitgliedern. Die Einbindung der Leitungsebene der Pflegeeinheit ist dringend zu empfehlen. Ebenso ist, abhängig von den Kooperationserfordernissen, eine multiprofessionelle Zusammensetzung der Arbeitsgruppe insbesondere zur Klärung der Schnittstellen zu empfehlen.

Die themenspezifischen *Fortbildungen* müssen möglichst nah am Ort des Handlungsvollzuges geschehen und die AG-Mitglieder explizit einbinden. Ebenso müssen sie rechtzeitig angeboten werden, um für die Einführung des Standards wirksam werden zu können. Es empfiehlt sich, das Fortbildungskonzept der Einrichtung im Vorfeld auf die geplanten Einführungen von Expertenstandards abzustimmen. Es ist mit langanhaltendem Fortbildungsbedarf zu den Expertenstandardthemen zu rechnen, so dass die Angebote regelmäßig wiederholt werden müssen.

Das *Vorgehen bei der Einführung* selbst sollte sich nach den vier Phasen »Fortbildung – Standardanpassung – Einführung – Audit« richten (▶ Kap. 3.2.5). Anzustreben ist, dass der gesamte Einführungsprozess in einem überschaubaren Zeitraum – bewährt haben sich ca. sechs Monate – stattfindet, um die Motivation der Pflegeteams auf einem hohen Niveau halten zu können.

Das *Audit und die interne Präsentation der Auditergebnisse* können hervorragend als Instrument der Sichtbarmachung und Anerkennung der Leistungen der Pflegeteams genutzt werden. In unseren Projekten wurden die Audits von den Pflegeteams nicht als negative Kontrolle der Pflegekräfte, sondern überwiegend als positive Erfolgskontrolle guter pflegerischer Leistung wahrgenommen. Darüber hinaus liefern sie Anhaltspunkte für weitere Pflegeentwicklung. Eine Verstetigung guter Implementierungsergebnisse wird jedoch nur mit regelmäßigen Re-Audits möglich sein. Diese können mit deutlich geringeren Fallzahlen als 40 Patientinnen oder Bewohnerinnen je Pflegeeinheit durchgeführt werden (▶ Kap. 7). Die Ergebnisse der Re-Audits sollten in die Qualitätsberichterstattung der Einrichtung einfließen, um das Qualitätsniveau der pflegerischen Arbeit auch nach außen transparent zu machen.

Für die notwendige *Verstetigung der Einführung* sind, wie wir aus Berichten unserer Kooperationspartner wissen, zahlreiche Bemühungen notwendig, wie z. B. regelmäßige Wiederholungen der Fortbildungsangebote oder systematische Verbesserungsmaßnahmen bei festgestellten Schwachpunkten in den Re-Audits. Es gibt demgegenüber vereinzelt aber auch Berichte, dass nach Abschluss des Projekts in alte Routinen zurückgefallen wurde, wenn beispielsweise Personalknappheit eintrat (vgl. Galgan 2005). Nach unserer Einschätzung hängt viel von der weiteren Unterstützung der Pflegeeinheiten nach Abschluss eines Implementierungsprojektes durch Pflegeexpertinnen als Projektbeauftragte im Rahmen eines zentralen Qualitätsmanagements ab.

Werden diese Aspekte beachtet, dann ist mit der Einführung der Expertenstandards ein deutlicher Qualitätssprung in der Pflegeentwicklung erreichbar, wie wir mit den modellhaften Implementierungsprojekten zeigen konnten. Dreh- und Angelpunkt jeder Implementierung sind die Projektbeauftragten als *facilitators* mit hoher fachlicher und kommunikativer Kompetenz. Deshalb sei ihre Arbeit abschließend nochmals hervorgehoben.

Die Projektbeauftragten haben zahlreiche komplexe Aufgaben als Projektmanager zu erfüllen, müssen unterschiedliche Rollen einnehmen und unterschiedliche Methoden anwenden, wobei sie auf allerlei Hemmnisse und unvorhergesehene Problemlagen treffen.

- Sie müssen mit dem Management über die notwendigen Ressourcen verhandeln und sind dabei oft Mittler zwischen den Pflegeteams und der oberen Leitungsebene.
- Bei der Bildung der Arbeitsgruppen müssen sie Verbündete auf den Pflegeinheiten suchen und die Motivation fördern. Sie müssen Interdisziplinarität koordinieren und dazu mit den Vertretern anderer, oft statushöherer Berufsgruppen verhandeln.
- Sie müssen Widerstände im Team bearbeiten, mit denen in jedem Einführungsprojekt zu rechnen ist, da Innovationen stets auch auf Widerstand stoßen.
- Sie müssen die Anpassung der innovativen Inhalte der Expertenstandards an die Bedingungen der jeweiligen Pflegeeinheit

betreiben und dabei die Praktikerinnen aktiv einbeziehen. Dabei müssen sie gewährleisten, dass in diesem Transformationsprozess das vereinbarte Niveau der Expertenstandards gewahrt bleibt.

- Sie müssen fachlich kompetent sein, um in der Einführungsphase *face-to-face*-Anleitungen anbieten und dabei motivierend wirken zu können.
- Für die Durchführung der Audits benötigen sie erhebliche qualitätsmethodische Fähigkeiten.

Pflegeexpertinnen als Projektbeauftragte stehen also in einem Spannungsfeld aus Befähigung und Kontrolle, das sich unserer Erfahrung nach nicht einfach auflösen lässt, indem die Aufgaben getrennt würden, da stets beide Aufgaben zugleich zu bewältigen sind. Die Verantwortung für Pflegeentwicklung in einem Projekt kann nicht vom Projektmanagement getrennt werden. Projektbeauftragte müssen Pflegeentwicklung ermöglichen, die Praktikerinnen motivieren und qualifizieren. Ebenso sollen sie aber auch die den Vorgaben des Managements entsprechenden Projektschritte verantworten und müssen dazu auch Leistungen einfordern. Die Einführung eines Expertenstandards ist für alle Mitgliederinnen eines Pflegeteams verbindlich. Die Pflegeexpertinnen benötigen als Projektbeauftragte daher Ambiguitätstoleranz, die aber nicht überfordert werden darf. Sie müssen Spannungen aushalten können, dürfen damit aber nicht allein gelassen werden. Die Einbindung in ein zentrales Qualitätsmanagement kann viele dieser Spannungen entschärfen.

Literatur

Beck, U. & Bonß, W. (1989). Verwissenschaftlichung ohne Aufklärung? Zum Strukturwandel von Sozialwissenschaft und Praxis. In: Beck, U. & Bonß, W. (Hrsg.). Weder Sozialtechnologie noch Aufklärung? Analysen zur Verwendung sozialwissenschaftlichen Wissens. Frankfurt/Main: Suhrkamp, 7–45.

Bellmann, M. (2006). Siemens Management Learning – ein ganzheitlicher Ansatz zur Integration von Lernen und Arbeit. In: Riekhof, H.-C. (Hrsg.). Strategien der Personalentwicklung: mit Praxisbeispielen von Bosch, Linde, Philips, Siemens, Volkswagen und Weka. 6. Auflage. Wiesbaden: Gabler, 253–262.

Damschroder, L.; Aron, D.; Keith, R.; Kirsh, S.; Alexander, J. & Lowery, J. (2009). Fostering implementation of health research findings into practice: a consolidated framework for advancing implementation science. In: Implementation Science, 4. Jg., Nr. 50, 15 Seiten (Open Access).

Dewe, B. (2006). Transfer, Transformation oder Relationierung von Wissen. Theoretische Überlegungen zur berufsbezogenen Wissensforschung. In: Schaeffer, D. (Hrsg.). Wissenstransfer in der Pflege. Ergebnisse eines Expertenworkshops. Veröffentlichungsreihe des Instituts für Pflegewissenschaft (IPW) an der Universität Bielefeld. Bielefeld: IPW, 15–27.

Dixon-Woods, M.; McNicol, S. & Martin, G. (2012). Ten challenges in improving quality in healthcare: lessons from the Health Foundation's programme evaluations and relevant literature. In: BMJ Qual Saf. 21. Jg., Heft 10, 876–884.

Harvey, G.; Loftus-Hill, A.; Rycroft-Malone, J.; Titchen, A.; Kitson, A.; McCormack, B. & Seers, K. (2002). Getting evidence into practice: the role and function of facilitation. In: Journal of Advanced Nursing. 37. Jg., Heft 6, 577–588.

Galgan, M. (2005). Einflüsse auf die Verstetigung des Expertenstandards Dekubitusprophylaxe in der Pflege nach der Implementierungsphase. Unveröff. Masterarbeit. Witten/Herdecke: Private Universität Witten/Herdecke, Inst. für Pflegewissenschaft.

Kitson, A. (2008). The need for systems change: reflections on knowledge translation and organizational change. In: Journal of Advanced Nursing. 65. Jg., Heft 1, 217–228.

Kitson, A.; Harvey, G. & McCormack, B. (1998). Enabling the implementation of evidence based practice: a conceptual framework. In: Quality in Health Care. 7. Jg., Heft 3, 149–158.

Meyer, G. & Köpke, S. (2012). Wie kann der beste pflegewissenschaftliche Kenntnisstand in die Praxis gelangen? In: Pflege & Gesellschaft. 17. Jg., Heft 1, 36–44.

Moers, M. & Schiemann, D. (2000). Das Projekt »Pflegediagnostik« im Universitätsspital Zürich. Ergebnisse einer externen Evaluation zur Projekteinführung, -durchführung und -steuerung. In: Müller-Kohlenberg, H. & Münstermann, K. (Hrsg.). Qualität von Humandienstleistungen. Opladen: Leske & Budrich, 149–164.

Moers, M. & Schiemann, D. (2004). Die Implementierung des Expertenstandards Entlassungsmanagement in der Pflege. In: DNQP (Deutsches Netzwerk für Qualitätsentwicklung in der Pflege) (Hrsg.). Expertenstandard Entlassungsmanagement in der Pflege. Entwicklung, Konsentierung, Implementierung. Osnabrück: DNQP, 116–144.

Moers, M. & Schiemann, D. (2005). Die Implementierung des Expertenstandards Schmerzmanagement in der Pflege. In: DNQP (Deutsches Netzwerk für Qualitätsentwicklung in der Pflege) (Hrsg.). Expertenstandard Schmerzmanagement in der Pflege bei akuten oder tumorbedingten chronischen Schmerzen. Entwicklung, Konsentierung, Implementierung. Osnabrück: DNQP, 122–152.

Moers, M. & Schiemann, D. (2006a). Expertenstandards in der Pflege – Implementation als Strategie des Wissenstransfers. In: Schaeffer, D. (Hrsg.). Wissenstransfer in der Pflege. Ergebnisse eines Expertenworkshops. Veröffentlichungsreihe des Instituts für Pflegewissenschaft (IPW) an der Universität Bielefeld. Bielefeld: IPW, 41–62.

Moers, M. & Schiemann, D. (2006b). Implementierung des Expertenstandards Sturzprophylaxe in der Pflege. In: DNQP (Deutsches Netzwerk für Qualitätsentwicklung in der Pflege) (Hrsg.). Expertenstandard Sturzprophylaxe in der Pflege. Entwicklung, Konsentierung, Implementierung. Osnabrück: DNQP, 116–160.

Moers, M.; Schiemann, D. & Stehling, H. (2007). Implementierung des Expertenstandards Förderung der Harnkontinenz in der Pflege. In: DNQP (Deutsches Netzwerk für Qualitätsentwicklung in der Pflege) (Hrsg.). Expertenstandard Förderung der Harnkontinenz in der Pflege. Entwicklung – Konsentierung – Implementierung. Osnabrück: DNQP, 125–172.

Moers, M.; Schiemann, D. & Stehling, H. (2009). Implementierung des Expertenstandards Pflege von Menschen mit chronischen Wunden. In: DNQP (Deutsches Netzwerk für Qualitätsentwicklung in der Pflege) (Hrsg.). Expertenstandard Pflege von Menschen mit chronischen Wunden. Entwicklung – Konsentierung – Implementierung. Osnabrück: DNQP, 163–212.

Nutely, S.; Walters, I. & Davies, H. (2007). Using Evidence. How Research can Inform Public Services. Bristol, UK: Policy Press.

Quasdorf, T.; Hoben, M.; Riesner, C.; Dichter, M. & Halek, M. (2013). Einflussfaktoren in Disseminations- und Implementierungsprozessen. In: Pflege & Gesellschaft. 18. Jg., Heft 3, 235–252.

Roes, M.; Buscher, I. & Riesner, C. (2013). Implementierungs- und Disseminationsforschung – ein notwendiger Diskurs. In: Pflege & Gesellschaft. 18. Jg., Heft 3, 213–235.

Rycroft-Malone, J. & Bucknall, T. (Hrsg.) (2010). Models and Frameworks for Implementing Evidence-Based Practice: Linking Evidence to Action. Oxford, UK: Wiley-Blackwell.

Rycroft-Malone, J. (2010). Promoting Action on Research Implementation in Health Services (PARIHS). In: Rycroft-Malone, J. & Bucknall, T. (Hrsg.). Models and Frameworks for Implementing Evidence-Based Practice: Linking Evidence to Action. Oxford, UK: Wiley-Blackwell, 109–135.

Schaeffer, D. (Hrsg.) (2006). Wissenstransfer in der Pflege. Ergebnisse eines Expertenworkshops. Veröffentlichungsreihe des Instituts für Pflegewissenschaft (IPW) an der Universität Bielefeld. Bielefeld: IPW, 99 Seiten.

Schelhase, T. (2012). Statistische Krankenhausdaten: Diagnose der Krankenhauspatienten 2009. In: Klauber, J.; Geraedts, J.; Friedrich, J. & Wasem, J. (Hrsg.). Krankenhausreport 2012. Stuttgart: Schattauer, 377–405.

Schiemann, D. & Moers, M. (2004a). Werkstattbericht über ein Forschungsprojekt zur Weiterentwicklung der Methode der Stationsgebundenen Qualitätsentwicklung in der Pflege. (mit einem Kapitel von Andreas Fierdag). Schriftenreihe des Deutschen Netzwerks für Qualitätsentwicklung in der Pflege. Osnabrück: DNQP (Deutsches Netzwerk für Qualitätsentwicklung in der Pflege).

Schiemann, D. & Moers, M. (2004b). Die Implementierung des Expertenstandards Dekubitusprophylaxe in der Pflege. In: DNQP (Deutsches Netzwerk für Qualitätsentwicklung in der Pflege) (Hrsg.). Expertenstandard Dekubitusprophylaxe in der Pflege. Entwicklung, Konsentierung, Implementierung. 2. Auflage. Osnabrück: DNQP, 101–122.

Schiemann, D.; Moers, M. & Stehling, H. (2010). Implementierung des Expertenstandards Ernährungsmanagement zur Sicherstellung und Förderung der oralen Ernährung in der Pflege. In: DNQP (Deutsches Netzwerk für Qualitätsentwicklung in der Pflege) (Hrsg.). Expertenstandard Ernährungsmanagement zur Sicherstellung und Förderung der oralen Ernährung in der Pflege. Entwicklung – Konsentierung – Implementierung. Osnabrück: DNQP, 157–225.

Schiereck, S. & de Jong, A. (2004). Was es bedeutet, Pflegeentwicklungsstation zu sein – Ergebnisse eines pflegewissenschaftlichen Projektes in Kooperation mit der Privaten Universität Witten/Herdecke. In: Die Schwester/Der Pfleger. 43. Jg., Nr. 1, 40–44.

Seers, K.; Cox, K.; Crichton, N.; Edwards, R.; Eldh, A.; Estabrooks, C.; Harvey, G.; Hawkes, C.; Kitson, A.; Linck, P.; McCarthy, G.; McCormack, B.; Mockford, C.; Rycroft-Malone, J.; Titchen, A. & Wallin, L. (2012). FIRE (Facilitating Implementation of Research Evidence): a study protocol. In: Implementation Science, 7. Jg., Nr. 25, 11 Seiten (Open Access).

Solomons, N. M. & Spross, J. A. (2011). Evidence-based practice barriers and facilitators from a continuousquality improvement perspective: an integrative review. In: J Nurs Manag. 19. Jg., Heft 1, 109–120.

Wingenfeld, K.; Büscher, A. & Gansweid, B. (2008). Das neue Begutachtungsassessment zur Feststellung von Pflegebedürftigkeit – Überarbeitete, korrigierte Fassung, Bielefeld/Münster, 25. März 2008. (http://www.mdk-wl.de/fileadmin/user_upload/Medizin/Abschlussbericht_IPW_MDKWL_25.03.08.pdf; Zugriff am 14.10.2013).

7 Evaluation der Anwendung von Expertenstandards in der Charité – Universitätsmedizin Berlin: Was kommt bei den Patienten an?

Armin Hauss & Gertrud Schmälzle

7.1 Einführung: Pflegerische Qualitätsentwicklung an der Charité

Mit der Entwicklung und Anwendung systematischer, wissenschaftlich fundierter, patientenorientierter und disziplinübergreifender Qualitätsentwicklungsverfahren und -programme in der Pflege wurde bereits vor mehr als 20 Jahren im Klinikum Benjamin Franklin (UKBF) begonnen. Diese Arbeit konnte nach der Fusion des UKBF mit der Charité Campus Mitte und dem Campus Virchow Klinikum ohne große Unterbrechung erfolgreich fortgeführt und erweitert werden. Zu den Marksteinen der bisherigen Entwicklung gehören:

- Die *Einführung des von Caroline Smith-Marker 1987 entwickelten und in den USA bereits erprobten umfassenden Qualitätsprogramms* in der Pflege (»Marker-Umbrella-Model«) zu Beginn der 1990er Jahre. Eine umfassende Anpassung des Qualitätsprogramms an hiesige Bedingungen einschließlich der Umbenennung in »MUM – Monitoring, Evaluation, Management der Qualität« startete 1995 (Roes et al. 2000). Zur Unterstützung des Programms erfolgte 2007 eine Erweiterung um das digitale Dokumentenmanagementsystem (DMS), das jederzeit für alle Mitarbeiter in der Krankenversorgung einsehbar und nutzbar ist.
- Das *Projekt zur Einführung und Beforschung der »Methode der Stationsgebundenen Qualitätsentwicklung (SQE)«* von 1993 bis 1995, gefördert vom Bundesministerium für Gesundheit (BMG) und wissenschaftlicher Begleitung durch die FH Osnabrück. Mit der Umsetzung beauftragt war das Nationale Institut für Qualitätsförderung im Gesundheitswesen der Niederlande (CBO). Ein besonderer Schwerpunkt war die dezentrale Entwicklung und Evaluation von Praxisstandards. Die SQE wird inzwischen vorrangig zur Einführung von Expertenstandards genutzt (▶ Kap. 7.3 und 10). Die Schaffung von Stellen für interne Prozessberater (IPB) – sie sind für die Moderation und Supervision dezentraler Arbeitsgruppen zuständig und stellen ein wichtiges Verbindungsglied zwischen den Arbeitsgruppen auf der einen Seite und dem Pflegemanagement sowie dem klinischen Qualitäts- und Risikomanagement (Stabsstelle der Klinikumsleitung) auf der anderen Seite – hat sich außerordentlich gut bewährt. Aus den beiden Folgekapiteln geht hervor, dass kontinuierliche methodische und fachliche Begleitung zu den unverzichtbaren Voraussetzungen für eine nachhaltige Standardeinführung zählen.
- Die *Einführung des Critical Incident Reporting System 2006, die Einführung multidisziplinärer Morbiditäts- und Mortalitätskonferenzen 2007 in allen Hochrisikobereichen* und die Einführung des Risikomanagement-Systems Weblog 2008 im Rahmen des Risikomanagements.
- Die *Vereinheitlichung der Pflegedokumentation*, unter Nutzung der Pflegediagnosen der North American Nursing

Diagnosis Association (NANDA) seit 2006. Sie dient insgesamt einer Verbesserung der Aussagekraft der Pflegedokumentation und erleichtert damit auch die im Rahmen von Qualitätsaudits vorzunehmenden Dokumentationsanalysen.

- Zunächst das UKBF und später die Charité beteiligte sich *an der modellhaften Implementierung von sechs nationalen Expertenstandards* (»Dekubitusprophylaxe«, »Entlassungsmanagement«, »Schmerzmanagement«, »Sturzprophylaxe«, »Pflege bei chronischen Wunden« und »Ernährungsmanagement«) mit wissenschaftlicher Begleitung durch das DNQP von 2000 bis 2009.
- Die *Veranstaltung von Netzwerk-Workshops zusammen mit dem DNQP* (am Standort Benjamin-Franklin) zur Förderung des Dialogs zu aktuellen Themen und Forschungsergebnissen der Qualitätsentwicklung.

Der Erfolg der bisherigen *Qualitätsarbeit* besteht nicht in erster Linie darin, die einzelnen Programme und Projekte erfolgreich auf den Weg gebracht, sondern sie sinnvoll miteinander verknüpft und stetig weiterentwickelt zu haben. Das zentrale Ziel, die Erreichung von spür- und messbaren Qualitätsverbesserungen für Patienten in der Pflege, ist Thema dieses Buchbeitrags. Die folgenden Beispiele zur Einführung der Expertenstandards »Dekubitusprophylaxe« und »Schmerzmanagement« beschreiben unterschiedliche Wege zur erfolgreichen Standardimplementierung, wobei der Schwerpunkt auf der Durchführung und Auswertung von Audits sowie der Darstellung und Reflexion der Auditergebnisse liegt. Aus beiden Beispielen wird ersichtlich, welcher Stellenwert regelmäßigen Audits für den Qualitätsentwicklungsprozess im Rahmen einer nachhaltigen Standardimplementierung beizumessen ist.

7.2 Beispiel Expertenstandard »Dekubitusprophylaxe in der Pflege«

Armin Hauss & Thomas Skiba

7.2.1 Nachhaltige Einführung des Expertenstandards

Der Expertenstandard »Dekubitusprophylaxe in der Pflege« wurde als erster nationaler Expertenstandard des DNQP im Jahr 2000 veröffentlicht. Darauf folgten 2004 eine 2. erweiterte Auflage mit neuer Literaturstudie und 2010 die Veröffentlichung der 1. regelhaften Aktualisierung des Expertenstandards. Diese letzte Version ist auszugsweise im Anhage 1 zu finden.

Das Universitätsklinikum Benjamin Franklin (UKBF) – seit 2003 einer der drei Standorte der Charité – beteiligte sich 2000 mit zwei internistischen Intensivstationen, einer neurologischen Allgemeinstation und einer »Stroke Unit« an der modellhaften Implementierung des Expertenstandards. Nach der erfolgreichen Erprobung erfolgte seine Einführung über einen Zeitraum von zwei Jahren auf allen übrigen Stationen des UKBF mithilfe der Methode der stationsgebundenen Qualitätsentwicklung (SQE; ▶ Kap. 10).

2007 wurde ein gemeinsamer Beschluss von der Pflegedirektorin, der Leitung des klinischen Qualitäts- und Risikomanagements und dem ärztlichen Direktor gefasst, den Expertenstandard »Dekubitusprophylaxe in der Pflege« auf allen Allgemein- und

Intensivstationen der Erwachsenenversorgung in einheitlicher Form zu implementieren. Aufgrund der Größe der Charité mit 92 Allgemein- und 17 Intensivstationen (außer der Kinderklinik), begrenzten finanziellen und personellen Ressourcen, zeitgleich verlaufenden Projekten und der Einführung des Generalindikators Dekubitusprophylaxe in der Pflege wurde für die Implementierung eine zentrale Methode gewählt.

Für die Leitung dieses betriebsweiten Implementierungsprojektes und die Durchführung der regelhaften Qualitätsaudits stehen jeweils ein Pflege- und Qualitätsexperte zur Verfügung. Beide Fachexperten arbeiten im Team des klinischen Qualitäts- und Risikomanagements der Charité.

Anpassung einzelner Standardkriterien des Expertenstandards an die Anforderungen der Zielgruppen in der Charité im Sinne einer Konkretisierung

Zu diesem Zweck wurde 2007 eine sechsköpfige Arbeitsgruppe, bestehend aus zentral tätigen Pflegefachberatern für Kinästhetik und Wundversorgung und einem Pflegewissenschaftler, eingesetzt. Ergebnisse dieser Arbeitsgruppe waren die Entscheidungen, weiterhin die Waterlow-Skala zur Einschätzung des Dekubitusrisikos zu nutzen und bei Risikopatienten eine tägliche Hautinspektion vorzunehmen. Für die Nutzung der vorhandenen fachbereichsbezogenen Lagerungs-/Bewegungspläne, den Einsatz druckverteilender Hilfsmittel (Spezialmatratzen und Therapiebetten) und die Hinzuziehung von Pflegefachberatern und ärztlichem Personal sind von der Arbeitsgruppe zwei pflegespezifische Verfahrensregelungen (VR) in Form von Flussdiagrammen erstellt worden. Während des Entwicklungsprozesses wurden im Delphi-Verfahren Pflegefachkräfte aus verschiedenen Fachbereichen hinzugezogen.

Nach Veröffentlichung des aktualisierten Expertenstandards Dekubitusprophylaxe 2010 bestand die Notwendigkeit, die vorliegende Version des Expertenstandards von 2007 dem neuen Wissensstand anzupassen. Unter Leitung des Projektleiters wurde 2011 eine 14-köpfige Arbeitsgruppe gebildet, in der stationäre Pflegefachkräfte aus den verschiedenen Fachbereichen der Allgemein- und Intensivpflege sowie Fachexperten für Kinästhetik, Wundversorgung und Dokumentation vertreten waren. Die vorzunehmenden Änderungen waren auf die Kriterienebene 1 des Expertenstandards (Einschätzung des Dekubitusrisikos) begrenzt. Die Arbeitsgruppe kam zu der Entscheidung, anstelle der bisher genutzten Waterlow-Skala ein Risikoassessment auf der Grundlage der im Expertenstandard angegebenen Risikofaktoren (DNQP 2010, S. 23) zu entwickeln. Die Risikofaktoren bestehender Dekubitus bei Aufnahme (Aufnahmeunterlagen/Anamnese), Einschränkungen in der Mobilität und/oder Aktivität und »körpernahe medizinische Gegenstände« (entspricht der extrinsisch bzw. iatrogen bedingten Exposition gegenüber Druck und/oder Scherkräften) sind integriert. Kann mit diesen Risikofaktoren ein Dekubitusrisiko nicht ausgeschlossen werden, ist eine Hautinspektion an allen gefährdeten Körperstellen durchzuführen. Zur Angabe von Besonderheiten ist ein zusätzliches Freitextfeld integriert, z. B. für die klinische und differenzierte Einschätzung der Pflegefachkräfte. Um die Einschränkungen der Bewegungsfähigkeit zu erfassen, wurde die Klassifikation der North American Nursing Diagnosis Association (NANDA) gewählt, da diese bereits in der Pflegeplanung der Charité Anwendung fand. Insgesamt wurde die Verfahrensregelung Dekubitusprophylaxe, auch unter Berücksichtigung der internationalen Leitlinie des National Pressure Ulcer Advisory Panel (NPUAP), European Pressure Ulcer Advisory Panel (EPUAP) & Pan Pacific Pressure Injury Alliance (PPPIA) (2014) und weiterer ergänzender Literatur, modifiziert. Es erfolgte die Programmierung des Risikoassessments für das Charité-spezifische Krankenhausinformationssystem (KIS) und die teilstandardisierten Pflegeplanungen mit Pflegediagnosen, -zielen und -interventionen wurden angepasst. Das Intervall zur wiederholten Einschätzung des Dekubitusrisikos auf Allgemeinstationen wurde von sieben auf fünf Tage verkürzt. Der Hauptgrund hierfür war die kurze Patientenverweildauer von weniger als sieben Tagen. Die Verfahrensregelung Dekubitus ist in Form eines einfachen Flussdiagramms mit wenigen Entscheidungsfeldern und spezifischen Handlungsanweisungen beschrieben. Zusätzlich erleichtert die Trennung zwischen Dekubitusprophylaxe und Maßnahmen bei Patienten mit Dekubitus die Lesbarkeit und Interpretation.

Im Rahmen der anschließenden Erarbeitung eines Risikoassessments zum Thema Sturzprophylaxe auf Grundlage des aktualisierten Expertenstandards »Sturzprophylaxe« (DNQP 2013) zeigte sich, dass es aufgrund inhaltlicher Überschneidungen in den Bereichen Mobilisation und Aktivierung von Patienten sinnvoll ist, ein gemeinsames Risikoassessment für eine gemeinsame Risikoerhebung zur Dekubitus- und Sturzprophylaxe zu entwickeln.

Zur regelmäßigen Modifikation der Verfahrensregelungen wurden 2015 Arbeitsgruppen zu Dekubitus und Sturz einberufen. Bezüglich des Risikoassessments und Verfahrensregelungen wurden geringfügige Anpassungen vorgenommen.

Im April 2015 wurde das Projekt »Risikomanagement Dekubitus und Sturz an der Charité – Universitätsmedizin Berlin« mit dem Deutschen Preis für Patientensicherheit, 1. Platz, des Aktionsbündnis Patientensicherheit ausgezeichnet (APS 2015).

Fortbildungen zum Expertenstandard

Die nachhaltige Umsetzung des Expertenstandards setzt voraus, dass das Pflegefachpersonal nicht nur im Rahmen der Einführungsphase, sondern auch danach fortlaufend auf Fortbildungs- und Schulungsangebote zurückgreifen kann. Ergänzend zu stationsinternen Fortbildungen werden seit 2007 an der Gesundheitsakademie der Charité Tagesschulungen zur Dekubitusprophylaxe angeboten. Auf Grundlage von Auditergebnissen, die deutlich machten, dass der Wissensstand des Pflegefachpersonals zu den Inhalten bei der Verfahrensregelungen sowie auch zur Dekubitusklassifikation teilweise große Unterschiede aufwiesen, wurde das 2007 entwickelte Fortbildungskonzept nach fünf Jahren modifiziert. Das neue Programm startete Ende 2012 mit einem kompakten Fortbildungsangebot. In 125 zentral organisierten Einzelveranstaltungen mit maximal 20 Personen sind 1500 (60 % aller stationärer) Pflegefachkräfte nach Allgemein- und Intensivstationen getrennt zu dem neuen Risikoassessment Dekubitus und Sturz, der modifizierten Verfahrensregelung Dekubitusprophylaxe, der Dekubitusklassifikation und der neuen Verfahrensregelung Sturzprophylaxe geschult worden. Seither können alle Pflegefachkräfte jederzeit auf die vollständigen und aktualisierten Schulungsunterlagen im Intranet zugreifen. Zur kontinuierlichen Unterstützung des Theorie-/Praxis-Transfers finden regelmäßige Schulungen auf der Stations- und Bereichsebene statt.

Unterstützung bei der praktischen Anwendung des Expertenstandards in den Stationen

An allen drei Standorten der Charité stehen den Pflegeteams bei der Umsetzung des Expertenstandards Pflegefachberater zur Seite. Ihr Aufgabengebiet umfasst neben der Beratung und Anleitung des Fachpersonals gegebenenfalls auch die Beratung und Anleitung von Patienten mit besonderen Einschränkungen in der Mobilität und Aktivität – teilweise auch ihrer Angehörigen.

Um die Mobilitäts- und Aktivitätsförderung der Patienten stärker in den pflegerischen Fokus zu rücken, werden regelmäßig ganztätige Schulungen für das Fachpersonal zu »pflegetherapeutischen Begleitmaßnahmen zur Lagerung und Bewegung« veranstaltet. Diese unterteilen sich in Basis- und weiterführende Übungskurse mit Praxisbegleitungen in den Stationen.

Die Dokumentation und zentrale Erfassung von Dekubitus aller Kategorien erfolgt im Rahmen der Wunddokumentation im Krankenhausinformationssystem (KIS). Die spezifischen Inhalte des Wunddokuments basieren auf den Empfehlungen des Expertenstandards »Pflege von Menschen mit chronischen Wunden« (DNQP 2015a) und sind Bestandteil der elektronischen Patientenakte. Die Implementierung erfolgte durch Schulung von zwei bis drei Pflegefachkräften pro Station als Multiplikatoren und den Einsatz der zentralen Wundpflegemanager zur Unterstützung in den stationären Bereichen. Jedes neu angelegte Dekubitusdokument wird durch Mitarbeiter des klinischen Qualitäts- und Risikomanagements auf Korrektheit geprüft, soweit es die Wunddokumentation ermöglicht. Je nach Bedarf werden Pflegefachberater für Wunden, kinästhetische Mobilisation und Rehabilitation und/oder Mitarbeiter des Sozialdienstes hinzugezogen.

Dekubitusmanagement

Durch das Dekubitusdokument generiert sich die spezifische medizinische Dekubitusdiagnose. Es ist Auslöser für die externe Qualitätssicherung und dient außerdem auch als Grundlage für das hausinterne Reportingsystem. In der Charité werden seit 2006 die halbjährlichen Ergebnisse der Dekubituserfassung allen Managementebenen zugeleitet. Im Rahmen der Auswertung wird die Anzahl der neu entstandenen Dekubitus einschließlich Lokalisation und Kategorie bei der Entstehung pro Station und der Stationsvergleich mit denen des Fachbereichs (Dekubitus/1000 Tage) dargestellt.

Der jüngste Baustein des Dekubitusmanagements der Charité (▶ Abb. 7.1) ist das interne Fachgespräch Dekubitus, das seit 2011 halbjährlich beziehungsweise zeitnah nach Auftreten durchgeführt wird. Im Rahmen dieser Fachgespräche finden Fallbesprechungen zu Dekubitus der Kategorie 4 statt. Die Kategorie 4 ist ein sogenannter »tiefer Dekubitus«, bei dem ein totaler Gewebsverlust mit freiliegenden Knochen, Sehnen oder Muskeln vorliegt (NPUAP, EPUAP & PPPIA 2014). Ein Grund für dieses aufwändige Vorgehen ist die mit einem Dekubitus dieser Kategorie einhergehende hohe gesundheitliche Gefährdung der betroffenen Patienten. Ein Dekubitus der Kategorie 4 stellt außerdem im Rahmen der gesetzlich vorgegebenen externen Qualitätssicherung ein sogenanntes »sentinel event« dar, das immer einen »Strukturierten Dialog« (IQTIG 2017) mit retrospektiver Fallanalyse anhand der Dokumentation nach sich zieht.

Als Methode zur Durchführung der Fachgespräche wurde das Peer-Review-Verfahren der Initiative Qualitätsmedizin (Rink & Eberlin-Gonska 2010) gewählt und an die Bedingungen der Charité angepasst. Zur Vorbereitung des Gesprächs erstellen die Stationen/Bereiche, in denen ein Dekubitus der Kategorie 4 aufgetreten ist, sowie auch Pflegefachexperten – parallel und unabhängig voneinander – eine Fallanalyse, die als Grundlage für eine Präsentation dient. Diese beinhaltet neben ärztlichen Haupt- und Verlaufsdiagnosen die Pflegediagnosen des betroffenen Patienten, die durchgeführten prophylaktischen und wundtherapeutischen Maßnahmen sowie eine abschließende kritische Bewertung und Reflexion der prophylaktischen Maßnahmen. Im Rahmen des Gesprächs werden die Präsentationen von beiden Gruppen vorgestellt, danach erfolgt ein fachlicher Diskurs (Pflegefachpersonal, pflegerisches Leitungspersonal, Pflegefachberater, Mitarbeiter des klinischen Qualitäts- und Risikomanagements und ärztliches Personal). In diesem Rahmen wird gemeinsam Verbesserungspotenzial auf

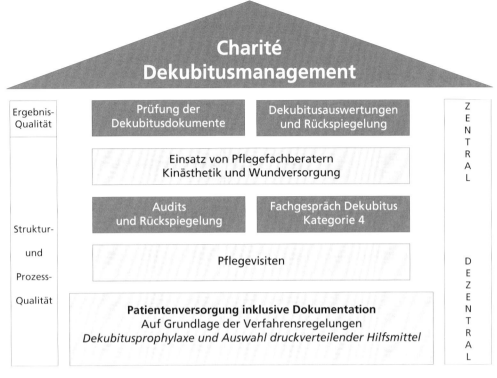

Abb. 7.1: Pflegerisches Dekubitusmanagement an der Charité

Stations-, Bereichs- und Institutionsebene identifiziert. Das Ergebnisprotokoll des Fachgesprächs dient nicht nur dem internen Qualitätsmanagement, es ist auch Grundlage für den strukturierten Dialog im Rahmen der externen Qualitätssicherung. Nach anfänglicher Skepsis findet das Fachgespräch aufgrund des fundierten fachlichen Diskurses beim Pflegefachpersonal hohe Akzeptanz. Fazit der Fachgespräche bis 2012 ist, dass

- bei Patienten mit langen Intensivaufenthalten und schweren Krankheitsverläufen die Entstehung tiefer Dekubitus nicht immer vermeidbar war. Einerseits lehnten Patienten prophylaktische und/oder therapeutische Maßnahmen ab, erklärbar durch starke psychische und physische Belastungen, andererseits waren Wechselpositionierungen durch kreislauf-pulmonale Instatbilität nicht möglich;
- es aufgrund einer unvollständigen Dokumentation teilweise nicht möglich ist, den Prozess und alle pflegerischen Maßnahmen im Rahmen der Dekubitusprophylaxe vollständig zu rekonstruieren;
- Unsicherheiten in der Wundbeurteilung und der Dekubitusklassifikation festgestellt werden konnten;
- das Hinzuziehen von Pflegefachberatern/ Konsilärzten (z. B. Chirurgen) nicht immer oder verzögert erfolgte;
- Optimierungsbedarf beim Einsatz druckverteilender Hilfsmittel besteht und Positionierungen auf bestehenden Dekubitus vermieden werden sollten.

Zwischen 2013 und 2015 wurde bei allen neun betroffenen Patienten die Entstehung der Dekubitus als »nicht vermeidbar« beurteilt; dies wurde von der Expertengruppe des Qualitätsbüros Berlin (zuständig für die extere Qualitätssicherung) bestätigt.

7.2.2 Evaluation der Anwendung des Expertenstandards mit internem Auditinstrument

Das interne Auditinstrument der Charité wurde 2008 auf Grundlage des standardisierten Auditinstruments des DNQP, den Verfahrensregelungen zum Expertenstandard der Charité und des Erhebungsbogens der »Prävalenzstudie von Pflegeproblemen des Instituts für Medizin-, Pflegepädagogik und Pflegewissenschaft der Charité« entwickelt, pilotiert und inzwischen mehrfach modifiziert.

Abweichend zum Auditinstrument des DNQP wird aus Ressourcengründen a) auf die Personalbefragung verzichtet und b) die Patientenbefragung auf das Thema Dekubitusrisiko begrenzt (DNQP 2010; ▸ Anhang 2).

Aktuell besteht das Auditinstrument aus 13 Einzelkriterien. Die Einzelkriterien werden nach der »Stärke der Evidenz« A, B und C der Leitlinie der NPUAP, EPUAP & PPPIA (2014) gewichtet (▸ Tab. 7.1). Somit werden pflegerische Interventionen mit hoher wissenschaftlicher Evidenz höher bewertet als solche mit geringerer wissenschaftlicher Evidenz. Dies sorgt für eine höhere Akzeptanz des pflegerischen Fachpersonals und befördert eine Sensibilisierung für wissenschaftliches Arbeiten in der Pflege im Sinne einer evidenzbasierten Pflegepraxis. Die Dokumentation der durchgeführten Maßnahmen wird jeweils als Empfehlungsgrad C gewertet. Aus allen Einzelkriterien wird ein prozentualer Zielerreichungswert pro Station berechnet.

Tab. 7.1: Beispiele für die Gewichtung von pflegerischen Interventionen zur Dekubitusprophylaxe

Einzelkriterien (Auswahl)	Stärke der Evidenz (NPUAP, EPUAP & PPPIA 2014)	Charité-Gewichtung
systematische Einschätzung des Dekubitusrisiko	C	1
maximale Sitzeinheit im (Roll-)Stuhl von zwei Stunden/Fersenfreilagerung bei immobilen Patienten	B	2
angemessenes Positionierungsintervall immobiler Patienten/Einsatz von Spezialmatratzen bei Risikopatienten	A	3

Die Auditierungen werden grundsätzlich durch ein und denselben pflegerischen Fachexperten aus dem klinischen Qualitäts- und Risikomanagements (mit umfassenden methodischen und fachlichen Qualifikationen) durchgeführt, um eine einheitliche und neutrale Bewertung zu ermöglichen.

Zwischen 2009 und 2012 wurden jährlich über 1200 Patienten auf über 50 Stationen in die Auditierung einbezogen. Seit 2013 mussten aufgrund unzureichender Personalressourcen die Anzahl der Audits auf 20 bis 30 Stationen jährlich reduziert werden. Auditiert wurden seitdem jedoch alle Stationen mit Auffälligkeiten hinsichtlich der Dekubitushäufigkeit beziehungsweise Stationen, in denen strukturelle Änderungen wie Leitungswechsel, Umzüge, Stationszusammenlegungen oder Fachrichtungswechsel zu verzeichnen waren. Der Auditor trifft mithilfe der jeweiligen Belegungsliste der Station und auf Grundlage der vorhandenen Dokumentation eine Vorauswahl an Dekubitus-gefährdeten Patienten. Ungefähr eine Stunde vor Beginn des Audits wird die pflegerische Stationsleitung telefonisch davon in Kenntnis gesetzt. Auf der Station wird mit der Stationsleitung abgeklärt, welche Patienten von der Auditierung auszuschließen sind. Ausschlusskriterien für eine Hautinspektion und ein patientenbezogenes Audit sind neben einer Ablehnung durch sie oder ihre Angehörigen Patienten im präfinalen Stadium. Besteht die Gefahr, dass ein Positionswechsel zum Zeitpunkt des Audits eine gesundheitliche Gefährdung für den Patienten darstellt, wird das patientenbezogene Audit ohne Hautinspektion durchgeführt. Der Aufwand der Erhebung unterscheidet sich in Abhängigkeit von der Höhe der Dekubitusgefährdung der Patienten, wobei nach Möglichkeit bei allen Risikopatienten eine Hautinspektion durchgeführt wird. Bei Patienten mit einem hohen Dekubitusrisiko und bestehendem Dekubitus wird eine Dokumentationsanalyse und Patientenbefragung durchgeführt. Um eine repräsentative Aussage für die jeweilige Station treffen zu können, wird auf Allgemeinstationen bei mindestens fünf Patienten ein personenbezogenes Audit durchgeführt.

Das Audit wird unter Berücksichtigung der laufenden Prozesse in der Krankenversorgung durchgeführt. Nach erfolgter Zustimmung werden die einbezogenen Patienten nach Möglichkeit zum Positionswechsel aufgefordert, was eine Beurteilung der Bettmobilität erlaubt. Zum Erhebungszeitpunkt notwendige, aber bisher nicht durchgeführte Interventionen werden mit dem Personal besprochen und zeitnah initiiert (Beispiel: Anforderung einer Spezialmatratze, zusätzliche Lagerungshilfsmittel, Anlegen eines Bewegungsplans). Bei Bedarf werden Pflegefachberater für kinästhetische Mobilisation und Rehabilitation und Wundversorgung hinzugezogen. Die jeweiligen Stationsaudits dauern je nach Stationsgröße zwischen vier bis acht Stunden. Unmittelbar nach dem Audit werden die patientenbezogenen Ergebnisse mit der Stationsleitung und/oder dem Pflegepersonal kurz besprochen. Die Präsentation und Diskussion der ausgewerteten Ergebnisse findet durch den Auditor während der Stationsmeetings statt. Hierbei werden gegebenfalls Probleme und qualitätsverbessernde Maßnahmen identifiziert.

7.2.3 Vorstellung und Diskussion der Auditergebnisse: Erhebungszeitraum 2009–2015

Die Datenerhebung fand in allen Allgemein- und Intensivpflegestationen (ausgenommen Kinderklinik, Geburtsmedizin, Psychiatrie) innerhalb der sechs Erhebungsjahre zwischen zwei- bis sechsmal statt. Im Rahmen der insgesamt 307 Stationsaudits wurden 6171 Patienten einbezogen, wovon bei 2513 ein Risikoausschluss in der Dokumentation vermerkt war oder erfragt werden konnte. Als dekubitusgefährdet wurden daher 3668 Patienten (entspricht 59 %) eingestuft. Hier gab es im Vergleich der Jahresergebnisse nur geringe Unterschiede.

In den Intensivstationen konnten 15 % und in den Allgemeinstationen 14 % der für das Audit ausgewählten Patienten nicht berücksichtigt werden, weil sie aufgrund diagnostischer oder therapeutischer Maßnahmen auf der Station nicht anwesend waren. Ablehnungen ihrerseits gab es äußerst selten. In der Regel gab es auch bei Intensivpatienten (mit Ausnahme von 3 % (von 734) aufgrund von Kreislaufinstabilität oder Gefährdungen durch Positionswechsel) keine Probleme, eine Hautinspektion »von Kopf bis Fuß« durchzuführen.

Durch den Einbezug eines großen Teils der Fachbereiche und ca. 80 % aller Risikopatienten haben die Auditergebnisse eine hohe Aussagekraft im Hinblick auf die Qualität der Dekubitusprophylaxe, die bei Patienten ankommt. Der differenzierten Ergebnisdarstellung ist außerdem zu entnehmen, zu welchen Kriterienebenen des Expertenstandards (▶ Anhang 1) bereits sehr zufriedenstellende oder zufriedenstellende und zu welchen weniger akzeptable Ergebnisse erzielt wurden.

Die Auditfragen und Ergebnisse werden jeweils zu den Ergebniskriterien der sechs Kriterienebenen des Expertenstandards dargestellt und kommentiert.

Zu E1.1: Wurde innerhalb von sechs Stunden nach Beginn der pflegerischen Versorgung eine systematische Einschätzung des Dekubitusrisikos vorgenommen?

In den Allgemeinstationen betrug der Zielerreichungsgrad im gesamten Erhebungszeitraum durchschnittlich 86 % (von 1077 Patienten), wobei eine deutliche Steigerung innerhalb der ersten vier Jahre erkennbar ist. Der leichte Rückgang seit 2013 ist durch die Auswahl der Allgemeinstationen mit höherer Dekubitushäufigkeit beziehungsweise struktureller Änderungen erklärbar. Im Vergleich zu diesem bereits guten Ergebnis lässt sich der Zielerreichungsgrad in den Intensivstationen zu diesem Qualitätskriterium mit durchschnittlich 97 % (von 1077 Patienten) kaum mehr steigern. In den Intensivstationen scheint dieses Kriterium durchgehend gut in den Pflegeprozess integriert (▶ Abb. 7.2).

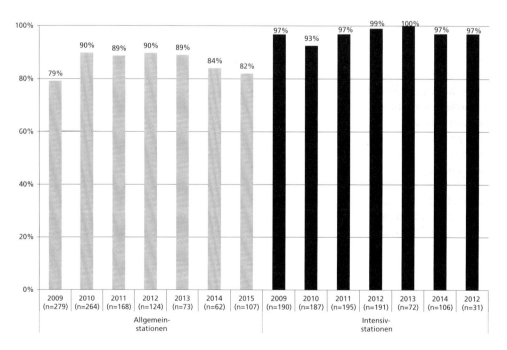

Abb. 7.2: Systematische Ersteinschätzung des Dekubitusrisikos E1.1

Zu E1.2: Liegt eine aktuelle, systematische Risikoeinschätzung vor und wurde eine regelmäßige Risikoeinschätzung – in Allgemeinstationen mindestens alle sieben Tage (ab 2013 alle fünf Tage) und in Intensivstationen einmal täglich – erhoben?

Die Ergebnisse zur Aktualisierung der Risikoeinschätzung lagen deutlich unter denen der Ersteinschätzung. In den Allgemeinstationen waren es Zielerreichungsgrade zwischen 66 und 72 % (von 687 Patienten) und in den Intensivstationen zwischen 77 und 100 % (von 874 Patienten) mit erfreulichem Aufwärtstrend. Die große Diskrepanz zwischen den Zielerreichungsgraden in den Allgemein- und Intensivstationen (bis zu 30 %) sind vermutlich darauf zurückzuführen, dass mit den an allen Bettplätzen vorhandenen PCs in den Intensivstationen routinemäßige Intensiv-Scores erhoben werden.

Um den Zielerreichungsgrad in den Allgemeinstationen zu diesem Qualitätskriterium zu erhöhen, wird inzwischen in der Stationsübersicht im KIS für jeden Patienten die jeweilige Risikogruppe (0 = kein Risiko; + = Risiko; ++ = hohes Risiko) angezeigt. Liegt keine Eingruppierung vor, wird sofort erkennbar, dass die letzte Risikoeinschätzung älter als fünf Tage ist. Diese Maßnahme hat zu keiner Verbesserung geführt, zukünftig soll ein roter Punkt als visueller Hinweis im KIS erscheinen.

Zu E2: Ist das Zeitintervall der Positionswechsel bei stark bewegungseingeschränkten Patienten (auf Grundlage eines individuellen Bewegungsplans) angemessen?

Dieses Kriterium gilt als erfüllt, wenn Patienten mit hohem Dekubitusrisiko keinen Dekubitus entwickelt haben oder wenn Patienten mit bestehendem Dekubitus im Gesäßbereich nicht unnötig lange (ohne medizinische und pflegerische Interventionen) auf vorhandenen Dekubitus positioniert werden. In den Allgemeinstationen lag der Zielerreichungsgrad zu diesem Qualitätskriterium bei 77 % (von 424 Patienten) und in Intensivstationen bei 85 % (von 767 Patienten), mit meist nur geringen Unterschieden innerhalb des Erhebungszeitraums (▶ Abb. 7.3). Die Reduzierung der Zielerreichung ab 2013 ist einerseits durch die geänderte Indikation für die Durchführung der Audits und andererseits durch die Spezifizierung des Kriterium zu erklären. Wurde von 2009 bis 2012 ein für den Patienten »individuelles Positionierungsintervall« als positiv bewertet, so ist seit 2013 ein zwei- bis maximal vierstündlicher Makro-Positionswechsel notwendig. Hauptsächlich wurde dieses Kriterium negativ bewertet, wenn Patienten mit bestehendem Dekubitus im Auflagebereich über einen längerer Zeitraum auf den Dekubitus gelagert wurden, ohne erklärbare pflegerische und/oder medizinische Intervention (maximal dreimal eine Stunde pro Tag; NPUAP, EPUAP & PPPIA 2014).

Der besonders auffällige Wert in den Allgemeinstationen 2009 ließ sich hauptsächlich auf fehlende oder ungeeignete Bewegungspläne zurückführen. Daraufhin wurde für Allgemeinstationen ein einheitlicher Bewegungsplan (Mobilisations- und Positionierungsplan) mit eindeutiger Indikationsstellung entwickelt, pilotiert und eingeführt. Wie Abb. 7.3 zu entnehmen, konnte mit dieser Maßnahme innerhalb von drei Jahren ein Qualitätssprung von über 50 % erzielt werden (▶ Abb. 7.3).

Zu E2: Charité-spezifische Kriterien: Sind bei stark bewegungseingeschränkten Patienten die Fersen frei gelagert und wird eine Sitzeinheit von maximal zwei Stunden eingehalten?

Da bei den Audits 2009 Defizite aufgefallen sind, wurden diese zwei Kriterien aufgenommen. Bei der Sitzeinheit von maximal zwei

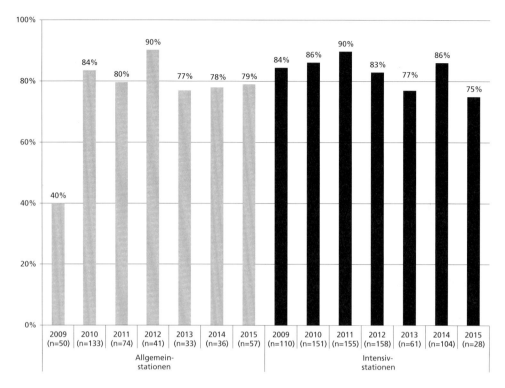

Abb. 7.3: Angemessenes Zeitintervall für Positionswechsel nach individuellem Bewegungsplan E2

Stunden im (Roll-)Stuhl ist seit der Einführung insgesamt eine Steigerung zu verzeichnen, mittlerweile liegt die Zielerreichung bei über 80 %. Die Fersenfreilagerung hat mit konstant über 90 % einen der höchsten Zielerreichungsgrade. Dies trifft sowohl für Allgemein- als auch Intensivstationen zu. Diese beiden Kriterien sind besonders im Zusammenhang mit dem angemessenen Zeitintervall für Positionswechsel bei stark bewegungseingeschränkten Patienten wichtig.

Zu E3: Wenn auf Grundlage des aktuellen Patientenzustandes druckverteilende Hilfsmittel notwendig sind, sind diese eingesetzt?

Entsprechend der Verfahrensregelung »Auswahl druckverteilender Hilfsmittel« besteht die Indikation für den Einsatz von Spezialmatratzen, -auflagen und Therapiebetten generell bei allen in der Bettmobilität stark eingeschränkten Patienten. Die Bewertung dieses Kriteriums erfolgt auf Grundlage der Beurteilung des aktuellen Zustands des Patienten durch den Auditor. Insgesamt benötigten 425 von 1562 Risikopatienten auf Allgemeinstation (27 %) und 604 von 763 der Intensivpatienten (79 %) druckverteilende Hilfsmittel.

Zu diesem Kriterium wurde in den Allgemeinstationen ein Zielerreichungsgrad von durchschnittlich 78 % (von 614 Patienten) gemessen, in den Intensivstationen lag er bei durchschnittlich 90 % (von 811 Patienten). Im Erhebungszeitraum konnte durch die Audits bei insgesamt 217 Patienten (15 %) der Einsatz eines druckverteilenden Hilfsmittels initiiert werden.

7 Evaluation der Anwendung von Expertenstandards in der Charité

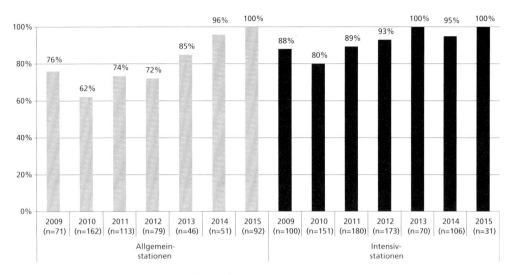

Abb.7.4: Einsatz druckverteilender Hilfsmittel

Ein möglicher Grund für das geringere Qualitätsniveau zu diesem Kriterium in Allgemeinstationen bis 2012 könnte die heterogene Patientenpopulation mit schnell wechselnden Patientenzuständen sein. Ein notwendiger Matratzenwechsel ist nicht immer sofort machbar. Das bessere Abschneiden der Intensivstationen kann außerdem in dem Einsatz hochspezifischer Schaumstoffmatratzen begründet sein, die dort seit 2011 vorrangig eingesetzt werden.

Die hier vorliegenden Ergebnisse haben 2011 zu der Managemententscheidung geführt, alle Standardmatratzen durch hochspezifische Schaumstoffmatratzen zu ersetzen. Neben der Verbesserung der Patientensicherheit werden durch das Einsparen des Bett- und Matratzenwechsels nicht nur die Patienten entlastet, sondern auch das Pflege- und Reinigungspersonal. Dies hat seit 2014 zu einem sehr hohen Erfüllungsgrad auf Allgemein- und Intensivstationen geführt. Als Abweichung wird seither bewertet, wenn bei Patienten, bei denen keine regelmäßigen Wechselpositionierung durchgeführt werden, kein Wechseldruck oder vergleichbares elektrisch betriebenes System eingesetzt wird.

In der Palliativmedizin wurde bereits 2009 eine Spezifikation vorgenommen. Gründe hierfür waren die hohe Anzahl von Wunden unterschiedlichster Ätiologie und die teilweise reduzierte Möglichkeit zu Positionswechseln bei Palliativpatienten mit hoher Symptomlast, beispielsweise Dyspnoe und starken Schmerzen. Nach umfangreicher Testung – unter besonderer Berücksichtigung der Zufriedenheit der Patienten – wird in allen Spezialbetten der Palliativstation eine Matratze mit der Möglichkeit zur Entfernung einzelner Elemente eingesetzt.

Zu E1 bis E3: Zusammenfassende Bewertung der Ergebnisse zu den Kriterienebenen 1–3

Aus der Zielerreichung zu den einzelnen prophylaktischen Maßnahmen (Kriterienebenen 1–3) wird ein prozentualer Gesamtwert pro Station errechnet. Neben der Risikoerhebung (Ersterhebung und Aktualisierung), Einsatz druckverteilender Hilfsmittel und angemessenes Positionierungsintervall, sind ab 2010 maximale Sitzeinheit und Fersenfreilagerung bei immobilen Patienten enthalten (▶ Abb. 7.5).

I Expertenstandards in der Pflege

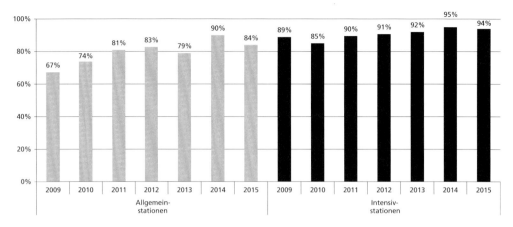

Abb. 7.5: Zielerreichung der prophylaktischen Maßnahmen E1–E3

Während sich die Ergebnisse in den Allgemeinstationen zwischen 2009 und 2012 von Jahr zu Jahr kontinuierlich verbessert haben, gibt es seit 2013 durch die geänderte Auswahl der Stationen erklärbare Unterschiede. Die Intensivstationen konnten ihr hohes Niveau innerhalb des Erhebungszeitraums auf kontinuierlich über 90 % steigern. Der kleine Einbruch 2010 ist Umstrukturierungen auf einigen Stationen geschuldet. Das Gesamtergebnis ist sehr zufriedenstellend. Zwischen den Stationen bestehen zwar weiterhin Unterschiede, sie konnten jedoch inzwischen deutlich reduziert werden.

Zu E4.4: Hat jemand mit Ihnen (Patient) über die Gefahr des Wundliegens gesprochen?

In den Allgemeinstationen gaben durchschnittlich nur 33 % (von 910 Patienten) an – der Wert schwankt zwischen 27 und 40 % –, informiert worden zu sein. Auch wenn Patienten teilweise der Begriff Dekubitus nicht geläufig ist, können ihnen die Maßnahmen zur Dekubitusprävention (z. B. Positionierungswechsel und Hautinspektion) durchaus nahegebracht werden.

In Intensivstationen wird dieses Kriterium bisher nicht erhoben, da ein hoher Anteil der Patienten sediert und daher nicht ansprechbar ist bzw. andere prioritären Therapieziele (z. B. kardiale/pulmonale Stabilisation, Organersatzverfahren) bestehen.

Die Erfragung dieses Kriteriums stellt sich aber auch in Allgemeinstationen bei Patienten mit schweren Erkrankungen, die mit psychischen Beeinträchtigungen einhergehen, als schwierig dar, zumal die Einbeziehung von Patienten oder ihren Angehörigen weiterhin noch nicht in allen Stationen selbstverständlich ist. Dass zu dieser Thematik dennoch besonders großer Optimierungsbedarf besteht, steht außer Frage. Hinzu kommen Sprachbarrieren mit Patienten ohne oder mit unzureichenden deutschen Sprachkenntnissen, die die Verständigung erschweren. Die Anzahl dieser Patienten ist seit 2013 stetig gestiegen. Da Dolmetscher nicht jederzeit zur Verfügung stehen, ist geplant, fremdsprachige Informationsbroschüren zu entwickeln. Teilweise ist den Patienten die Information unter dem Schlagwort Dekubitus nicht bekannt, allerdings sind Ihnen die Maßnahmen zur Dekubitusprävention (z. B. Positionierungswechsel, Hautinspektion) durchaus bewusst.

Zu E6: Hat der Patient einen oder mehrere Dekubitus, der oder die seit Aufnahme in der Station neu entstanden sind?

Die Anzahl der im Erhebungszeitraum in der Klinik neu entstandenen Dekubitus zeigen eindrucksvoll, wie erfolgreich die prophylaktischen Maßnahmen waren. Bei der Interpretation dieser Daten ist die Vermeidbarkeit der Dekubitusentstehung zu berücksichtigen. Hierzu hat das nationale Dekubitusgremium der USA (NPUAP) eine aussagekräftige Stellungnahme veröffentlicht (Black et al. 2011).

Wie in Abb. 7.6 dargestellt, gab es im Jahresvergleich in den Allgemeinstationen sehr stabile Werte auf niedrigem Niveau und in den Intensivstationen eine kleine Abwärtsbewegung bis 2014 (▶ Abb. 7.6). Der Anstieg 2015 ist durch die geänderte Leitlinie bei Patienten mit akutem Lungenversagen mit langen Phasen der Bauchlage (bis 18 Stunden täglich, über teilweise mehrere Tage) entstanden. Anzumerken ist, dass nicht nur zwischen Allgemein- und Intensivstationen große Unterschiede bestanden, sondern auch innerhalb beider Gruppen: von 0 bis 10,11 Dekubitus auf Allgemeinstationen/1000 Belegungstage und 3,04 bis 32,58 Dekubitus/ 1000 Belegungstage auf Intensivstationen. Der höhere Wert der Intensivstationen lässt sich durch die hohe Anzahl an Hochrisikopatienten und den häufigen Einsatz »körpernaher medizinischer Gegenstände« erklären.

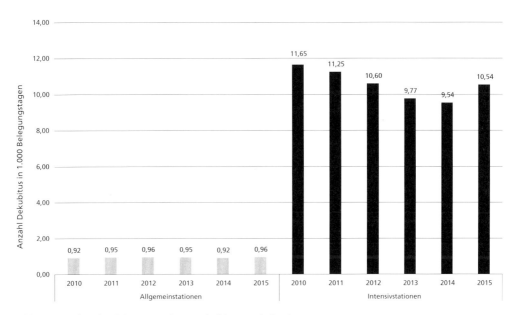

Abb. 7.6: In der Charité entstandene Dekubitus nach Stationsart

Da ganzjährig und bei allen Patienten die Dekubitusdaten einheitlich erfasst werden (seit Ende 2009 durch das digitale Wunddokument), wird auf eine zusätzliche Prävalenzerhebung im Rahmen der regelhaften Stationsaudits verzichtet. Dafür wird geprüft, ob alle durch den Auditor beobachteten Dekubitus korrekt dokumentiert sind. Die Genauigkeit der Dekubitusdokumentation liegt im Jahresvergleich zwischen 76 und 84 %. Hierbei ist auffällig, dass die nicht dokumentierten Dekubitus häufiger zur Kategorie 1 und seltener zur Kategorie 2 zählen, wohingegen in der Kategorie 3 und 4 alle Dekubitus dokumentiert waren.

Vorstellung und Diskussion der Ergebnisse in den Stationen

Die Auditergebnisse werden in jeder Station zusammen mit den Vergleichsdaten der anderen Stationen im Rahmen von Stationsmeetings vorgestellt und diskutiert. Die Zielsetzung besteht darin, mit guten Ergebnissen eine erfolgreiche Dekubitusprophylaxe zurückzuspiegeln und bei weniger guten Ergebnissen stationsspezifisches Verbesserungspotenzial zu identifizieren und konkrete Maßnahmen – besonders häufig sind es Fortbildungen – zu planen und einzuleiten.

Da die Auditergebnisse eine Momentaufnahme der aktuellen Patienten darstellen, erhält jede Station zusätzlich eine tabellarische Darstellung der im vergangenen Jahr auf der Station entstandenen Dekubitus (Endergebnis-Qualität). Mit den Vorstellungen und Diskussionen auf der Stationsebene werden die teilnehmenden Pflegefachkräfte über die aktuellen Ergebnisse der Dekubitusprophylaxe informiert und in qualitätsverbessernde Entscheidungen einbezogen.

Fazit: Was ist bei den Patienten angekommen?

Die Zielsetzung des Expertenstandards »Jeder Dekubitus gefährdete Patient erhält eine Prophylaxe, die die Entstehung eines Dekubitus verhindert«, ist, wie die Auditergebnisse zeigen, mittlerweile in hohem Maße erreicht worden. Dieser Erfolg steht zweifelsfrei in enger Beziehung zu dem großen Qualitätssprung, den die Auditergebnisse zu den prophylaktischen Maßnahmen insbesondere in den Intensivpflegestationen widerspiegeln.

In Allgemeinstationen besteht noch Optimierungsbedarf bei der regelmäßigen Einschätzung des Dekubitusrisikos, der Patienteninformation und Wechselpositionierungen nach individuellem Bewegungsplan. Von Seiten des Managements ist daher zusätzlich zu regelmäßigen Schulungsmaßnahmen des Pflegefachpersonals eine Umstellung von Standardmatratzen auf hochspezifische Schaumstoffmatratzen in allen Allgemeinstation umgesetzt worden.

Zu konstatieren ist, dass sich das Dekubitusmanagement der Charité gut bewährt hat. Das gilt sowohl für das gelungene Zusammenspiel von Management, Projektleitung und den Pflegeteams in den Stationen als auch für im Einsatz befindlichen Methoden und Instrumente (▶ Abb. 7.1). Von zentraler Bedeutung für die Verstetigung der Implementierungserfolge sind die regelmäßigen Audits in allen Stationen, sie erzeugen immer wieder neue Impulse zur Weiterentwicklung der Pflegepraxis. Außerdem lassen sich zeitnah Qualitätseinbrüche erkennen und beheben. Die Besprechung und Diskussion der Auditergebnisse mit den Stationsteams werden weitgehend als positives Feedback verstanden und bewirken eine regelmäßige Sensibilisierung für das Thema Dekubitus.

Für die Verstetigung bedeutsam sind außerdem die bei gleichzeitiger Anwendung mehrerer Expertenstandards zu erzielenden Synergieeffekte, wie es in der Charité der Fall ist. Allgemeine Effekte bestehen zum einen im routinierteren Umgang mit anspruchsvollen Methoden und Instrumenten der Qualitätsentwicklung, wie z. B. der SQE, Erhebungs- und Dokumentationsinstrumenten sowie Verfahrensregelungen und befördern damit u. a. eine systematische Pflegepraxis. Wie in diesem Beitrag gezeigt werden konnte, lassen sich darüber hinaus auch spezifische Synergieeffekte bei inhaltlichen Überschneidungen mit anderen Expertenstandards (z. B. im Bereich der Risiken) erzielen, indem ein gemeinsames Risikoassessment entwickelt wird – in diesem Fall für die Expertenstandards Dekubitus- und Sturzprophylaxe. Weitere Beispiele sind die Rückspiegelung der dokumentierten Sturzereignisse, die in gleicher Weise wie das Dekubitusreporting erfolgen und die Nutzung eines einheitlichen Wundklassifikationssystems bei gleichzeitiger Anwendung des Expertenstandards »Pflege von Menschen mit chronischen Wunden«. Diese Beispiele veranschaulichen, dass es sich bei den Synergieeffekten vor allem um eine Bündelung von Fachwissen und -kompetenzen des Pflegefachpersonals auf dem Stand der Kunst handelt, mit der eine evidenzbasierte Berufspraxis nachhaltig gefördert und die Einführung neuer Expertenstandards erleichtert werden kann.

7.3 Beispiel: Expertenstandard »Schmerzmanagement in der Pflege bei akuten Schmerzen«

Gertrud Schmälzle & Armin Hauss

7.3.1 Nachhaltige Einführung des Expertenstandards

Der Expertenstandard »Schmerzmanagement in der Pflege bei akuten oder tumorbedingten Schmerzen« wurde von 2002 bis 2004 entwickelt, konsentiert und modellhaft implementiert (DNQP 2005). Eine aktualisierte Version des Expertenstandards einschließlich Auditinstrument ist auf der Grundlage einer neuen Literaturstudie 2011 erschienen und bezieht sich ausschließlich auf das Schmerzmanagement bei akuten Schmerzen (DNQP 2011, ▶ Anhang 3). Inzwischen konnte auch ein separater Expertenstandard zum Schmerzmanagement bei chronischen Schmerzen entwickelt werden, der 2015 veröffentlicht wurde (DNQP, 2015b).

Eine adäquate Schmerztherapie verbessert die Lebensqualität, fördert die Genesung, kann die Heilungschancen erhöhen und ggf. die Behandlungsdauer verkürzen. Pflegefachkräfte übernehmen eine Schlüsselrolle im therapeutischen Kontext der Schmerzbehandlung. Sie koordinieren, organisieren und sorgen für eine regelmäßige Kommunikation mit Patienten und Ärzten. Ein systematisches Schmerzmanagement kann nur multiprofessionell umgesetzt werden.

Das Universitätsklinikum Benjamin Franklin (UKBF) beteiligte sich 2004 im Fachbereich der Urologie mit zwei Stationen und der dazugehörigen Hochschulambulanz an der modellhaften Implementierung des Expertenstandards »Schmerzmanagement in der Pflege«. 2005 entschied sich die Klinikum-Leitung (Pflege- und Ärztliche Direktion) für eine Implementierung des Expertenstandards in allen operativen Fachbereichen und dem Tumorzentrum. Ein Mitarbeiter aus dem klinischen Qualitäts- und Risikomanagement der Charité wurde von der Pflegedirektion mit der Projektleitung beauftragt. Für die von Beginn an große Akzeptanz des Expertenstandards spielte die stetige Einbindung von Pflegemanagement, Klinikdirektoren und verantwortlichen Oberärzten eine maßgebliche Rolle.

Der Expertenstandard ist inzwischen mit der dezentralen *Methode der Stationsgebundenen Qualitätsentwicklung (SQE)* (▶ Kap. 10) in 70 Allgemeinstationen (alle operativen Fachbereiche, Tumorzentrum, Geburtshilfe, Dermatologie, Infektiologie, Kardiologie, Neurologie und alle Fachbereiche der Kinderklinik) und einer Rettungsstelle der Charité erfolgreich eingeführt worden. Die Schritte zur nachhaltigen Implementierung des Expertenstandards »Schmerzmanagement in der Pflege« (DNQP 2005) werden im Folgenden dargestellt.

Projektvorbereitung

Zur Vorstellung des Implementierungsprojektes fanden Erstgespräche mit den pflegerischen Zentrumsleitungen, Stationsleitungen, ärztlichen Klinikdirektoren und Oberärzten in jedem Fachbereich gesondert statt. Neben der Information zu Ablauf und Inhalten des Projektes bestand die Zielsetzung dieser Gespräche auch darin, auf der Fachbereichsebene einen verantwortlichen ärztlichen Ansprech- bzw. Kooperationspartner für die Erarbeitung der Schmerzschemata und die Erarbeitung einer gemeinsamen Verfahrensregelung zu finden.

Darüber hinaus mussten in enger Zusammenarbeit mit den pflegerischen Stationsleitungen geeignete Pflegefachkräfte für die Bildung von Arbeitsgruppen gewonnen werden, deren Funktion darin bestand, die einzelnen Schritte der Standardimplementierung mit Unterstützung der Projektleitung vorzubereiten und durchzuführen.

Ein wichtiger Schritt in der Umsetzung war von Beginn an die Einbeziehung der bereits etablierten interdisziplinären Schmerzambulanzen und Schmerztherapeuten. Der Akut-Schmerzdienst ist an allen drei Standorten der Charité 24 Stunden täglich für die Patienten verfügbar.

Vor dem Projektstart wurden von der Projektleitung systematische Ist-Analysen in den Stationen zur Anordnung der Schmerzmedikation und zur begleitenden Dokumentation durchgeführt. Deren Ergebnisse stellten innerhalb der Arbeitsgruppe eine wichtige Grundlage für den Fachdiskurs im Rahmen der Anpassung des Expertenstandards und der Entwicklung von Schmerzschemen dar.

Anpassung einzelner Standardkriterien des Expertenstandards an die Anforderungen der Patienten-Zielgruppen in den chirurgischen Fachbereichen im Sinne einer Konkretisierung

In den beteiligten Stationen befassten sich die jeweiligen Arbeitsgruppen in einer eintägigen Sitzung mit der Bearbeitung folgender Aufgaben bzw. Themen:

- Auseinandersetzung mit den Kriterienebenen des Standards und deren Kommentierung
- Konkretisierung der Prozesskriterien
- Auswahl geeigneter Schmerzeinschätzungsinstrumente, Festlegung der Schmerzverlaufsdokumentation, gegebenenfalls Entwicklung eines Schmerzprotokolls; es geht darum, Daten wie z. B. Schmerzlokalisation, Schmerz in Ruhe und bei Belastung, Schmerzqualität, Schmerztherapie, Wirksamkeitskontrolle und schmerzmittelbedingte Nebenwirkungen zu dokumentieren, um allen Beteiligten einen schnellen Überblick über die aktuelle Schmerzsituation der Patienten zu geben
- Auswahl und Ausprägung der Pflegediagnose Schmerzen nach der Klassifikation der North American Nursing Diagnosis Association (NANDA) zur Ziel- und Maßnahmenplanung
- Erstellung einer Patienteninformation in unterschiedlichen Sprachen
- Anpassung der Überprüfungskriterien für das stationsbezogene Auditinstrument
- Überschneidungen oder Synergieeffekte mit anderen Expertenstandards
- Festlegung der Inhalte für stationsbezogene Fortbildungen

Die Ergebnisse der Arbeitsgruppen waren Grundlage für die Anpassung bzw. Konkretisierung einzelner Standardkriterien. Nach Bestätigung des angepassten Expertenstandards durch das Pflegemanagement konnten die Vorbereitungen für die stationsinternen Fortbildungen zum Standard beginnen.

In Zusammenarbeit mit dem ärztlichen Ansprechpartner und den Schmerztherapeuten erfolgte parallel zur Anpassung des Expertenstandards die Erarbeitung von Schmerzschemen für die unterschiedlichen Patientenzielgruppen der chirurgischen Fachbereiche. Nach erreichtem Konsens in den Ärzteteams erfolgte eine Prüfung durch die Oberärzte des Fachbereichs und abschließend die Freigabe durch den Klinikdirektor. Die Schmerzschemen beinhalten für die jeweilige Patientenzielgruppe sowohl Basistherapie als auch Bedarfsmedikation. Auch ist definiert, welche Medikation bei Nebenwirkungen der Schmerzmedikation, z. B. Übelkeit, zu verabreichen ist.

Die Schmerzschemen sind Bestandteil des angepassten Expertenstandards »Schmerzmanagement in der Pflege bei akuten Schmerzen« und daher auch Thema für die stationsinternen Fortbildungen.

Fortbildungen zum angepassten Expertenstandard

Für diesen Implementierungsschritt sind Fortbildungs- und Schulungsunterlagen zum angepassten Expertenstandard entwickelt worden. Mit den Stationsleitungen wurden unterschiedliche Termine für Fortbildungsveranstaltungen festgelegt (je nach Stationsgröße zwei bis sechs Termine á 2 h), um allen Pflegefachkräften eine Teilnahme zu ermöglichen. Die Ärzteteams der Stationen erhielten neben den Fortbildungs- und Schulungsunterlagen ebenfalls auch Einladungen zu den Fortbildungsveranstaltungen.

An der Durchführung der Fortbildungen und Schulungen haben sich neben der Projektleitung und den Mitgliedern der Arbeitsgruppen regelmäßig auch Schmerztherapeuten beteiligt. Ein besonders hoher Schulungsbedarf konnte u. a. zur Wirkung unterschiedlicher Schmerzmedikamente festgestellt werden. Als Hilfe für den täglichen Gebrauch erhielten die Stationsteams laminierte Schmerzschemen im Taschenformat.

Zusätzlich zu den stationsinternen Fortbildungen werden seit 2005 in der Gesundheitsakademie der Charité alle zwei Monate Tagesschulungen zum Thema Schmerzmanagement angeboten. Sie sind gut nachgefragt und in der Regel ausgebucht.

Unterstützung bei der praktischen Anwendung des Expertenstandards

Nach Abschluss der Schulungsphase erfolgte die verbindliche Einführung des angepassten Expertenstandards. Dabei standen den Pflegefachkräften während der sechsmonatigen Einführungsphase zum einen die Mitglieder der Arbeitsgruppe der jeweiligen Station zur Seite, zum anderen konnten sie auf die zeitnahe Beratung und Anleitung durch den Projektleiter zurückgreifen. Auftretende Probleme, beispielsweise bei der Anwendung der Schmerzskalen, wurden direkt mit Pflegefachkräften und Ärzten vor Ort besprochen. Das erste Audit erfolgte direkt nach der Einführungsphase und in der Folge alle 18 bis 24 Monate.

7.3.2 Evaluation der Anwendung des Expertenstandards mit internem Auditinstrument

Das interne Auditinstrument der Charité wurde auf der Grundlage des standardisierten Auditinstrumentes des DNQP zum Expertenstandard Schmerzmanagement (► Anlage 4) und des jeweils für den Fachbereich gültigen angepassten Expertenstandards unter Berücksichtigung aller fünf Kriterienebenen entwickelt, pilotiert und inzwischen mehrfach modifiziert. Als Datenquellen dienen die Patientendokumentationen und Patientenbefragungen.

Die Durchführung des Audits wird an einem Stichtag (der Station nicht bekannt) von der Projektleitung und einer qualitätsbeauftragten Pflegefachkraft des jeweiligen Zentrums durchgeführt. Nachdem Stationsleitung und alle anwesenden Mitglieder des Stationsteams über Vorgehen und Inhalte der Auditierung informiert worden sind, erfolgt zunächst eine Dokumentenanalyse, in die alle Patienten, die sich postoperativ länger als 24 Stunden auf der Station aufhalten, einzubeziehen sind. Die Analyse umfasst in der Regel den gesamten Aufenthalt des Patienten, bei längerer Verweildauer jedoch mindestens sieben Tage nach der Operation bzw. Phasen von erhöhten Schmerzwerten/-spitzen. Anschließend erfolgt die mündliche Patientenbefragung, zu der vorab das Einverständnis eingeholt werden muss. Die Audits nehmen pro Patient zwischen 15 und 45 Minuten in Anspruch. Patienten haben häufig das Bedürfnis, neben der Beantwortung konkreter Fragen zum Schmerzmanagement auch über allgemeine Eindrücke und Erfahrungen ihres Krankenhausaufenthaltes zu sprechen. Aus den Ergebnissen zu den einzelnen Kriterien werden ein prozentualer Zielerreichungswert pro Station berechnet, zu jedem Kriterium Bemerkungen hinzugefügt.

Aktuell besteht das Audit-Instrument aus 15 Einzelkriterien. Die Einzelkriterien werden nach der »Stärke der Evidenz« A, B und C der RNAO (Registered Nurses' Association of Ontario) Leitlinie 2013, ähnlich wie beim Dekubitusaudit (▶ Kap. 7.2.2) gewichtet (▶ Tab. 7.2).

Direkt im Anschluss an die Überprüfung erfolgt ein kurzes, mündliches Feedback an die Teammitglieder. Es besteht stets großes Interesse daran, zu erfahren, ob es besondere Auffälligkeiten gegeben hat, auf die möglichst schnell reagiert werden sollte. Diese Praxis hat sich sehr gut bewährt, weil in den Diskussionen mitunter schon Erklärungs- und Lösungsansätze gefunden werden.

Tab. 7.2: Beispiele für die Gewichtung von pflegerischen Interventionen bezüglich des Schmerzmanagements

Einzelkriterien (Auswahl)	Stärke der Evidenz (RNAO, 2013)	Charité Gewichtung
Pflegediagnose Schmerz	C	1
Wirksamkeitskontrolle	B	2
Differenziertes Schmerzassessment	A	3

7.3.3 Vorstellung und Diskussion der Auditergebnisse des Fachbereichs Neurochirurgie: Erhebungszeitraum 2009, 2011, 2012, 2014 und 2015

Im Folgenden werden beispielhaft die Ergebnisse der Dokumentenanalyse und Patientenbefragung aus den drei Stationen des Fachbereichs Neurochirurgie vorgestellt und kritisch beleuchtet. Sie befinden sich im Vergleich mit den Ergebnissen anderer Fachbereiche in der Charité im oberen Mittelfeld. Im Rahmen der insgesamt 15 Audits sind 220 Patienten einbezogen worden. Da die Audits alle 18 Monate stattfinden, liegen für die Jahre 2010 und 2013 keine Ergebnisse vor.

Die Ergebnisdarstellung erfolgt zu den jeweiligen Kriterienebenen bzw. Auditfragen des angepassten Expertenstandards »Schmerzmanagement der Neurochirurgie«. Diese stimmen inhaltlich weiterhin sowohl mit den Kriterienebenen als auch mit den Auditfragen des inzwischen aktualisierten Expertenstandards überein (DNQP 2011).

Zu E1.1 (Dokumentation): Wurde eine Schmerzersterhebung innerhalb der ersten 24 Stunden nach Aufnahme des Patienten durchgeführt und dokumentiert?

Zur Schmerzersterhebung (▶ Abb. 7.7) innerhalb der ersten 24 Stunden nach Aufnahme des Patienten wurden im Erhebungszeitraum konstant sehr gute bis gute Ergebnisse erzielt.

Dies lässt sich vor allem darauf zurückführen, dass die Schmerzersterhebung einrichtungsweit als verpflichtender Bestandteil im digitalen Pflegestatus integriert ist und bei 55 % der in die Auditierung einbezogenen Patienten bereits bei der Aufnahme Schmerzen dokumentiert worden sind. Deshalb ist davon auszugehen, dass sich die Ergebnisqualität zu diesem Kriterium auch zukünftig auf hohem Niveau halten lässt.

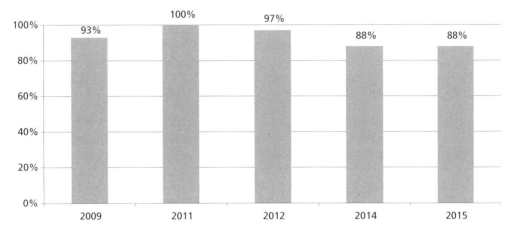

Abb. 7.7: Schmerzabfrage innerhalb der ersten 24 Std. nach Aufnahme auf der Station; n = 220

Zu E1, Charité-spezifisches Kriterium (Dokumentation): Wurde eine Schmerzersteinschätzung unmittelbar nach Übernahme aus dem OP, Aufwachraum oder der Intensivstation durchgeführt und dokumentiert?

Die Schmerzeinschätzung nach Übernahme aus dem Aufwachraum, OP oder der Intensivstation hat sich im Erhebungszeitraum zunächst um 12 % verschlechtert, 2014 jedoch wieder um 10 % verbessert (▶ Abb. 7.8). Den Diskussionen mit den Pflegefachkräften aller drei Stationen der Neurochirurgie ist zu entnehmen, dass es inzwischen immer häufiger vorkommt, dass das Ergebnis der Schmerzeinschätzung im Schmerzprotokoll nicht dokumentiert wird. Als Gründe wurden neben Personalmangel der Einsatz von Leasingkräften und eine hohe Pflegeintensität angegeben.

Aus den nachfolgenden Ergebnissen – vor allem den Rückmeldungen der Patienten – geht hervor, dass der zu diesem Kriterium bestehende Dokumentationsmangel den Erfolg der Schmerztherapie jedoch kaum oder gar nicht beeinflusst. Eine Erklärung hierfür liefert die Überschneidung mit dem nächsten Kriterium (E1.3), der systematischen Schmerzeinschätzung zweimal täglich. Die Dokumentation dieser Schmerzeinschätzung erfolgte durchweg sehr sorgfältig. 2015 wurden diese Daten auf Grund der Überarbeitung des Auditinstruments vorübergehend nicht erhoben.

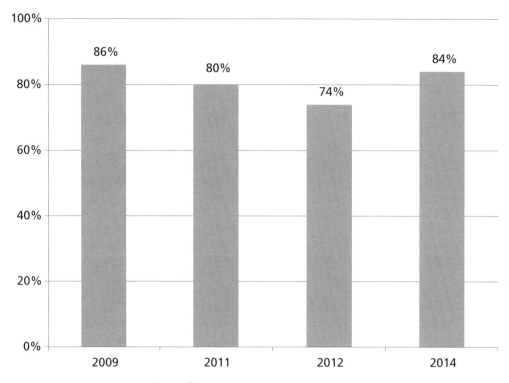

Abb. 7.8: Schmerzeinschätzung nach Übernahme aus dem OP, Aufwachraum oder Intensivstation; n=172

Zu E1.3 (Dokumentation): Wurde mindestens zweimal täglich eine systematische Schmerzeinschätzung – Ruhe und Belastungsschmerz – mittels geeigneter Schmerzskala durchgeführt und im Schmerzverlaufsprotokoll dokumentiert?

Zu diesem Kriterium konnten überwiegend gute Ergebnisse erzielt werden (▶ Abb. 7.9): Oft sind am ersten postoperativen Tag bis zu vier Schmerzwerte festgehalten worden, während bei Patienten kurz vor der Entlassung, was in der Regel sinnvoll ist, häufig nur noch ein Schmerzwert täglich zu finden war. Positiv hervorzuheben sind auch die Differenzierungen der Schmerzwerte in Ruhe- oder Belastungsschmerz, die im Erhebungszeitraum durchgehend korrekt angegeben wurden. 2015 zeigten sich besonders auf einer Station Defizite bezüglich der zweimal täglich notwendigen und dokumentierten Abfrage von Schmerzwerten.

Die im Fachbereich entwickelten Schmerzprotokolle fanden eine hohe Akzeptanz, was sich daran zeigt, dass die Protokolle bei allen Patienten bis zu ihrer Entlassung geführt wurden.

Zu E1.4 (Patient): Wurden Sie regelmäßig zweimal täglich nach Schmerzen gefragt?

Die Patienten berichteten zu 95 %, dass sie mindestens zwei-, gelegentlich aber auch drei- bis viermal täglich nach Schmerzen gefragt worden sind. Von den übrigen 5 % war zu erfahren, dass sich häufigere Schmerznachfragen auf einen kurzen Zeitraum nach der Operation begrenzten, nur wenige Patienten

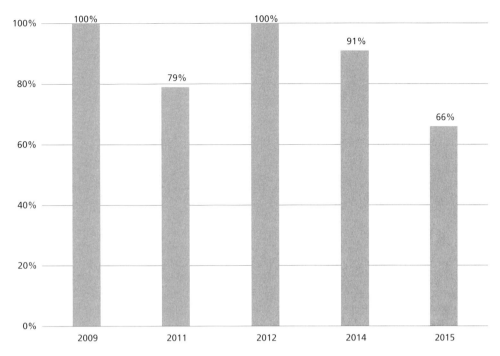

Abb. 7.9: Systematische Schmerzeinschätzung mind. zweimal täglich in Ruhe und bei Belastung; n=220

gaben an, an einzelnen Tagen überhaupt nicht nach Schmerzen gefragt worden zu sein. Somit wird eine vermutete Unterdokumentation bestätigt.

Zu E2, Charité-spezifisches Kriterium (Dokumentation): Ist die ärztliche Anordnung der Schmerzmedikation bzw. das Schmerzschema dokumentiert?

Bei den Ergebnissen zum Vorliegen schriftlicher Anordnungen zur Schmerzmedikation sind Schwankungen zwischen 64 und 90 % erkennbar (▶ Abb. 7.10). Ohne ärztliche Anordnung dürfen Pflegekräfte keine von den festgelegten Schmerzschemen-abweichenden Medikamente verabreichen. Da die in den Schmerzschemen genannten Medikamente nicht immer für ein erfolgreiches Schmerzmanagement ausreichen und zusätzliche Mittel zeitnah zur Verfügung stehen müssen, ist diese Thematik in das Audit aufgenommen worden.

Zu E2.1 (Dokumentation): Ist nachvollziehbar dokumentiert, dass ein Schmerzmittel bei Schmerzwerten über 3/10 NRS verabreicht wurde?

In den vergangenen Jahren konnten die Nachvollziehbarkeit verabreichter Bedarfsmedikation in der Dokumentation deutlich verbessert und eine Steigerung der Ergebnisse zu diesem Kriterium von 67 % 2009 auf 96 % erzielt werden (▶ Abb. 7.11). Seitdem hält sich dieses Ergebnis auf hohem Niveau. Diese sehr positive Entwicklung lässt sich darauf zurückführen, dass in den Schmerzschemen der Neurochirurgie die Bedarfsmedikation inzwischen geregelt ist und jeder Patient über ein Schmerzprotokoll verfügt.

I Expertenstandards in der Pflege

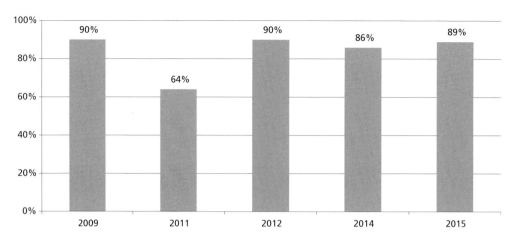

Abb. 7.10: Schriftliche ärztliche Anordnung der Schmerzmedikation; n=220

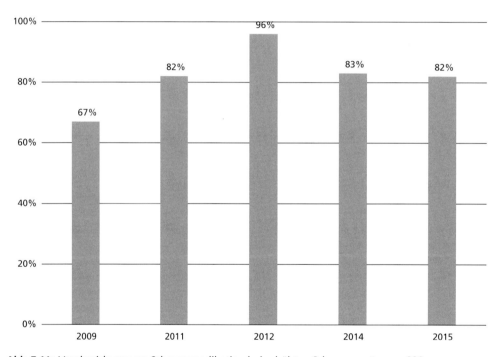

Abb. 7.11: Verabreichung von Schmerzmedikation bei erhöhten Schmerzwerten; n=220

Zu E2.2 (Dokumentation): Ist die Wirkung der medikamentösen Schmerzbehandlung in den Zeitabständen, die dem vorgegebenen Analgesieverfahren entsprechen, überprüft worden?

Zur Wirksamkeitskontrolle nach Verabreichung von Bedarfsmedikation bei erhöhten Schmerzwerten wurden im Vergleich zu den Zielerreichungsgraden der anderen Kriterien nur sehr geringe Werte zwischen 19 und 36 % mit Abwärtstrend gemessen (▸ Abb. 7.12). Gründe hierfür können keinesfalls mangelndes Interesse oder Engagement am Erfolg des Schmerzmanagements sein, denn die Auditergebnisse belegen insgesamt, besonders aber zur Schmerzvermeidung bzw. -reduzierung (z. B. E2.7), das Gegenteil. In den Stationsbesprechungen konnte herausgefunden werden, dass dieses Ergebnis a) vorrangig auf den vorgeschriebenen engen Zeitrahmen für die Nachfrage bei den Patienten (30 Minuten nach i. v.-, 45 Minuten nach s. c.- und 60 Minuten nach oralen Gaben), der häufig nicht eingehalten werden kann, zurückzuführen ist und b) in geringerem Umfang auf stressbedingtem Dokumentationsmangel beruht.

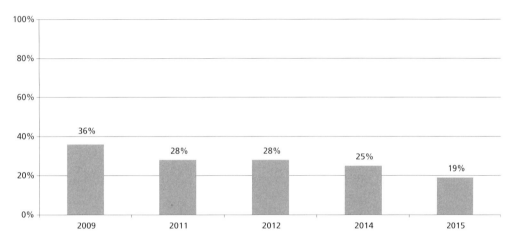

Abb. 7.12: Wirksamkeitskontrollen nach Verabreichung der Schmerzmedikation; n=123

Zu E2, Charité-spezifisches Kriterium (Patient): Ist Ihnen die Schmerzskala erklärt worden?

92 % der Patienten berichteten, ihnen sei die Schmerzskala (Numerische Rang-Skala) erklärt worden, und sie hätten sie regelmäßig zur Schmerzeinschätzung genutzt. Einige Patienten gaben an, sich jedoch anfangs mit der Anwendung der Schmerzskala überfordert gefühlt zu haben. In vertieften Patientengesprächen konnte herausgefunden werden, dass nicht nur eine gut nachvollziehbare Erklärung eine wichtige Rolle für einen sicheren Umgang mit der Schmerzskala sorgt, sondern auch das aktuelle Befinden der Patienten. Letzteres passt zu den Erfahrungen der befragten Pflegefachkräfte, einigen Patienten den Umgang mit der Schmerzskala wiederholt erklären zu müssen, weil ihre Aufnahmefähigkeit beeinträchtigt ist.

Eine kleine Gruppe (8 % der Patienten) gab an, keine Schmerzskala zu kennen.

Zu E2.6 (Patient): Wurden Ihnen bei Schmerzen zusätzliche Schmerzmittel unverzüglich angeboten?

Von 94 % der Patienten war zu erfahren, dass sie zusätzlich zur Basistherapie zusätzliche Schmerzmittel erhalten haben, bei nahezu allen (92 %) erfolgte ihre Verabreichung ohne Zeitverzögerung.

Zu E2.7 (Patient): Waren Sie nach Einnahme der Schmerzmedikamente schmerzfrei bzw. haben sich die Schmerzen auf ein erträgliches Maß reduziert?

92 % der Patienten gaben an, dass ihnen die Schmerzmedikation gut geholfen hat bzw. die Schmerzen auf ein erträgliches Maß reduziert worden sind. Patienten mit selbstkontrollierbarer Analgesie (Patient-Controlled Analgesia, PCA) oder anderen rückenmarksnahen Verfahren äußerten sich darüber äußerst positiv. Besonders hervorgehoben wurde die Betreuung durch die Schmerztherapeuten einschließlich deren Information und Anleitung.

Von den übrigen 8 % der Patienten war in Erfahrung zu bringen, dass die Schmerzmedikation anfangs nicht wirksam war und zunächst unterschiedliche Mittel ausprobiert werden mussten, bevor die erwünschte Linderung eintrat. Hier besteht Optimierungsbedarf hinsichtlich einer zeitnahen individuellen Anpassung der Schmerztherapie.

Zu E3 (Dokumentation): Wurden Nebenwirkungen der Schmerztherapie behandelt und dokumentiert?

Schmerzmittelbedingte Nebenwirkungen waren in den Pflegeberichten einschließlich der Verläufe gut nachvollziehbar dokumentiert. Zu diesem Kriterium wurde ein Zielerreichungsgrad von 97 % erreicht.

Zu E4.1 (Dokumentation): Wurden nichtmedikamentöse Maßnahmen als Ergänzung zur medikamentösen Schmerztherapie angeboten bzw. eingesetzt, und waren sie wirksam?

Zu diesem Kriterium sind bisher keine Daten erhoben worden, weil nichtmedikamentöse Maßnahmen häufig in andere komplexe Pflegehandlungen eingebettet sind und sich daher in der Patientendokumentation nicht eindeutig identifizieren lassen.

Zu E 5.2 (Patient): Sind Ihnen oder Ihren Angehörigen Informationen zum Umgang mit Schmerzen angeboten worden?

Knapp zwei Drittel (62 %) der befragten Patienten berichtete, zu ihrer aktuellen postoperativen Schmerzsituation Informationen u. a. über Wirkung und mögliche Nebenwirkungen ihrer Schmerzmedikation sowie zu den üblichen Zeitabständen der Einnahme erhalten zu haben und darüber hinaus aufgefordert worden zu sein, sich bei Schmerzen umgehend zu melden.

Die übrigen Patienten (38 %) gaben an, keinerlei Informationen erhalten zu haben und daher auch nicht zu wissen, welche Schmerzmittel sie derzeit einnehmen. Im weiteren Gespräch erweckten sie mehrheitlich den Eindruck, Information zum Schmerz entweder nicht erwartet und/oder sie auch nicht als notwendig erachtet zu haben, indem sie sich dahingehend den Ärzten und Pflegefachkräften voll und ganz anvertrauten, und einigen war es lediglich wichtig, »dass der Schmerz weg ist«. Lediglich eine kleine Gruppe hätte sich mehr Information bzw. Beratung zu diesem Thema gewünscht.

Zu E5, Charité-spezifisches Kriterium (Dokumentation): Ist die Pflegediagnose »Schmerzen« in die Pflegeplanung aufgenommen und der Schmerzsituation des Patienten angepasst worden?

Während Ziele und Maßnahmenpläne zu 91 % an die Schmerzsituation der Patienten angepasst worden sind, ist dies in Bezug auf die Ätiologien und Symptome der Pflegediagnosen nur zu 40 % erfolgt. Die Information und Anleitung des Patienten zur aktuellen Schmerzsituation ist Bestandteil des teilstandardisierten digitalen Pflegeplans. Die Bedeutung der Inhalte bzgl. Information und Anleitung ist im EDV-System hinterlegt und kann jederzeit abgerufen werden.

Charité-spezfisches Kriterium (Patient): Wie zufrieden sind Sie mit dem Schmerzmanagement auf dieser Station?

Die bereits angesprochene Überarbeitung des Auditinstruments beinhaltete unter anderem die Einführung nach der Zufriedenheit mit dem multidisziplinären Schmerzmanagement. Diese Frage wurde von 13 der 17 befragten neurochirurgischen Patienten positiv bewertet. Die vier verbleibenden Patienten waren Patienten mit chronischen Rückenschmerzen nach wiederholten Operationen und dem Einbezug der Schmerztherapeuten. Hier zeigt sich die Notwendigkeit des Umsetztens des Expertenstandards Schmerzmanagement in der Pflege bei chronischen Schmerzen (DNQP, 2015b) und die damit verbundene Differenzierung von chronischem und akutem Schmerz besonders deutlich.

Rückspiegelung und Diskussion der Auditergebnisse in den Stationen und den Ärzteteams

Der Projektleiter stellt die aktuellen Auditergebnisse in jeder Station zusammen mit den Vergleichsdaten aus dem vorhergehenden Audit vor und diskutiert sie mit dem Pflegeteam. Im Großen und Ganzen handelt es sich dabei um eine Erfolgsrückmeldung, weil zu den meisten Kriterien inzwischen Ergebnisse von mehr als 80 % erreicht werden konnten. Dennoch besteht in allen Stationen die Notwendigkeit, sich auch weiterhin mit den weniger guten Ergebnissen auseinanderzusetzen. Dies geschieht im Rahmen einer kritischen Analyse zu allen kritischen Punkten und der Suche nach praktikablen Lösungswegen. Anregungen und Änderungswünsche, die den ärztlichen Dienst betreffen, werden nach der Besprechung an den ärztlichen Ansprechpartner weitergeleitet.

Die Auditergebnisse werden meistens auch den Ärzteteams der Neurochirurgie vorgestellt und mit ihnen diskutiert. Im Vordergrund steht dabei die Zusammenarbeit von ärztlichem und Pflegedienst im Rahmen der medikamentösen Schmerztherapie (Kriterienebene 2), insbesondere die Einhaltung bzw. Abweichung von den vorliegenden Schmerzschemen sowie die Anordnung individueller Schmerz- inklusive Bedarfsmedikation (z. B. Festlegung von Einzel- und Tageshöchstdosis). Zusätzlich zu den Auditergebnissen steht den Diskutanten eine Übersicht aller verordneten und applizierten Medikamente aus dem Erhebungszeitraum zur Verfügung, aus der sich ebenfalls Verbesserungspotenziale ableiten lassen.

Bei einem Gesamterreichungsgrad von mindestens 80 % erhält die Station ein Schmerzzertifikat, mit dem das besondere Engagement des gesamten Stationsteams gewürdigt wird.

Fazit: Was ist bei den Patienten angekommen?

Die übergreifende Zielsetzung des Expertenstandards, »Jeder Patient/Betroffene mit akuten oder zu erwartenden Schmerzen erhält ein angemessenes Schmerzmanagement, das dem Entstehen von Schmerzen vorbeugt, sie auf ein erträgliches Maß reduziert oder beseitigt«, konnte im Erhebungszeitraum nicht nur in den drei Stationen der Neurochirurgie, sondern auch in allen anderen chirurgischen Fachbereichen in hohem Maße (im Durchschnitt 84 %) erreicht werden.

Postoperative Schmerzen werden in den chirurgischen Fachbereichen größtenteils vermieden, weil Patienten im Anschluss an einen Eingriff umgehend eine verordnete Basistherapie inklusive Bedarfstherapie bei Schmerzen in Ruhe ab 3/10 NRS und/oder Schmerzen bei Belastung ab 5/10 NRS erhalten. Die vorliegenden Schmerzschemen ermöglichen dem Pflegefachpersonal, innerhalb eines bestehenden Rahmens selbstständig zu handeln. Hierdurch werden Wartezeiten für die Patienten minimiert. Zudem hat sich die schriftliche ärztliche Anordnung der medikamentösen Schmerzbehandlung wesentlich verbessert.

Die regelmäßige Abfrage der Schmerzintensität konnte inzwischen in allen zur Kenntnis und geben in Befragungen an, dass Pflegefachkräfte »sich kümmern« und sich ernst genommen und gut betreut fühlen. Fortbildungsveranstaltungen für das Pflegefachpersonal u. a. zu schmerzmittelbedingten Nebenwirkungen haben ebenfalls zu spürbaren Verbesserungen für Patienten geführt, weil entsprechende Symptome nunmehr als solche erkannt, behandelt und dokumentiert werden.

Auch wenn zu einigen Aspekten des Schmerzmanagements noch weiterer Optimierungsbedarf besteht, wie z. B. zur regelhaften Durchführung von Wirksamkeitskontrollen und der Information und Anleitung von Patienten zur aktuellen Schmerzsituation, ist festzuhalten, dass mit der nachhaltigen Umsetzung des Expertenstandards insgesamt ein großer Qualitätssprung gelungen ist, der allen Patienten in den chirurgischen Fachbereichen zugutekommt.

Für die Erreichung eines hohen Qualitätsniveaus sind regelmäßige Audits unverzichtbar. Jedes Audit ermöglicht eine kritische Auseinandersetzung und Diskussion mit Pflegefachkräften und Ärzten in den einzelnen Fachbereichen und führt zu einer erneuten Sensibilisierung für das Thema Schmerz. Sich anbahnende Qualitätseinbrüche sind frühzeitig erkennbar und lassen sich mit entsprechender Gegensteuerung mehrheitlich auffangen. Audits erfüllen somit eine Doppelfunktion, sie sind von zentraler Bedeutung für die kontinuierliche Qualitätsentwicklung und dienen darüber hinaus als unverzichtbares Instrument in einem Frühwarnsystem. Letztere Funktion ist unter den schwierigen personellen Rahmenbedingungen auch deshalb äußerst wichtig, weil Qualitätssteigerungen teilweise nur noch sehr bedingt möglich sind und der Erhalt des erreichten Status Quo deshalb bereits als Erfolg einzustufen ist.

In allen Fachbereichen der Chirurgie ist eine Diskrepanz zwischen Intervention am Patienten und Dokumentation zu beobachten. Im Rahmen der Ergebnisanalysen konnte ein enger Zusammenhang zwischen dem Einsatz von Leasingkräften und Mängeln in der Dokumentationsqualität festgestellt werden. Auch wenn die Rückmeldungen von Seiten der Patienten zum Schmerzmanagement im Erhebungszeitraum weiterhin sehr positiv waren, besteht dennoch Handlungsbedarf, weil Dokumentationslücken negative Folgen auf die Patientensicherheit und Versorgungskontinuität haben können.

Einen bedeutenden Meilenstein stellen die Fortschritte in der interdisziplinären Zusammenarbeit von Pflege- und Ärztlichem Dienst im Rahmen des Schmerzmanagements dar. Das erreichte Qualitätsniveau kann maßgeblich darauf zurückgeführt werden, dass die gemeinsame Weiterentwicklung der Schmerzschemen mit den Schmerztherapeuten inzwischen zur Selbstverständlichkeit geworden ist. Dieser Erfolg wäre ohne zusätzliche Personalressourcen für eine kontinuierliche Projektbegleitung, die die Beteiligten in regelmäßigen Abständen zusammenbringt, zu Konfliktlösungen beiträgt und notwendige Änderungen in die Wege leitet, nicht möglich gewesen.

Literatur

Black, J. M.; Edsberg, L. E.; Baharestani, M. M.; Langemo, D.; Goldberg, M.; McNichol, L.; Cuddigan, J. & National Pressure Ulcer Advisory Panel (2011). Pressuer Ulcers: Avoidable or Unavoidable? Results of the National Pressure Ulcer Advisory Panel Consensus Conference. Ostomy Wound Management, 57. Jg., Heft 2, 24–37.

DNQP (Deutsches Netzwerk für Qualitätsentwicklung in der Pflege) (Hrsg.) (2005). Expertenstandard Schmerzmanagement in der Pflege bei akuten oder tumorbedingten chronischen Schmerzen: Entwicklung – Konsentierung – Implementierung. Osnabrück: DNQP.

DNQP (Deutsches Netzwerk für Qualitätsentwicklung in der Pflege) (Hrsg.) (2010). Expertenstandard Dekubitusprophylaxe in der Pflege. 1. Aktualisierung 2010 einschließlich Kommentierung und Literaturstudie. Osnabrück: DNQP.

DNQP (Deutsches Netzwerk für Qualitätsentwicklung in der Pflege) (Hrsg.) (2011). Expertenstandard Schmerzmanagement in der Pflege bei akuten Schmerzen. 1. Aktualisierung 2011 einschließlich Kommentierung und Literaturstudie. Osnabrück: DNQP.

DNQP (Deutsches Netzwerk für Qualitätsentwicklung in der Pflege) (Hrsg.) (2013). Expertenstandard Sturzprophylaxe in der Pflege. 1. Aktualisierung 2013 einschließlich Kommentierung und Literaturstudie. Osnabrück: DNQP.

DNQP (Deutsches Netzwerk für Qualitätsentwicklung in der Pflege) (Hrsg.) (2015a). Expertenstandard Pflege von Menschen mit chronischen Wunden: Entwicklung – Konsentierung – Implementierung. Osnabrück: DNQP.

DNQP (Deutsches Netzwerk für Qualitätsentwicklung in der Pflege) (2015b). Expertenstandard Schmerzmanagement in der Pflege bei chronischen Schmerzen: Entwicklung – Konsentierung – Implementierung. Osnabrück: DNQP.

IQTIG (Institut für Qualitätssicherung und Transparenz im Gesundheitswesen) (2017). URL: https://iqtig.org/ergebnisse/strukturierter-dialog/ [Stand: 2017-02-24].

National Pressure Ulcer Advisory Panel (NPUAP), European Pressure Ulcer Advisory Panel (EPUAP) & Pan Pacific Pressure Ulcer Alliance (PPPIA) (2014). Prevention and Treatment of Pressure Ulcers: Clinical Practice Guideline. Emily Haesler (Ed.). Cambridge media: Perth, Australia; 2014.

Rink, O. & Eberlein-Gonska, M. (2010). Peer Review – wie wir Qualität verbessern lernen. In: Kuhlen, R.; Rink, O. & Zacher, J. (Hrsg.). Jahrbuch Qualitätsmedizin 2010. Berlin: Medizinisch Wissenschaftliche Verlagsgesellschaft, 59–70.

RNAO (Registered Nurses' Association of Ontario) (2013). Assessment and Management of Pain (3th Edition). Toronto, ON: Reigstered Nurses' Association of Ontario.

Roes, M.; Francois-Kettner, H.; Schmälzle, G. & Lehmann, T. (2000). MUM – Ein Qualitätsprogramm zum Anfassen. Bern: Hans Huber Verlag.

8 Gesundheitsökonomische Evaluation von nationalen Expertenstandards in der Pflege

Reinhold Wolke

8.1 Einführung: Zur Notwendigkeit und Einordnung der Evaluation von nationalen Expertenstandards

Fraglos finden die nationalen Expertenstandards in der Pflegewissenschaft und Pflegepraxis hohe Resonanz und Anerkennung (u. a. Bölicke 2007). Im Anwendungsbereich des SGB XI ist die Umsetzung von Expertenstandards zwischenzeitlich gesetzlich vorgeschrieben (Theuerkauf 2014). Unumstritten sind die Expertenstandards gleichwohl nicht. So kritisieren beispielsweise Meyer und Köpke (2006): »Inwieweit durch Einführung der Standards jedoch tatsächlich die patienten- bzw. bewohnerrelevanten Ergebnisse verbessert werden, ist unbekannt.« Zudem weisen sie in ihrer Kritik darauf hin, dass die Expertenstandards bislang weitgehend unkritisch von der Pflegepraxis und den Akteuren im Gesundheitswesen aufgenommen wurden. Tatsächlich ist es im Gesundheitswesen in vielen Bereichen von höchster Bedeutung zu wissen, ob eine Intervention wirksam ist oder nicht und ob der Nutzen einer Intervention ihre Risiken überwiegt (Kuhn et al. 2012).

Für medizinische Leitlinien, die einen vergleichbaren Auftrag für die medizinische Versorgung wie die Expertenstandards für die pflegerische Versorgung haben (Selbmann & Encke 2005; Bölicke 2007; Institute of Medicine 2011), konnte aufgezeigt werden, dass sich mittels der Leitlinien grundsätzlich Qualitätsverbesserungen in der Gesundheitsversorgung realisieren lassen. Die vorliegenden Untersuchungen zeigen aber auch, dass die in die Leitlinien gesetzten Erwartungen nicht immer erfüllt wurden. Bekannt ist, dass sich von der methodischen Qualität einer Leitlinie nicht notwendigerweise auf die inhaltliche Qualität einzelner Empfehlungen schließen lässt (Watine et al. 2006). Aus diesen Erkenntnissen lässt sich ableiten, dass auf Expertise gestützte, leitlinienorientierte Versorgungsprozesse das Potenzial haben, zur Verbesserung der Versorgungssituation beizutragen. Da die Methodik des DNQP sich stark an der Methodik der Arbeitsgemeinschaft der Wissenschaftlichen Medizinischen Fachgesellschaften e. V. (BÄK 2010) zur Entwicklung medizinischer Leitlinien anlehnt, ist dieser positive Effekt auf die Versorgungssituation der Pflegebedürftigen auch für die Expertenstandards zu erwarten. Ob dies aber tatsächlich unter Alltagsbedingungen der Fall ist, bedarf in der Tat einer Überprüfung.

Derartige Untersuchungen lassen sich in die Versorgungsforschung einordnen. Im Rahmen der Versorgungsforschung sollen Interventionen oder strukturelle Maßnahmen entwickelt und geprüft werden, die letztlich die Gesundheitsversorgung von Patienten verbessern und somit zu mehr Gesundheit oder Teilhabe am Leben in der Gemeinschaft beitragen. Primäre Bewertungskriterien sind Effektivität und Effizienz (Schrappe, Pfaff 2017). (▶ Abb. 8.1)

Die Erkenntnisse aus der Versorgungsforschung unterstützen die Akteure im Gesundheitswesen, beispielsweise die Politik, Kostenträger, Leistungserbringer und Patienten, durch die Bereitstellung von Entscheidungsgrundlagen auf der Basis valider wissenschaftlicher Erkenntnisse in größtmöglicher Objektivität und Transparenz (Baumann et al. 2016).

Im Feld der Outcome-Forschung werden in der Versorgungsforschung Fragestellungen untersucht, die das Erreichen des eigentlichen gesundheitlichen Zieles fokussieren. Hierzu gehören kurzfristige Ziele (z. B. Verbesserung eines schlechten Ernährungszustands) ebenso wie langfristige Ziele (z. B. Erhöhung der Lebenserwartung, Verbesserung der Lebensqualität) (Pfaff et al. 2009).

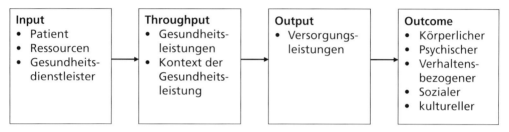

Abb. 8.1: Das systemtheoretische Modell des Versorgungssystems (vgl. Pfaff 2011, S. 4)

Übertragen auf den Anwendungsbereich der Pflege stellen sich insbesondere die Fragen,

1. ob mit der Pflege nach den nationalen Expertenstandards die Ergebnisqualität in der Pflege tatsächlich zu verbessern ist, also ob die implementierten Verfahren unter Alltagsbedingungen wirksam sind und
2. welche Kosten-Effektivität diese Maßnahmen besitzen, wie also das Verhältnis von Aufwand, der für die Umsetzung der Standards erbracht werden muss, zu generiertem Nutzen ist.

Wird die Frage 1 nach der Wirksamkeit betrachtet, so lässt sich feststellen, dass es aus verschiedenen Quellen Hinweise gibt, die eine Wirksamkeit der Expertenstandards unter Alltagsbedingungen nahelegen. Die Expertenstandards führen dann zu einer Verbesserung der Versorgungssituation der Patienten. Diese Hinweise ergeben sich einerseits daraus, dass die Implementierung der Standards in unterschiedliche Einrichtungen der stationären und ambulanten Pflege wissenschaftlich begleitet und ausgewertet wird (Moers, Schiemann, Stehling 2014; Schmidt 2012). Einer der Bewertungsschwerpunkte in den standardisierten Auditinstrumenten des DNQP, die zu jedem Expertenstandard spezifisch vorgelegt werden, liegt auf der Ergebnisqualität und hier dann auch auf der Frage nach dem Patientennutzen. Diese systeminternen Evaluationen beinhalten die jeweiligen abschließenden Veröffentlichungen des DNQP (jeweils verfügbar auf der Internetseite des DNQP unter: www.dnqp.de). Auch liegen weitere Hinweise auf die Effektivität von Expertenstandards vor, beispielsweise zum Expertenstandard »Dekubitusprophylaxe in der Pflege« (Haus & Skiba 2014, Wilborn et al. 2010) und zum Expertenstandard »Schmerzmanagement in der Pflege« (Schmälzle 2014). Aus eigenen Untersuchungen des Autors kann von positiven Effekten der Expertenstandards zur Förderung der Harnkontinenz (Wolke 2009) und zur Förderung der oralen Ernährung (Wolke & Allgeier 2012) berichtet werden.

Dagegen liegen bislang nur wenige Evaluationen der nationalen Expertenstandards unter Alltagsbedingungen vor, die neben der Effektivität auch ökonomische Gesichtspunkte berücksichtigen (Wolke et al. 2007; Wolke 2009; Wolke & Allgeier 2012). So bleibt zumeist unklar, welcher Aufwand mit der Umsetzung eines Standards verbunden ist, aber auch, in welchem Verhältnis die durch die Einführung der Standards tatsächlich erzielten patienten- bzw. bewohnerrelevanten Ergebnisse unter Alltagsbedingungen zum erbrachten Aufwand stehen, wie also die Effizienz der Maßnahme zu bewerten ist. Hierbei handelt es sich dann um Fragen im Kontext der gesundheitsökonomischen Evaluation, deren Beitrag zur Evaluation der nationalen Expertenstandards nachfolgend aufgezeigt werden soll.

8.2 Stellenwert und Inhalte gesundheitsökonomischer Evaluationen in der Pflege

Viele Menschen haben ein Gefühl des Unbehagens, wenn Gesundheit und Pflegeleistungen ökonomischen Betrachtungen unterzogen werden. Schließlich gilt doch »Gesundheit als das höchste Gut«. Der Fokus der Gesundheitsökonomie ist jedoch gerade nicht einseitig auf die Kosten gerichtet, sondern auf den möglichst sinnvollen Einsatz der vorhandenen Mittel. Damit wird der Tatsache Rechnung getragen, dass die zur Verfügung stehenden Ressourcen in einer Volkswirtschaft alternative Möglichkeiten der Verwendung und Menschen unterschiedliche Bedürfnisse haben, die aufgrund der Knappheit der Ressourcen nicht alle befriedigt werden können. So steht Geld, das in die Behandlung von Krankheiten fließt, nicht mehr für die Prävention zur Verfügung (Icks et al. 2010). Aber auch: Werden Geld und Ressourcen in wirkungslose Prävention gesteckt, fehlen sie an anderer Stelle und führen folglich zu Opportunitätskosten: Opportunitätskosten sind solche Kosten, die aufgrund des Nutzenentganges der nächstbesten alternativen Verwendungsmöglichkeit anfallen (Großkinsky 2003, Scherenberg 2016). Tatsächlich werden aber Entscheidungen über Ressourcen im Gesundheitswesen, und das gilt auch für die Pflege, sehr häufig am Input, und damit letztlich an den Kosten, festgemacht. Dies ist allerdings nicht angemessen; genauso ist es notwendig, die Effektivität von Maßnahmen, also ihre Nützlichkeit, im Rahmen einer ökonomischen Bewertung zu berücksichtigen. Schließlich können beispielsweise auch sehr hohe Kosten einzelner Leistungen gerechtfertigt sein, wenn ihnen ein entsprechend hoher Nutzen gegenübersteht (Greiner & Claes 2007). Deshalb gilt prinzipiell ebenfalls für die Pflege, dass pflegerische Interventionen nicht nur an den Kosten, sondern auch aufgrund ihrer Effektivität und ihrer Kosten-Effektivität, also dem Verhältnis zwischen eingesetzten Ressourcen und realisierten Effekten, bewertet werden sollten. Kriterien für die Beurteilung von gesundheitsbezogenen Interventionen können sein:

- Wirksamkeit einer Maßnahme in einer kontrollierten Umgebung,
- Sicherheit hinsichtlich negativer Auswirkungen (Nebenwirkungen) und deren Akzeptabilität und Steuerbarkeit,
- Effektivität – Wirksamkeit der Maßnahme in einer normalen Umgebung,
- Effizienz – rationale Ressourcennutzung (Kobelt 1999).

Die Art und Weise der Durchführung einer ökonomischen Evaluation und die Auswahl der eingesetzten Techniken sind sehr mit der jeweiligen Fragestellung verbunden (Godfrey 2004; Schöffski 2007, Icks et al. 2010). Aufgabe der unterschiedlichen Verfahren der ökonomischen Evaluation ist es, aus einer Menge vergleichbarer Alternativen die effizienteste auszuwählen oder darüber zu entscheiden, ob eine bestimmte Maßnahme überhaupt durchgeführt werden soll. Bei vollständigen ökonomischen Evaluationen werden sowohl die Inputs (Kosten) als auch Ergebnisse (Nutzen) berücksichtigt und mit Alternativen verglichen (Lauterbach & Schrappe 2004; Schöffski et al. 1998, Icks et al. 2010). Partielle Evaluationen schließen dagegen nur einige dieser Elemente ein. Die unterschiedlichen Verfahren der ökonomischen Evaluation und deren Charakteristika zeigt Tab. 8.1 auf (▶ Tab. 8.1).

Tab. 8.1: Gesundheitsökonomische Evaluation in der Pflege – Studientypen (in Anlehnung an Godfrey 2004, S. 104)

	Bewertung der Kosten	Bewertung der Konsequenzen	Beispiele: Gesundheitswesen/Pflege
Krankheits-Kostenstudie	Monetär	Keine	Kosten von Asthma, Kosten von Mangelernährung, Kosten des Rauchens
Kosten-Minimierungs-Analyse	Monetär	Keine	Nierentransplantation versus Dialyse/Inkontinenz-versorgung
Kosten-Wirksamkeits-Analyse	Monetär	Einzeleffekte, zum Beispiel reduzierte Anzahl von Klinikaufenthalten, verhinderte Dekubitalulcera	Zwei verschiedene Arzneimittel zur Behandlung bei Bluthochdruck/Dekubitusprophylaxe
Kosten-Nutzwert-Analyse	Monetär	Aggregierte Effekte: Quality Adjusted Years of Life	Unterschiedliche Interventionsformen, z.B. Mamma CA/Sturzprophylaxe
Kosten-Nutzen-Analyse	Monetär	Monetär	Unterschiedliche Interventionsformen, zum Beispiel Mamma CA/Dekubitusprophylaxe

Die Evaluationsverfahren unterscheiden sich in erster Linie darin, wie die Bewertung der Effekte der Intervention dabei in Abhängigkeit erfolgt (Schulenburg et al. 2007, Icks et al. 2010):

- Als ökonomischer Nutzen, ausgedrückt in Euro bei Kosten-Nutzen-Analysen,
- in natürlichen physischen Einheiten (z.B. gewonnene Lebensjahre) bei Kosten-Wirksamkeits-Analysen oder
- als Nutzwerte (z.B. qualitätsadjustierte Lebensjahre QALY) bei Kosten-Nutzwert-Analysen.

Mittels gesundheitsökonomischer Evaluationen sollen wissenschaftlich begründete Entscheidungshilfen für die Entscheidungsträger zur Versorgung mit Gesundheits- und Pflegeleistungen bereitgestellt werden (Schulenburg et al. 2007, Icks et al. 2010). Das Ziel ist die Steigerung der Kosten-Effektivität (Godfrey 2004). Dabei kann zwischen der gesundheitsbezogenen – medizinischen und pflegerischen – Betrachtung des Nutzens auf der einen Seite und der Bewertung des Nutzens aus Patientenperspektive auf der anderen Seite unterschieden werden. Während in der gesundheitsbezogenen Nutzenbewertung vorwiegend klinische Daten zur Sicherheit und Wirksamkeit einer Intervention einbezogen werden, muss der Patientennutzen im Ideal unter Alltagsbedingungen erfasst und bewertet werden (Schulenburg et al. 2007). Allerdings gilt es zu beachten, dass neben der wirtschaftlichen Bewertung von Leistungen auch in der Pflege in unserer Gesellschaft gleichrangig weitere wichtige Prinzipien gelten, zum Beispiel das Gleichheitsgebot beim Zugang zu Gesundheitsleistungen, das Gebot zur Hilfe in Notfällen sowie Unterstützung in Fällen, bei denen keine Alternative zur Verfügung steht (Schulenburg et al. 2007). Für die Gestaltung von gesundheitsökonomischen Evaluationen gibt es im internationalen Kontext eine Vielzahl von Richtlinien (Zentner & Busse 2006). Von zentraler Bedeutung für Deutschland sind die »Deutschen Empfehlungen zur gesundheitsökonomischen Evaluation« der Hannoveraner Konsensus Gruppe (Schulenburg et al. 2007), die für die Pflege adaptiert werden können.

In Deutschland ist eine kontinuierliche Zunahme gesundheitsökonomischer Studien festzustellen, vor allem im Bereich der Pharmaökonomie. Seit dem Jahr 2007 schreibt der Gesetzgeber vor, dass das Institut für Qualität und Wirtschaftlichkeit im Gesundheitswesen (IQWiG) damit beauftragt werden kann, die Nutzen und das Kosten-Nutzen-Verhältnis von Arzneimitteln zu bewerten (§ 35b Abs. 1 SGB V). Dagegen liegen für die Akutmedizin, die Rehabilitation und Prävention nur partiell Studien vor. Es finden sich vornehmlich Kostenanalysen und Medikamentenstudien. Gesundheitsökonomische Untersuchungen zu verhaltenspräventiven Maßnahmen und insbesondere zu settingbezogenen Ansätzen sind selten, da sich die Komplexität der Zusammenhänge, der Einflussgrößen und der Ergebnisse sowie die methodischen Probleme des Nachweises von Effektivität und Kosten-Effektivität deutlich erhöhen (Brandes & Walter 2008). Schon 2002 stellte der Sachverständigenrat für Deutschland fest, dass gesundheitsökonomische Evaluationen im Zusammenhang mit chronischen Erkrankungen und den häufig nachfolgenden Problemen Multimorbidität und Pflegebedürftigkeit bislang weitgehend fehlen, obwohl bekannt ist, dass der betroffene Personenkreis zu »Dauernutzern« des Gesundheitsversorgungssystems mit hohem Ressourcenverbrauch zählt (SVR 2002). Nur vereinzelt liegen gesundheitsökonomische Evaluationen für die Pflege vor (Wolke et al. 2007; Wolke 2009; Wolke & Allgeier 2012; Wingenfeld et al. 2013). Dabei belegen internationale Studien für die Prävention, insbesondere von verhaltensorientierten Risikofaktoren, eine günstige Kosten-Effektivität: Ein systematisches Review britischer Publikationen aus den Jahren 2000 bis 2005 zeigt vergleichbare Kosten-Effektivität für Präventionsmaßnahmen und Krankheitsbehandlung. Die Autoren ziehen den Schluss, dass die Investition in Präventionsmaßnahmen oder in die Behandlung von manifesten Erkrankungen aus ökonomischer Sicht zu vergleichbaren Ergebnissen führt (Brandes & Walter 2008).

8.3 Zentrale Aspekte der ökonomischen Evaluationsstudien

8.3.1 Grundsätzliche Betrachtung und Fragen des Untersuchungsdesigns

Das charakteristische Merkmal der ökonomischen Evaluation ist die Untersuchung und der Vergleich unterschiedlicher Interventionen hinsichtlich ihrer Effekte und Kosten. Als Effekte (»Outcomes«) werden dabei die klinischen Wirkungen, Veränderungen der gesundheitsbezogenen Lebensqualität oder die Veränderungen in der Nutzenbewertung durch die Nutzer verstanden (Icks et al. 2010, Scherenberg 2016). So kann bei der Evaluation von nationalen Expertenstandards beispielsweise untersucht werden, ob es aufgrund der Einführung der Standards tatsächlich zu weniger Stürzen, weniger Dekubitalulcera, weniger Mangelernährung etc. kommt, als dies ohne deren Umsetzung der Fall ist. Aber auch die Entwicklung der Lebensqualität oder die Verringerung von Belastungen bei den Pflegebedürftigen kann Gegenstand der Untersuchung sein.

Bei der ökonomischen Bewertung von Kosten und Nutzen einer Intervention ist ein Kosten-Nutzen-Verhältnis, also ein Quotient zu ermitteln. Dies erfordert, dass sowohl Kosten als auch Nutzen, also Zähler und Nenner des Quotienten jeweils in einem Kardinalmaß dargestellt werden können. Der Zähler (respektive die Kosten) wird in der Regel in Geldeinheiten (Euro) ausgedrückt. Beim Nenner (respektive dem Nutzen) wird, in Abhängigkeit von der Bewertungsmethode, der Effekt in Geldeinheiten, natürlichen Einheiten (wie Lebensqualität) oder in Nutzwerten (z. B. qualitätsadjustierte Lebensjahre) dargestellt (Icks et al. 2010) (▸ Abb. 8.2).

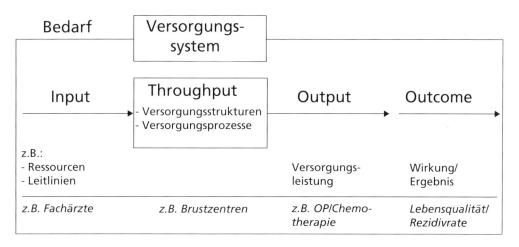

Abb. 8.2: Komponenten einer ökonomischen Evaluation (Wolke et al. 2007)

Ausgangspunkt der Überlegungen zur Gestaltung einer ökonomischen Evaluation ist, neben der Frage nach dem Gegenstand der Evaluation, die Klärung der Perspektive der Evaluation. Die Wahl der Studienperspektive gilt als die grundlegende Entscheidung, die zu Beginn einer Analyse von Kostenwirkungen getroffen werden muss (Godfrey 2004). Die meisten internationalen Leitlinien schreiben hierfür eine gesellschaftliche bzw. gesamtwirtschaftliche Perspektive vor. Folglich sind dann alle Kosten zu erfassen, unabhängig davon, wer oder welche Institution sie innerhalb der Gesellschaft trägt (Schulenburg et al. 2007). Daneben kann aber in Abhängigkeit von der Fragestellung der Untersuchung auch die Perspektive der Kostenträger, der Leistungserbringer oder der Patienten angenommen werden.

In Abhängigkeit von der Forschungsfrage ist weiter die Art und Weise der Datengewinnung zu klären (Schöffski & Schulenburg 2002, Scherenberg 2016):

- Sollen Daten neu erhoben werden (Field Research), oder wird auf vorhandene Daten zurückgegriffen (Desk Research)?
- Werden aggregierte Daten, z. B. aus amtlichen Statistiken, genutzt (Top-down-Ansatz), oder wird von einzelnen Personen – Kranken, Pflegebedürftigen – ausgehend erhoben (Bottom-up-Ansatz)?
- Werden die Daten prospektiv für die Studie erhoben, oder werden vorliegende Daten – retrospektiv – genutzt?

Eine weitere zentrale Frage des Studiendesigns ist die Festlegung der Beobachtungsdauer, die der jeweiligen Fragestellung angemessen sein muss. Einige individuelle Gesundheitsnutzen und Kosteneinsparungen werden zu anderen Zeiten auftreten als die Kosten der Intervention (Lauterbach & Schrappe 2004). Hierbei unterscheiden sich Interventionen im Gesundheitswesen und in der Pflege nicht von anderen Investitionsprojekten. Folglich ist es bei ökonomischen Bewertungsverfahren zudem notwendig, zukünftige Kosten und Konsequenzen auf ihren Gegenwartswert umzurechnen. Diese Umrechnung erfolgt durch Diskontierung. Bei der Diskontierung werden zukünftige Werte abgezinst und erhalten so in der Analyse ein geringeres Gewicht (Leidl 1998).

8.3.2 Bewertung der Kosten

Unter Kosten werden die monetär bewerteten Ressourcenverbräuche subsumiert (Arbeitsgruppe Reha-Ökonomie 1998, Icks et al. 2010). Im Rahmen der ökonomischen Bewertung sind grundsätzlich alle relevanten Kosten und Kostenersparnisse, die durch die zu bewertende Intervention generiert werden, zu erfassen. Werden relevante Kosten ausgelassen, so ist dies zu benennen und zu begründen (Schulenburg et al. 2007). Bei den Kosten, in der Regel in Geldeinheiten ausgedrückt, können zunächst direkte und indirekte Kosten unterschieden werden.

Bei direkten Kosten handelt es sich bei nationalen Expertenstandards in Anlehnung an Greiner (2007) beispielsweise um:

- Kosten, die durch die Einführung und Umsetzung des Expertenstandards entstehen (z. B. Personalkosten, Schulungskosten),
- Kosten, die aufgrund von Informationen verursacht werden, die den beteiligten Personen mit der Einführung des Expertenstandards zur Verfügung stehen (z. B. Kosten für zusätzliche Arztvisiten, Krankenhausaufenthalte), und
- Kosten, die durch Behandlungen von Nebenwirkungen entstehen, die aufgrund der evaluierten Gesundheitsleistung auftreten.

Mit indirekten Kosten sind mittelbar entstehende Kosten gemeint, zum Beispiel durch krankheits- und interventionsbedingten Arbeitsausfall (Arbeitsunfähigkeitstage). Ferner sollten neben tangiblen (monetär erfassbaren) Kosten auch intangible (monetär nicht erfassbare) Kosten, wie beispielsweise Schmerz oder Freude, erhoben werden (Greiner 1999). Die Ermittlung der Kosten erfolgt in vier Schritten (Kobelt 1999, Scherenberg 2016):

1. Identifikation der verwendeten Ressourcen (unabhängig, ob diese direkt messbar sind oder nicht),

2. Quantifizierung der Ressourcen in physikalischen Einheiten (z. B. Krankenhaustage, operative Eingriffe, Arztbesuche),
3. monetäre Bewertung der verwendeten Ressourcen,
4. Berücksichtigung des weiteren Spannungsfelds der Daten (Sensitivitätsanalyse) und des zeitlich unterschiedlichen Anfalls von Kosten.

Das entwickelte Mengengerüst zur Kostenerfassung kann beispielsweise auf Basis eines Einführungskonzeptes zur Umsetzung des jeweiligen Standards entwickelt werden. Die für ökonomische Evaluationen erforderlichen Daten können mit den gleichen Methoden erhoben werden wie andere sozialwissenschaftliche Daten (Claes 1998, Chernyak et al. 2017).

Die Bewertung des direkten und indirekten Ressourcenverbrauchs erfolgt idealtypisch anhand von Marktpreisen oder Opportunitätskosten. Opportunitätskosten geben an, welchen Nutzen die eingesetzten Mittel in der nächstbesten Alternative erreicht hätten (Arbeitsgruppe Reha-Ökonomie 1998, Icks et al. 2010). Je nach Perspektive und dem System der Abrechnung kann es notwendig sein, beispielsweise Personalkosten, Kosten für Medikamente und Verbrauchsmaterial sowie die Verwaltungskosten detailliert zu erfassen und zu bewerten. Bei der Berechnung der indirekten Kosten und Nutzen muss die Berechnungsmethode angegeben sein, um eine Vergleichbarkeit von Ergebnissen ökonomischer Evaluationsstudien zu ermöglichen (zum Beispiel nach dem Humankapital- oder Friktionskostenansatz; Schulenburg et al. 2007).

Das nachfolgende Beispiel soll dies verdeutlichen: Bei der Einführung des Expertenstandards »Förderung der Harnkontinenz in der Pflege« fallen Personalfortbildungen als direkte Kosten an, unter anderem zum Thema »Medizinisches Basiswissen zur Inkontinenz, Formen der Inkontinenz, Anamneseinstrumente und Kontinenzprofile«. Die entstehenden Kostenarten, die jeweilige Mengenkomponente sowie die jeweilige Bewertung verdeutlicht der nachfolgende Kasten.

Beispiel Identifikation, Erfassung und Bewertung von Kosten (Wolke 2009)

Medizinisches Basiswissen zur Inkontinenz, Formen der Inkontinenz, Anamneseinstrumente und Kontinenzprofile (Fachkräfte/Hilfskräfte; 2 Termine)

Kosten für Arbeitsausfall 30 Fachkräfte: 75 Std. × 28,20 € =	2.115,00 €
Kosten für Arbeitsausfall 15 Helfer: 37,5 Std. × 25,00 € =	937,50 €
Raummiete:	100,00 €
Miete Medienkoffer:	24,00 €
Kosten für Dozent:	660,00 €
Bewirtung:	76,50 €
Gesamtkosten:	**3.913,00 €**

Im Beispiel wird deutlich, dass 30 Fachkräfte an der Schulung teilgenommen haben. Insgesamt entsteht ein Zeitaufwand in Höhe von 75 Stunden. Pro Stunde wird ein einrichtungsinterner Stundensatz von 28,20 € für die Bewertung angesetzt. Da hier keine zusätzlichen Kosten anfallen, die Mitarbeiter werden ohnehin vergütet, kann man hier von Opportunitätskosten sprechen. Anders ist dies bei der Vergütung für den Dozenten. Hier entstehen tatsächlich zusätzliche Kosten.

8.3.3 Bewertung des Nutzens

Analog zur Bewertung der Kosten gilt auch für den Nutzen, dass grundsätzlich alle relevanten Nutzenarten zu erfassen sind. Werden Nutzenarten ausgelassen, so ist dies zu begründen.

Auf der Nutzenseite kann prinzipiell zwischen tangiblen und intangiblen Nutzen differenziert werden (Icks 2016). Von tangiblen Nutzen spricht man, wenn diese direkt mit einem kardinalen oder ordinalen Maß messbar sind, beispielsweise die Reduktion der Wahrscheinlichkeit des Auftretens eines Dekubitus. Für die Pflege können, in Anlehnung an Wingenfeld et al. (2011), als Ergebnisse der pflegerischen Versorgung messbare Veränderungen des Gesundheitszustandes, der Wahrnehmung und des Erlebens der Pflegebedürftigen umschrieben werden, die durch die Unterstützung der Einrichtung bzw. durch das Handeln ihrer Mitarbeiter bewirkt werden. »Ergebnisqualität ist demenschprechend eine Eigenschaft von Versorgungsergebnissen, die mit einer bewertenden Aussage beschrieben wird« (Wingenfeld et al. 2011).

Intangible Nutzen sind solche, die zunächst nicht direkt messbar sind, sondern die erst mit einem zusätzlichen Instrument in ein auswertbares Nutzenmaß transformiert werden müssen, wie Schmerzreduktion oder Lebensqualität.

Als Kriterien zur Bewertung des Nutzens schlägt der Gesetzgeber bezogen auf die Evaluation von Arzneimitteln folgende Nutzenmaße vor (§ 35b SGB V):

- die Verbesserung des Gesundheitszustandes,
- die Verkürzung der Krankheitsdauer,
- die Verlängerung der Lebensdauer,
- die Verringerung der Nebenwirkungen und
- die Verbesserung der Lebensqualität.

Explizit erwähnt der Gesetzgeber als Nutzendimension die Quantität und die Qualität des Lebens. Die Einführung des Begriffes der gesundheitsbezogenen Lebensqualität verweist auf einen Paradigmenwechsel in der Beurteilung des Erfolges einer gesundheitsbezogenen Maßnahme. Herkömmlicherweise erfolgt die Erfolgsbeurteilung durch die professionelle Fachkraft (Arzt, Pflegefachkraft), beispielsweise anhand von Symptomreduktion oder Lebenszeitverlängerung. Häufig besteht allerdings eine Diskrepanz zwischen der subjektiven Bewertung der Lebensqualität durch den Leistungsempfänger und der Fremdeinschätzung durch die professionelle Fachkraft. Im Kontext aktueller Diskussionen um die Ziele und Bewertungskriterien von gesundheitsbezogenen Dienstleistungen rückt der Begriff der gesundheitsbezogenen Lebensqualität und dessen Messbarkeit in den Fokus (Bullinger 2000, Wille 2013). Zur Bewertung des Nutzens im Rahmen von ökonomischen Evaluationen ist das Konzept der QALYs (Quality-Adjusted-Years-of-Life – qualitätskorrigierte Lebensjahre) weit verbreitet (Drummond et al. 2015). Das Konzept der qualitätskorrigierten Lebensjahre ermöglicht es, sowohl Lebensverlängerung als auch Lebensqualität als eine zusammengefasste Größe (Index) darzustellen.

Die Erfassung und Messung der gesundheitsbezogenen Outcomes muss den statistischen Gütekriterien entsprechen. Hierzu gehören die Reliabilität (Verlässlichkeit), die Validität (Gültigkeit) und die Sensitivität. Daneben ist die Praktikabilität von wesentlicher Bedeutung (Scherenberg 2016).

8.4 Beispiele zur ökonomischen Evaluation in der Pflege und von nationalen Expertenstandards

8.4.1 Krankheitskostenanalysen

Für die Evaluation von nationalen Expertenstandards ist die Krankheitskostenanalyse (Cost-of-Illness-Study) im Grunde zunächst wenig geeignet, da sie weder Therapien vergleicht noch Kosten und Nutzen in ein Verhältnis setzt (Godfrey 2004). Dennoch kann auch diese Studienform wertvolle Daten für nachfolgende Evaluationsstudien und Budget-Einflussanalysen bereitstellen (Schulenburg et al. 2007). Dies soll am Beispiel Demenz deutlich gemacht werden: In Deutschland leben immer mehr Menschen, die demenziell erkrankt sind. Derzeit sind dies etwa 1,6 Millionen Personen. Jährlich kommen rund 300.000 Neuerkrankungen hinzu (Bickel 2016). Demenz hat allerdings nicht nur eine gesundheitliche und soziale, sondern auch eine ökonomische Dimension: Hallauer et al. (2002) geben die Kosten für Demenz mit insgesamt 25 bis 45 Mrd. Euro pro eine Millionen betroffener Personen an, wobei von 25.000 bis 50.000 Euro pro Person/Jahr für die Kalkulation der Kosten angenommen wurde. Neuere Untersuchungen bestätigen diese Ansätze: Im Rahmen der German Study on Ageing, Cognition and Dementia wurden die Krankheitskosten der Demenzerkrankung für verschiedene Krankheitsstadien berechnet. Im Ergebnis werden die durchschnittlichen sozialen Kosten von Demenz im leichten Krankheitsstadium bei etwa 15.000 Euro pro Person/Jahr angegeben und steigen bei schwerer Demenz auf rund 42.000 Euro pro Person/Jahr. Die Ursache für diese Kostensteigerung wird in erster Linie beim steigenden Pflegebedarf bei fortgeschrittener Demenz gesehen, der professionelle und auch informelle Unterstützungsleitungen erforderlich macht. Ausgaben für Medikamente verursachen dagegen deutlich weniger als fünf Prozent der Kosten (König et al. 2014).

Analog könnten Krankheitskostenanalysen für die Pflege etwa die Kosten von Dekubitalulcera, die Kosten von Stürzen, die Kosten der Inkontinenz oder die Kosten von Mangelernährung zum Inhalt haben. So werden beispielsweise die Zusatzkosten, die Mangelernährung für die Kranken- und Pflegeversicherung jährlich verursacht, auf 8,9 Mrd. Euro kalkuliert. Bis zum Jahr 2020 ist demnach mit einem deutlichen Kostenanstieg um fast 25 % zu rechnen. Die Kosten werden sich bis dahin, so die Prognose, aufgrund der demografischen Entwicklung auf etwa 11 Mrd. Euro pro Jahr erhöhen. Allein im Pflegebereich steigen die zusätzlichen Kosten bei Mangelernährten bis 2020 auf 3,8 Mrd. Euro (Müller et al. 2007). Es wird deutlich, dass mit dieser Analyseform die ökonomische Relevanz des Themas verdeutlicht werden kann.

8.4.2 Kostenvergleichs- oder Kostenminimierungsanalysen

Kostenvergleichs- oder Kostenminimierungsanalysen (costcost-analysis/cost-minimization-analysis) beschränken sich auf eine Erfassung und Bewertung des Ressourcenverbrauchs von Interventionen. Wirkungen, also beispielsweise die Veränderung der Prävalenz von Dekubitalulcera aufgrund der Einführung alternativer Lagerungsmittel, werden nicht untersucht, da bei diesem Untersuchungsansatz davon ausgegangen wird, dass die Wirkungen identisch sind. Die Ergebnisse der Studien sind daher reine Kostenvergleiche. Dieser Ansatz ist dann ausreichend, wenn der Nutzen zweier oder mehrerer Interventionen gleich ist (zum Beispiel bezüglich Krankheitsdauer, Lebensdauer, Nebenwirkungen, Lebensqualität). Dieses stellt in der Regel allerdings eine Ausnahme dar, da sich alternative Interventionen meist bezüglich des Nutzens unterscheiden. Der einfache Kosten-Kosten-Vergleich ist dann für die Beurteilung nicht mehr ausreichend, da bei diesem Studientyp nur die Kostendifferenz, nicht aber die Nutzendifferenz berücksichtigt wird (Arbeitsgruppe Reha-Ökonomie 1998, Icks et al. 2010).

8.4.3 Kosten-Wirksamkeits-Analysen

Bei der Kosten-Wirksamkeits-Analyse, auch Kosten-Effektivitäts-Analyse genannt, wird den Kosten der Nutzen gegenübergestellt (cost-effectiveness-analysis). Dabei erfolgt die Bewertung des Nutzens in natürlichen Maßeinheiten. Unterschieden wird hier zwischen finalen Outcome-Parametern (zum Beispiel Veränderung des Krankheitszustandes, Anzahl der pflegebedürftigen Bewohner ohne Risiko für Mangelernährung) und Surrogat-Parametern (zum Beispiel Senkung eines medizinisch relevanten Mess-/Laborwerts, Erhöhung des Scorewertes des Mini Nutritional Assessments als Reduktion des Risikos für Mangelernährung). Die im konkreten Fall verwendeten Ergebnisparameter müssen mit dem Hauptziel der Behandlung zu begründen sein (Schöffski & Schulenburg 2002, Icks et al. 2010).

In der klassischen Kosten-Wirksamkeits-Analyse wird nur ein Effekt auf der Outcome-Seite betrachtet, wie zum Beispiel Entwicklung der Prävalenz von Dekubitalulcera. Als Ergebnis kann man beispielsweise folgende Aussage erwarten: »Für x Euro erhält man bei der Durchführung der Dekubitusprophylaxe in der Population der stationären Pflegeeinrichtung eine Reduktion der Prävalenz von Dekubitalulcera von y Prozent.« Das Ergebnis einer Kosten-Wirksamkeits-Analyse wird folglich als Quotient ausgedrückt. Präzisiert man hier in die (zusätzlichen) Kosten und den (zusätzlichen) Nutzen, gemessen in natürlichen Einheiten, ergeben sich die inkrementellen Kosten je zusätzlicher Nutzeneinheit (zum Beispiel in Euro pro zusätzlich verhindertem Dekubitus). Diese stellen dann das Kosten-Nutzen-Verhältnis dar (Godfrey 2004, Icks et al. 2010). Die inkrementellen Kosten können Entscheidungsgrundlage dafür sein, ob eine Maßnahme kosteneffektiv ist. Hierzu wäre allerdings eine breite gesellschaftliche Diskussion darüber erforderlich, bis zu welchem Schwellenwert eine grundsätzlich effektive Intervention auch als kosteneffektiv gilt. Eine ausschließlich wirtschaftliche Betrachtung würde erfordern, dass bei gegebenem Input ein möglichst hoher Outcome zu erreichen ist. Im Ergebnis müsste die Alternative mit der günstigsten Input-Outcome-Relation (z. B. die Maßnahme mit den niedrigsten Kosten pro vermiedenem Dekubitus) grundsätzlich zu favorisieren sein. Bei gesundheitsbezogenen Fragestellungen kann dieses jedoch aus ethischen Erwägungen nicht das einzige zu verfolgende Ziel sein (Lauterbach & Schrappe 2004, Icks et al. 2010).

Beispielsweise für den nationalen Expertenstandard »Ernährungsmanagement zur Sicherstellung und Förderung der oralen Ernährung in der Pflege« wurde im Rahmen einer prospektiven Kohortenstudie mit einer Interventions- und einer Kontrollgruppe und zwei Erhebungszeitpunkten in 20 stationären Pflegeeinrichtungen unter anderem festgestellt, dass das Risiko für Mangelernährung für die Bewohner aufgrund der Einführung des Expertenstandards Ernährungsmanagement sank (Wolke & Allgeier 2012). Das Risiko für Mangelernährung wurde mit dem Instrument PEMU (Pflegerische Erfassung von Mangelernährung und deren Ursachen) gemessen (Bartholomeyczik & Hardenacke 2010). Der Anteil der Menschen, die ein Risiko für Mangelernährung tragen, ist nach Einführung des Ernährungsmanagements um 6,6 Prozentpunkte weniger stark gestiegen als in der Kontrollgruppe ohne eingeführtes Ernährungsmanagement – wobei die Probanden naturgemäß bei der Folgeerhebung nach einem Jahr entsprechend älter waren.

Den messbaren positiven Effekten steht ein deutlicher ökonomischer Aufwand gegenüber: Auf der einen Seite entstehen direkte betriebliche Kosten sowohl für die Einführung und Umsetzung des Ernährungsmanagements – zum Beispiel aufgrund von Schulungen, durchgeführten Assessments – sowie direkte betriebliche Einsparungen. Anderseits entstehen zusätzliche indirekte Aufwendungen aufgrund weiter reichender Folgen des Ernährungsmanagements. So hat sich beispielsweise gezeigt, dass durch die Einführung des Expertenstandards die Zusammenarbeit mit niedergelassenen Ärzten intensiviert wurde. In der Folge konnte eine Zunahme der Arztvisiten und Krankenhausaufenthalte beobachtet werden. Es zeigte sich im Rahmen der Analyse, dass Gesamtkosten für die Einführung und Umsetzung des Ernährungsmanagements in den Routinebetrieb für elf Pflegeeinrichtungen im Betrachtungszeitraum von drei Jahren in Höhe von 693.764,20 € respektive abgezinst gemäß Hannoveraner Empfehlungen in Höhe von 635.227,22 € anfallen. Die ökonomischen Folgen fallen insbesondere in den Einrichtungen, die den Expertenstandard einführten, an. Es ergeben sich aber auch ökonomische Folgen für Dritte, z. B. für Krankenkassen (Wolke & Allgeier 2012).

Wird der beobachtete positive Effekt (der Anteil der Menschen, die ein Risiko für Mangelernährung tragen, ist in der Interventionsgruppe nach Einführung des Ernährungsmanagements um 6,6 Prozentpunkte weniger stark gestiegen als in der Kontrollgruppe) auf die Anzahl der Bewohnern bezogen, kann rechnerisch ermittelt werden, für wie viele Fälle ein Risiko für Mangelernährung gemäß PEMU vermieden werden konnte (hier: 140,23 Bewohner in drei Jahren, wobei der Nutzen gemäß den Hannoveraner Empfehlungen ebenfalls zu diskontieren ist; Schulenburg et al. 2007). Wird dieser Effekt in Relation zu den eingesetzten Kosten von diskontiert 635.227,22 € gesetzt, so ergibt sich, dass 4.529,75 € eingesetzt werden müssen, um eine Person im Betrachtungszeitraum von drei Jahren vor einem Risiko für Mangelernährung gemäß PEMU-Screening zu bewahren (Wolke & Allgeier 2012).

Die Frage, ob der beobachtete Nutzen – insbesondere das rückläufige Risiko für Mangelernährung – die ermittelten Kosten rechtfertigt, kann an dieser Stelle nicht beantwortet werden. Dazu bedarf es einer gesellschaftlichen Diskussion – konkret bezogen auf den Expertenstandard Ernährungsmanagement und allgemein bezogen auf Pflege nach Expertenstandards, aber auch generell zur Frage, was der Gesellschaft messbar bessere Pflege wert ist. Zudem ist die Frage derzeit nicht explizit beantwortet, wer die Mehrkosten trägt. Kontraproduktiv wäre es, die Kosten als Argument gegen eine Umsetzung des Expertenstandards Ernährungsmanagement anzuführen. Schließlich liegen im Gesundheitswesen allgemein und in der Pflege speziell für vergleichsweise wenige Maßnahmen entsprechend fundierte Hinweise auf positive Wirkungen vor.

Die Anwendung der Kosten-Effektivitäts-Analyse ist auch in der Pflege nicht unproblematisch, da der Vergleich zweier Interventionen nur dann sinnvoll ist, wenn identische Outcome-Parameter angewandt werden können (zum Beispiel Prävalenz von Dekubitalulcera). Eine weitere Beschränkung dieses Ansatzes besteht darin, dass nahezu jegliche Intervention zwei oder auch mehrere Effekte nach sich zieht, wobei eine Beschränkung auf Konsequenzen ausschließlich auf gesundheitsbezogene Aspekte nicht gegeben sein muss (Godfrey 2004, Icks et al. 2010).

8.4.4 Kosten-Nutzwert-Analysen

Bei Kosten-Nutzwert-Studien (cost-utility-analysis) werden auf der Effekt-Seite »Nutzwerte« (Präferenzbewertungen von Gesundheitszustandspfaden) für die untersuchten

Interventionen erhoben – gegebenenfalls auch modelliert – und den Kosten gegenübergestellt. Zur Bewertung des Nutzens hat sich das Konzept der »Qualitätsadjustierten Lebensjahre« (Quality Adjusted Years of Life, QALYs) weitgehend durchgesetzt. Danach wird mittels unterschiedlicher psychometrischer oder entscheidungsanalytischer Verfahren zunächst ein eindimensionaler Index für die Lebensqualität ermittelt und daran anschließend »Nutzwerte« gebildet, bei denen Gewinne an Lebensjahren und Lebensqualität miteinander verrechnet werden. Für den deutschen Sprachgebrauch wird der aus dem Euro-QoL-Projekt hervorgegangene Fragebogen EQ-5D (Greiner et al. 2005) als Instrument für die Erhebung eines eindimensionalen Lebensqualitätsmaßes im Rahmen von gesundheitsökonomischen Evaluationen empfohlen (Icks et al. 2010). Als Ergebnis erhält man im Rahmen der Kosten-Nutzwert-Analyse einen Wert, der die Kosten pro zusätzlich gewonnenen QALY beschreibt (Kosten je QALY). Übersteigt dieser Wert einen durch die gesundheitspolitische Entscheidungsinstanz zu setzenden Schwellenwert, sollte die Leistung als nicht kosteneffektiv eingestuft werden (Schulenburg et al. 2007).

Das prinzipielle Vorgehen bei einer Kosten-Nutzwert-Analyse soll wiederum exemplarisch für den nationalen Expertenstandard »Ernährungsmanagement zur Sicherstellung und Förderung der oralen Ernährung in der Pflege« knapp dargestellt werden (Wolke & Allgeier 2012). Zur Beurteilung der gesundheitsbezogenen Lebensqualität wurde das Instrument EQ-5D verwendet. Die Analysen zeigten, dass zwischen Interventions- und Kontrollgruppe nach Einführung des Ernährungsmanagements nur bei der gesundheitsbezogenen Lebensqualität ein signifikanter Unterschied ermittelt werden konnte, die mittels Fremdeinschätzung durch das betreuende Pflegepersonal anhand der EQ-5D VAS eingeschätzt wurde. Während sich bei den Bewohnern der Interventionsgruppe im Zeitraum eines Jahres die mittels Fremdeinschätzung anhand der EQ-5D VAS beobachtete gesundheitsbezogene Lebensqualität von 65,38 Skalenpunkten (Ausgangserhebung) auf 61,04 Skalenpunkte (Folgeerhebung) reduzierte, was aufgrund der methodischen Herangehensweise schlüssig ist (gepaarte Stichproben, Veränderung erfasst nach einem Jahr bei stationär pflegebedürftigen Personen), ist in der Kontrollgruppe ein Rückgang von 62,29 Skalenpunkten (Ausgangserhebung) auf 56,42 Skalenpunkte (Folgeerhebung) festzustellen. Folglich kann für die Interventionseinrichtungen eine um 1,53 Skalenpunkte günstigere Entwicklung der gesundheitsbezogenen Lebensqualität beobachtet werden. Bezogen auf die Bewohnerpopulation und die Laufzeit von drei Jahren wurden hochgerechnet 3.227,60 Skalenpunkte gewonnen. Wird nun dieser Effekt in Relation zu den eingesetzten Kosten von 635.227,22 € gesetzt, so ergibt sich, dass 196,81 Euro eingesetzt werden müssen, um einen Skalenpunkt auf der EQ-5D VAS im Rahmen der Fremdbewertung zu gewinnen (Wolke & Allgeier 2012). Die für die Einführung des nationalen Expertenstandards »Ernährungsmanagement zur Sicherstellung und Förderung der oralen Ernährung in der Pflege« gemessene Kosten-Effektivität liegt damit deutlich ungünstiger als die Kosten-Effektivität von Kontinenzförderung im stationären Pflegesetting. Für die Kontinenzförderung wurde an anderer Stelle eine Kosten-Effektivität von 34,61 € pro EQ-5D-VAS-Skalenpunkt (Selbstbewertung) gemessen, wobei dort allerdings eine einrichtungsbezogene Perspektive eingenommen wurde (Wolke 2009). Werden für die Bewertung der Kosten-Effektivität des Ernährungsmanagements ebenfalls nur die einrichtungsbezogenen Kosten berücksichtigt, so beträgt der Vergleichswert 109,53 € pro Skalenpunkt EQ-5D VAS – rund drei Mal mehr als im Rahmen der Evaluation des nationalen Expertenstandards zur »Förderung der Harnkontinenz in der Pflege« beobachtet (Wolke 2009).

Anand & Hansen (1997, Icks et al. 2010) stellen die Vor- und Nachteile der Kosten-Nutzwert-Analyse einander gegenüber: Der unbestrittene Vorteil ist, dass theoretisch eine Vielzahl von Interventionen miteinander verglichen werden können. Die Schwäche der Kosten-Wirksamkeits-Analyse wird somit beseitigt – daher wird die Kosten-Nutzwert-Analyse auch als Sonderform der Kosten-Wirksamkeits-Analyse bezeichnet. Problematisch ist allerdings, dass die Ermittlung und Bewertung der Effekte von Interventionen in Studien unterschiedlich vorgenommen werden und somit unter Umständen nicht vergleichbar sind. Folglich sollten Kosten pro QALY-Vergleich nur dann vorgenommen werden, wenn die gleichen Instrumente zur Ermittlung und Bewertung der Konsequenzen verwendet wurden (Godfrey 2004). Weiter kann die Anwendung der QALYs als Grundlage für Allokationsentscheidungen bei unterschiedlichen Bevölkerungsgruppen problematisiert werden. Konstruktionsbedingt führen Interventionen bei jüngeren Bevölkerungsgruppen automatisch zu längeren Überlebenszeiten als bei älteren Bevölkerungsgruppen. Auch ist bei bestimmten Indikationen der erzielbare Lebensqualitätseffekt größer als beispielsweise bei chronischen Erkrankungen, bei denen oft nur eine Milderung der Beschwerden erzielt werden kann. Dies führt dazu, dass bei Allokationsentscheidungen ältere Menschen, chronisch kranke und behinderte Menschen benachteiligt werden (John et al. 2001).

8.4.5 Kosten-Nutzen-Analysen

Bei der Kosten-Nutzen-Analyse (cost-benefit-analysis) werden, ähnlich wie bei der betriebswirtschaftlichen Rentabilitätsrechnung, dem notwendigen Einsatz von Ressourcen (Kosten) die erwarteten wirtschaftlichen Vorteile (Nutzen) gegenübergestellt (Kurscheid 2004). Diese Analyseform zeichnet sich dadurch aus, dass nicht nur die Ressourcenverbräuche (Kosten), sondern auch die Effekte (Nutzen) monetär bewertet werden. Die Kosten-Nutzen-Analyse gilt als die »reinste Form« der ökonomischen Wirtschaftlichkeitsanalyse im Gesundheitsbereich (Greiner 1999). Maßzahl einer Kosten-Nutzen-Analyse ist der Nettonutzen (Differenz aus Nutzen und Kosten) einer Intervention. Grundlage der monetären Nutzenbewertung kann die Zahlungs-/Akzeptanzbereitschaft der Probanden in Bezug auf die erzielten Effekte sein, oder sie basiert auf dem Beitrag der Effekte zur Erhöhung des Humankapitals. In letzterem Fall wird nur ein Ausschnitt aus den wohlfahrtsstiftenden Effekten der Intervention erfasst, da ihre »konsumtiven« Wirkungen (etwa auf die Lebensqualität) nicht berücksichtigt werden (Arbeitsgruppe Reha-Ökonomie 1998, Scherenberg 2016).

Diese Methode gilt als nützlich bei Interventions-Evaluationen, die viele verschiedene Ergebnisse aufweisen. Das gilt zum Beispiel für gesundheitsfördernde Interventionen, die eher die Gesellschaft betreffen als Individuen (Godfrey 2004). Drummond et al. (2015) schlagen vor, dass die Kosten-Nutzen-Analyse die naheliegende Methode sein sollte, anhand derer ökonomische Evaluationen intersektoraler Interventionen vorgenommen werden (z.B. Helmpflicht für Fahrradfahrer). Ein zentrales Problem bei der Umsetzung von Kosten-Nutzen-Analysen ist jedoch, dass die Veränderungen von Lebensjahren und die Lebensqualität monetär bewertet werden müssen. Ginsberg und Silverberg (1994) gehen davon aus, dass der Wert eines Lebensjahres in etwa dem des Bruttosozialprodukts pro Kopf für die Bevölkerung entspricht. Hier würde jedes potenziell gewonnene Lebensjahr mit derselben Summe bewertet und kein Individuum diskriminiert. Andere Methoden versuchen Leben zu bewerten, indem sie Individuen auffordern, Bewertungen abzugeben. Diese Methoden bringen gewöhnlich höhere Werte als Produktivitätsmessungen hervor (Dalvi 1988, zit. nach Godfrey 2004).

Für die Einführung und Umsetzung des nationalen Expertenstandards »Förderung der Harnkontinenz in der Pflege« in einer Referenzeinrichtung mit 250 Bewohnern betrugen die gesamten direkten Kosten 58.032,34 € im Betrachtungszeitraum von drei Jahren. Demgegenüber steht ein direkter Gesamtnutzen in der Referenzeinrichtung in Höhe von 75.957,75 €, der aufgrund von eingespartem Inkontinenzmaterial entsteht. Folglich wäre hier zu konstatieren, dass aufgrund dieser Kosten-Nutzen-Analyse aus betrieblicher Perspektive die Maßnahme empfohlen werden kann. Selbst unter Berücksichtigung von Zinseffekten übersteigt der Nutzen die Kosten des Standards um 12.715,26 €. Die Nutzenschwelle liegt bei rund 20,4 %, das bedeutet, wenn – ceteris paribus – der Verbrauch der Inkontinenzmaterialien um mindestens diesen Prozentsatz durch die Einführung des Standards gesenkt werden kann, ist die Maßnahme bei ausschließlicher Betrachtung der aufgeführten direkten Kosten und des direkten Nutzens (Einsparungen bei den Inkontinenzmaterialien) sinnvoll (Wolke 2009). Rechnet man die Erkenntnisse dieser Analyse hoch, so lässt sich für das Segment der stationären pflegerischen Versorgung bei rund 709.000 Bewohnern laut Pflegestatistik 2007 ein mögliches Einsparvolumen von cirka 26 Mio. Euro ermitteln (Wolke 2011).

Dagegen konnte für den Expertenstandard »Ernährungsmanagement zur Sicherstellung und Förderung der oralen Ernährung in der Pflege« festgestellt werden, dass sich für die eine Gruppe von zehn Pflegeeinrichtungen die Einführung des Standards wirtschaftlich nicht tragen würde, da die Kosten der Einführung und Umsetzung weit über den ermittelten Einsparungen liegen. Ebenso wäre aus gesellschaftlicher Perspektive die Maßnahme bei dem Vergleich von Kosten zu Einsparungen abzulehnen. Aus dieser rein ökonomischen Betrachtung wäre, ungeachtet der gesetzlichen Vorgaben und weiterer Implikationen, die Einführung des Ernährungsmanagements wirtschaftlich nicht zu begründen. Bei der Interpretation ist zu berücksichtigen, dass über die benannten Kosten und Nutzenarten hinaus keine weiteren, ökonomisch relevanten Folgen berücksichtigt wurden. Unbeachtet bleiben hier vor allem auch die qualitativen Vorteile des Ernährungsmanagements, wie sie im Rahmen von Wirkungsanalysen aufgezeigt wurden (Wolke & Allgeier 2013).

Die Kosten-Nutzen-Analyse wird aufgrund von praktischen Problemen bei der monetären Bewertung des Nutzens für Allokationsentscheidungen auf der Systemebene mitunter abgelehnt (Godfrey 2004), auch wenn beispielsweise das Problem, sämtliche Kosten- und Nutzeneffekte in Geldeinheiten bewerten zu müssen, wie z. B. Komplikationen und Schmerzen, dadurch abgemildert wird, dass zu den quantitativen Berechnungen eine Liste qualitativer Effekte beigefügt wird (Greiner 1999). Dagegen erscheint dieser Ansatz, in seiner Ausprägung als eingeschränkte Kosten-Nutzen-Analyse, insbesondere für Untersuchungen mit betrieblicher Perspektive geeignet (Leidl 1998). Die eingeschränkte Kosten-Nutzen-Analyse stellt die Kosten den Einsparungen gegenüber, mit dem Vorteil, dass die Bewertungsgrößen vergleichsweise problemlos erhoben und verglichen werden können. Dieses Vorgehen weist eine deutliche Nähe zur betrieblichen Investitionsrechnung auf.

8.5 Fazit

Auch für die Pflege ist zu fordern, dass Allokationsentscheidungen nicht ausschließlich am Input, und damit den Kosten, zu orientieren sind. Dies ist zwar in der Praxis üblich, erscheint aber dem Gegenstand nicht angemessen. Vielmehr sind auch die Effekte von Maßnahmen, also ihr Nutzen, für die Bewertung ebenso hoch einzuschätzen (Kuhn et al. 2012). Auch für die Pflege ist ein Paradigmenwechsel zu fordern, nämlich von der Input- und Ausgabenorientierung hin zur Ergebnis- respektive Outcomeorientierung.

Selbstverständlich muss damit eine Weiterentwicklung der Versorgungsqualität des Pflegesektors einhergehen. Dieser ist, insbesondere im Bereich der Langzeitpflege, stark reguliert und externen Maßnahmen der Qualitätssicherung unterworfen, deren Effektivität und Effizienz ebenfalls zu hinterfragen und bisher nicht belegt ist. Benötigt werden wissenschaftlich fundierte Erkenntnisse, die transparente und nachvollziehbare Entscheidungen vorbereiten können. Es ist die Aufgabe der Versorgungsforschung, den Entscheidungsträgern im Gesundheitswesen diese Entscheidungsgrundlagen auf der Basis valider wissenschaftlicher Erkenntnisse in größtmöglicher Objektivität und Transparenz zur Verfügung zu stellen.

Für die Qualitätsentwicklung in der Pflege sind die nationalen Expertenstandards von wesentlicher Bedeutung (Schiemann & Moers 2005). Hier stellt sich dann folglich die Frage, ob mit der Pflege nach den nationalen Expertenstandards die Ergebnisqualität in der Pflege tatsächlich zu verbessern ist, ob die implementierten Verfahren wirksam sind und welche Kosten-Effektivität die Maßnahmen besitzen. Geprüft werden müssen die Wirksamkeit und die Sicherheit anhand eines definierten Nutzens für die Patienten (Balzer et al. 2008). Naturgemäß muss hier dann die Evaluation der nationalen Expertenstandards, wie auch anderer Interventionen in der Pflege, immer auf deren Entwicklung folgen. Eine fehlende Evaluation stellt folglich keinen Beleg für eine fehlende Effektivität und Kosten-Effektivität unter Alltagsbedingungen dar. Ebenso, wie eine unkritische Übernahme von Leitlinien und nationalen Expertenstandards wenig angebracht ist, gilt dies auch für eine pauschale Zurückweisung dieser Entwicklung mit Hinweis auf fehlende Wirksamkeitsnachweise und Verfahrenskritik. Vielmehr ist es notwendig, die Wirkungen, die sich durch die Umsetzung von nationalen Expertenstandards ergeben, dem jeweiligen Gegenstand methodisch angemessen zu erforschen. Dabei geht es insbesondere darum, die Effekte der Einführung des jeweiligen nationalen Expertenstandards in deren konkreter Umsetzung in verschiedenen Settings der Pflege zu untersuchen. Ansätze, die Wirkungen der Expertenstandards bei den Patienten zu untersuchen, gibt es sowohl im Rahmen der Selbstevaluation aus der modellhaften Implementierung der Expertenstandards als auch von dritter Seite. Hinweise auf die Wirksamkeit verschiedener Expertenstandards liegen vor. Allerdings ist weiterhin ein hoher Forschungsbedarf zu konstatieren, insbesondere mit methodisch hochwertigen Studien – ab Evidenzgrad II nach AHCPR (Deutsches Cochrane Zentrum 2012). In ihrer Umsetzung stellen Nationale Expertenstandards primär eine Maßnahme der Organisationsentwicklung in der Pflege dar. Im Rahmen der Evaluation der Expertenstandards werden randomisierte, verblindete Studien zumeist kaum zu organisieren sein, da es sich nicht um klinische Forschung handelt.

Neben den Wirkungen gilt es aber auch die Frage zu untersuchen, welche ökonomischen Auswirkungen die Einführung der jeweiligen Expertenstandards hat. Die für das Gesundheitswesen allgemein und für die

Pflege im Speziellen zur Verfügung stehenden Ressourcen sind knapp. Nicht alle Bedürfnisse können befriedigt werden. Eine Analyse von Interventionen auch unter dem Gesichtspunkt des Verhältnisses von Kosten zu Effektivität ist daher angebracht. Auch für die Pflege gilt, dass die Interventionen nicht nur an den Kosten, sondern auch aufgrund ihrer Effektivität und ihrer Kosten-Effektivität, also dem Verhältnis zwischen eingesetzten Ressourcen und realisierten Effekten, bewertet werden sollten.

Bei diesen Untersuchungen ist es von zentraler Bedeutung, dass die Evaluationen der nationalen Expertenstandards wissenschaftlichen Gütekriterien und den Standards guter wissenschaftlicher Praxis gerecht werden (DFG 2013). An die Evaluationsteams werden hohe Anforderungen gestellt, da sowohl einerseits eine hohe methodische Kompetenz in Bezug auf die Methoden der ökonomischen Evaluation als auch andererseits eine jeweils einschlägige pflegewissenschaftliche Expertise notwendig ist. Beides, sowohl die pflegewissenschaftliche Bewertung als auch die ökonomische Evaluation von Effekten pflegerischer Interventionen, kann nur einen sinnvollen Beitrag im Rahmen der Versorgungsforschung leisten, wenn diese Voraussetzungen gegeben sind. Hilfreich für die Beurteilung der Qualität der jeweiligen Evaluation sind die »Deutschen Empfehlungen zur gesundheitsökonomischen Evaluation« der Hannoveraner Konsensus Gruppe (Schulenburg et al. 2007), die für die Pflege genutzt werden sollten.

Literatur

Ahrens, D. & Güntert, B. (Hrsg.) (2004). Gesundheitsökonomie und Gesundheitsförderung. Baden-Baden: Nomos.

Anand, S. & Hanson, K. (1997). Disability-adjusted life years: a critical review. Journal of health economics, 16(6), 685–702.

Arbeitsgruppe Reha-Ökonomie (1998). Gesundheitsökonomische Evaluation in der Rehabilitation. Unveröffentlichtes Manuskript der Arbeitsgruppe Reha-Ökonomie im Rehabilitationswissenschaftlichen Forschungsschwerpunkt beim Verband Deutscher Rentenversicherungsträger (VDR).

Aust, B. & Ohmann, C. (2000). Bisherige Erfahrungen mit der Evaluation von Leitlinein. In: ZaeFQ, 94, 365–371.

Balzer, K.; Meyer, G.; Köpke, S. & Mertens, E. (2008). Nutzen muss belegt sein. In: Pflegezeitschrift. 61. Jg., Heft 8, 438–443.

Bartholomeyczik, S. & Hardenacke, D. (Hrsg.) (2010). Prävention von Mangelernährung in der Pflege. Hannover: Schlütersche Verlagsgesellschaft.

Baumann, W., Farin, E., Menzel-Begemann, A., Meyer, T. (2016). Memorandm IV: Theoretische und normative Fundierung der Versorgungsforschung, in: Gesundheitswesen 2016/78, S. 337-352.

Bickel, H. (2016). Die Häufigkeit von Demenzerkrankungen. Deutsche Alzheimergesellschaft. Informationsblatt 1. S. 1-7.

Bölicke, C. (Hrsg.) (2007). Standards in der Pflege. Entwickeln – Einführen – Überprüfen. München: Urban & Fischer.

Brandes, I. & Walter, U. (2008). Bewertung von Präventionsmaßnahmen aus ökonomischer Sicht auf Basis ausgewählter Indikationen. In: Gesundheitsökonomie und Qualitätsmanagement. 13. Jg., Heft 3, 160–164.

Bullinger, M. (2000). Lebensqualität – Aktueller Stand und neuere Entwicklung der internationalen Lebensqualitätsforschung. In: Ravens-Sieberer, U. & Ciezca, A. (Hrsg.) (2000). Lebensqualität und Gesundheitsökonomie in der Medizin. Landsberg: Ecomed, 13–24.

Bundesärztekammer (BÄK), Kassenärztliche Bundesvereinigung (KBV), Arbeitsgemeinschaft der Wissenschaftlichen Medizinischen Fachgesellschaften (AWMF). Programm für Nationale VersorgungsLeitlinien. Methoden-Report. 4. Auflage. 2010: http://www.versorgungsleitlinien.de/methodik/reports; Zugriff am 15.02.2017).

Chernyak, N., Charalabos-Markos, D., Icks, A. (2017). Gesundheitsökonomische Methoden, in: Pfaff, A,, Neugebauer, E., Glaeske, G., Schrappe, M. (2017). Lehrbuch Versorgungsforschung – Systematik – Methodik - Anwendung. Stuttgart, Schattauer, 115-121.

Claes, C. (1998). Möglichkeiten und Grenzen der Datenerfassung. In: Schöffski, O.; Glaser, P. & Schulenburg, J. Graf v. d. (Hrsg.). Gesundheitsökonomische Evaluationen – Grundlagen und Standortbestimmung. Berlin: Springer Verlag, 99–106.

Dalvi, M. (1998). The value of life and safety: a search for a consensus estimate. London, Department of transport.

Deutsches Cochrane Zentrum (2012): Von der Evidenz zur Empfehlung (Klassifikationssysteme). (http://www.cochrane.de/de/evidenz-empfehlung; Zugriff am 25.06.2013).

DFG (Deutsche Forschungsgemeinschaft) (2013). Gute wissenschaftliche Praxis. (http://www.dfg.de/download/pdf/dfg_im_profil/gremien/vertrauensdozenten/2012/gute_wissenschaftliche_praxis_vd_treffen120705.pdf; Zugriff am 23.09.2013).

DNQP (Deutsches Netzwerk für Qualitätsentwicklung in der Pflege) (Hrsg.) (2004). Expertenstandard Dekubitusprophylaxe. Osnabrück: DNQP.

DNQP (Deutsches Netzwerk für Qualitätsentwicklung in der Pflege) (Hrsg.) (2011). Methodisches Vorgehen zur Entwicklung, Einführung und Aktualisierung von Expertenstandards in der Pflege. Stand März 2011. Osnabrück: DNQP.

Drummond, M. & Stoddart, G. (1995). Assessment of health producing measures across different sectors. In: Health policy. 33. Jg., Heft 3, 219–231.

Drummond, M.; Sculpher, M.; Claxton, K., Stoddart, G. L., Torrance, G. (2015). Methods for the Economic Evaluation of Health Care Programmes, Oxford University Press. Oxford.

Ginsberg, G. & Silverberg, D. (1994). A cost-benefit analysis of legislation for bicycle safety helmets in Israel. In: American journal of public health. 84. Jg., Heft 4, 653–656.

Godfrey, C. (2004). Ökonomische Evaluation der Gesundheitsförderung. In: Ahrens, D. & Güntert, B. (Hrsg.) (2004). Gesundheitsökonomie und Gesundheitsförderung. Baden-Baden: Nomos.

Greiner, W. & Claes, C. (2007). Der EQ-5D der EuroQol-Gruppe. In: Schöffski, O. & Schulenburg, J.-M. Graf v. d. (2007). Gesundheitsökonomische Evaluationen. Berlin: Springer Verlag, 403–414.

Greiner, W. (1999). Ökonomische Evaluationen von Gesundheitsleistungen. Fragestellungen, Methoden und Grenzen dargestellt am Beispiel der Transplantationsmedizin. Baden-Baden: Nomos.

Greiner, W. (2007). Die Berechnung von Kosten und Nutzen. In: Schöffski, O. & Schulenburg, J.-M. Graf v. d. (2007). Gesundheitsökonomische Evaluationen. Berlin: Springer Verlag, 49–63.

Greiner, W.; Claes, C.; Buschbach, J. & Schulenburg, J.-M. Graf von der (2005). Validating the EQ-5D with time trade off for the German population. In: The European Journal of Health Economics. 6. Jg., Heft 2, 124–130.

Großkinsky, S. (2003). Das Allokationsproblem im Gesundheitswesen. (http://www.karlsruher-transfer.de/fileadmin/download/transfer/kt28/kt28_allok_ges.pdf; Zugriff am 27.04.2013).

Hallauer, J., Kurz, A. (2002): Weissbuch Demenz. Versorgungssituation relevanter Demenzerkrankungen in Deutschland. Thieme, Stuttgart 2002, S. 29.

Hauss, A. & Skiba, T. (2014). Beispiel Expertenstandard »Dekubitusprophylaxe in der Plfege«, in: Schiemann, D., Moers, M., Büscher, A. (Hrsg.) (2014). Qualitätsentwicklung in der Pflege. Kohlhammer, Stuttgart, S. 103-114.

Icks, A., Chernyak, N., Bestehorn, K., et. al. (2010). Methoden der gesundheitsökonomischen Evaluation in der Versorgungsforschung, in: Gesundheitswesen 2010, 72(12), S. 917-933.

Institute of Medicine (2011). Clinical practice guidelines we can trust. (http://www.iom.edu/%20Files/2011/Clinical-Practice-Guidelines-We-Can-Trust/Clinical%20Practice%20Guidelines%202011%20Insert.pdf; Zugriff am 27.04.2013).

John, J.; Wismar, M. & Geraedts, M. (2001). Aktuelle Forschungsfragen aus Gesundheitssystemforschung und Gesundheitsökonomie, in: Gesundheitswesen, 63. 73–78.

Kobelt, G. (1999). Einführung in die ökonomische Evaluation. München: Merk.

König, H.H.; Leicht, H., Brettschneider, C., Bachmann, C., Bickel, H., Fuchs, A., (2014). The costs of dementia from the societal perspective: is care provided in the community really cheaper than nursing home care?, in: J Am Med Dir Assoc. 2014 Feb;15(2). S. 117–126.

Kuhn, J.; Lampert, T. & Ziese, T. (2012). Einführung ins Thema: Komplexe Interventionen – komplexe Evaluationen? In: Robert-Koch-Institut (Hrsg.) Evaluation komplexer Interventionsprogramme in der Prävention: Lernende Systeme, lehrreiche Systeme? Berlin: Robert-Koch-Institut, 9–14.

Kurscheid, T. (2004). Formen gesundheitsökonomischer Studien, in: Lauterbach, K. & Schrappe, M. (2004). Gesundheitsökonomie, Qualitätsmanagement und Evidence-based Medicine. Stuttgart: Schattauer, 183–189.

Lauterbach, K. W. & Schrappe, M. (Hrsg.) (2004). Gesundheitsökonomie, Qualitätsmanagement und Evidence-based Medicine. 2.; überarbeitete und erweiterte Auflage. Stuttgart: Schattauer.

Leidl, R. (1998). Der Effizienz auf der Spur: Eine Einführung in die ökonomische Evaluation. In: Schwartz, F. W.; Badura, B.; Leidl, R.; Raspe, H. & Siegrist, J. (Hrsg.) (1998). Das Public Health

Buch: Gesundheit und Gesundheitswesen. München: Urban & Schwarzenberg, 346–369.

Meyer, G. & Köpke, S. (2006). Expertenstandards in der Pflege. In: Z Gerontol Geriatr. 39. Jg., Heft 3, 211–216.

Moers, M., Schiemann, D., Stehling. H. (2014). Expertenstandards implementieren – Spezifika gelingender Einführungsprozesse, in: Schiemann, D., Moers, M., Büscher, A. (Hrsg.) (2014). Qualitätsentwicklung in der Pflege. Kohlhammer, Stuttgart, S. 147-167.

Müller, M. C.; Uedelhofen, K. W. & Wiedemann, U. C. (2007). Mangelernährung in Deutschland – Eine Studie zu den ökonomischen Auswirkungen krankheitsbedingter Mangelernährung und beispielhafte Darstellung des Nutzenbeitrags enteraler Ernährungskonzepte. München: Cepton Verlag.

Pfaff, H. & Schrappe, M. (2010): Einführung in die Versorgungsforschung, in: Pfaff, H. et al.: Lehrbuch Versorgungsforschung. Stuttgart: Schattauer, S. 4.

Pfaff, H. (2003). Versorgungsforschung – Begriffsbestimmung, Gegenstand und Aufgaben. In: Pfaff, H.; Schrappe, M.; Lauterbach, K. W.; Engelmann, U. & Halber, M. (Hrsg.) (2003). Gesundheitsversorgung und Disease Management. Grundlagen und Anwendungen der Versorgungsforschung. Bern: Huber, 13–23.

Pfaff, H., Glaeske, G., Neugebauer, E. A. M. , Schrappe, M. (2009). Memorandum III: Methoden für die Versorgungsforschung (Teil I). Memorandum III »Methods for Health Services Research« (Part 1). Gesundheitswesen 2009; 71, 505 – 510

Scherenberg, Viviane (2016). Gesundheitsökonomische Evaluation kompakt. Apollon. Bremen.

Schiemann, D. & Moers, M. (2004). Die Implementierung des Expertenstandards Dekubitusprophylaxe in der Pflege. Osnabrück: DNQP, 101–122.

Schiemann, D. & Moers, M. (2005). Entwicklung und Anwendung nationaler Expertenstandards in der Pflege, in: Dieffenbach et al. (Hrsg.). Management Handbuch Pflege. Economica. Heidelberg, 1–21.

Schmälzle, G. (2014). Beispiel Expertenstandard »Schmerzmanagement der Pflege«, in: Schiemann, D., Moers, M., Büscher, A. (Hrsg.) (2014). Qualitätsentwicklung in der Pflege. Kohlhammer, Stuttgart, S. 115-125.

Schmidt, S. (2012). Expertenstandards in der Pflege – eine Gebrauchsanleitung. 2. Auflage. Berlin: Springer Verlag.

Schöffski, O. & Schulenburg, J.-M. Graf v. d (2007). Gesundheitsökonomische Evaluationen. Berlin: Springer Verlag.

Schöffski, O. & Schulenburg, J.-M. Graf v. d. (Hrsg.) (2002). Gesundheitsökonomische Evaluationen. Zweite, vollständig überarbeitete Auflage. Studienausgabe. Berlin: Springer Verlag.

Schöffski, O. & Uber, A. (2000). Grundformen der gesundheitsökonomischen Evaluation. In: Schöffski, O.; Schulenburg, J.-M. Graf v. d. (Hrsg.) (2000). Gesundheitsökonomische Evaluation. 2., vollständig neu überarbeitete Auflage. Berlin: Springer Verlag, 175–204.

Schöffski, O. (2007). Grundformen gesundheitsökonomischer Evaluationen. In: Schöffski, O. & Schulenburg, J.-M. Graf v. d. (Hrsg.) (2007). Gesundheitsökonomische Evaluationen. 3. Auflage. Berlin: Springer Verlag.

Schöffski, O.; Glaser, P. & Schulenburg, J. Graf v. d. (Hrsg.) (1998). Gesundheitsökonomische Evaluationen – Grundlagen und Standortbestimmung. Berlin: Springer Verlag.

Schrappe, M., Pfaff, H. (2017). Einführung in Konzept und Grundlagen der Versorgungsforschung, in: Pfaff, A,, Neugebauer, E., Glaeske, G., Schrappe, M. (2017). Lehrbuch Versorgungsforschung – Systematik – Methodik - Anwendung. Stuttgart, Schattauer, 1-10.

Schulenburg, J.-M. Graf v. d.; Vauth, C.; Mittendorf, T. & Greiner, W. (2007). Methoden zur Ermittlung von Kosten-Nutzen Relationen für Arzneimittel in Deutschland. In: Gesundheitsökonomie und Qualitätsmanagement. 12. Jg., Supplement, 3–27.

Selbmann, H. & Encke, A. (2005). Leitlinien: Steter. Prozess der Aktualisierung. In: Dtsch Ärzteblatt. 102. Jg., Heft 7, A-404–406.

Sozialgesetzbuch (SGB) Elftes Buch (XI) Soziale Pflegeversicherung. Stand: Zuletzt geändert durch Art. 13 Abs. 27 G v. 12.4.2012 I 579. (http://www.sozialgesetzbuch-sgb.de/sgbxi/1.¬html; Zugriff am 27.04.2013).

SVRKAiG (Sachverständigenrat für die Konzertierte Aktion im Gesundheitswesen) (2002). Bedarfsgerechtigkeit und Wirtschaftlichkeit. Band III: Über-, Unter- und Fehlversorgung. Baden-Baden: Nomos.

Theuerkauf, K. (2014). Rechtliche Verbindlichkeit von Expertenstandards, in: Schiemann, D., Moers, M., Büscher, A. (Hrsg.) (2014). Qualitätsentwicklung in der Pflege. Kohlhammer, Stuttgart, S. 147-167.

Watine, J.; Friedberg, B.; Nagy, E.; Onody, R.; Oosterhuis, W.; Bunting, P. S.; Charet, J. C. & Horvath, A. R. (2006). Conflict between guideline methodologic quality and recommendation validity: a potential problem for practitioners. In: Clin Chem. 52. Jg., Heft1, 65–72.

Wilborn, D.; Halfens R.; Dassen, T. & Tannen A. (2010). Dekubitusprävalenzen in deutschen

Pflegeheimen und Kliniken – Welche Rolle spielt der Nationale Expertenstandard Dekubitusprophylaxe in der Pflege? Gesundheitswesen. 72. Jg., Heft 4, 240–245.

Wille, E. (2013). Rationalisierung und Rationierung aus ökonomischer, insbesondere wohlfahrtstheoretischer Sicht, in: Häfner, H. (Hrsg.). (2013). Gesundheit – unser höchstes Gut. Springer, Berlin. S. 331-344.

Wingenfeld, K.; Kleina, T.; Franz, S.; Engels, D.; Mehlen, S. & Engel, H. (2011). Entwicklung und Erprobung von Instrumenten zur Beurteilung der Ergebnisqualität in der stationären Altenhilfe. Abschlussbericht. Im Auftrag des Bundesministeriums für Gesundheit und des Bundesministeriums für Familie, Senioren, Frauen und Jugend. Hrsg.: Institut für Pflegewissenschaft an der Universität Bielefeld (IPW) und Institut für Sozialforschung und Gesellschaftspolitik GmbH (ISG). (http://www.bagfw.de/uploads/media/Abschlussbericht_Ergebnisqualitaet_Internet_31.5.11.pdf; Zugriff am 06.10.2011).

Wingenfeld, K.; Steinke, M. & Ostendorf, A. (2013). Die Tagesbetreuung kognitiv beeinträchtigter Krankenhauspatientinnen und -patienten. Düsseldorf: Ministerium für Gesundheit, Emanzipation, Pflege und Alter des Landes Nordrhein-Westfalen.

Wolke, R. & Allgeier, C. (2012). Expertenstandard Ernährungsmanagement – Nur Kosten oder auch Nutzen? Gesundheitsökonomische Analysen zum Nationalen Expertenstandard »Ernährungsmanagement zur Sicherstellung und Förderung der oralen Ernährung in der Pflege«. Lage: Jacobs Verlag.

Wolke, R. (2009). Umsetzung der gesundheitsökonomischen Evaluation in der Pflege. Analyse von Kosten und Nutzen des Nationalen Expertenstandards »Förderung der Harnkontinenz in der Pflege«. Lage: Jacobs Verlag.

Wolke, R. (2011). Kosten-Nutzen-Analyse zum Nationalen Expertenstandard »Förderung der Harnkontinenz in der Pflege«. In: Gesundheitsökonomie & Qualitätsmanagement. 16. Jg., Heft 1, 27–34.

Wolke, R.; Hennings, D. & Scheu, P. (2007). Gesundheitsökonomische Evaluation in der Pflege Analyse von Kosten und Nutzen der Einführung des Nationalen Expertenstandards Dekubitusprophylaxe in der Pflege in einer Stationären (Langzeit-)Pflegeeinrichtung. In: Zeitschrift für Gerontologie und Geriatrie. 40. Jg., Heft 3, 158–177.

Zentner, A. & Busse, R. (2006). Internationale Standards der Kosten-Nutzen-Bewertung. In: Gesundheitsökonomie & Qualitätsmanagement. 11. Jg., Heft 6, 368–373.

9 Rechtliche Verbindlichkeit von Expertenstandards

Klaus Theuerkauf

In der Pflege ist bei der Vielzahl von Pflegefällen jeder Fall anders. Wie im konkreten Fall zu pflegen ist, ist oft schwer zu entscheiden. Das Wissen darum ist aus zwei Gründen wichtig: zum Ersten, um den Pflegebedürftigen gut und richtig zu pflegen; und zum Zweiten als Selbstschutz vor (Haftungs-)Risiken. In diesem Beitrag geht es nicht um die pflegefachlichen Anforderungen, sondern um einen bestimmten Einfluss des Rechts auf die Pflege. Die Frage der Verbindlichkeit von Standards und Qualitätsinstrumenten ist dabei eine zentrale Frage, die hier beantwortet werden soll. Selbstverständlich kann der konkrete Fall vor Ort nicht entschieden werden; aber konkrete Anhaltspunkte allgemeiner Art sollen gegeben werden, inwieweit beim Pflegen Expertenstandards für rechtliche Klarheit und Sicherheit bei allen Beteiligten sorgen können.

Um dies festzustellen, ist vorab zu klären, welche Leistungen die Pflegeeinrichtung zu erbringen hat. Die Pflege ist in Deutschland zweigliedrig aufgebaut. Zum einen leistet die Pflegeeinrichtung aufgrund der Pflegeversicherung (SGB XI), zum anderen aufgrund eines Pflegevertrages mit dem Pflegebedürftigen. Die Frage nach der rechtlichen Verbindlichkeit von Expertenstandards ist dementsprechend sowohl sozialversicherungsrechtlich (▶ Kap. 9.2) als auch zivilrechtlich (▶ Kap. 9.3) zu beantworten. Vorab wird ein gemeinsames Verständnis vom Begriff »Expertenstandard« hergestellt (▶ Kap. 9.1).

9.1 Expertenstandards im Recht

Der Begriff des Expertenstandards

Das Gesetz definiert Expertenstandards nicht.[10] Das Pflege-Weiterentwicklungsgesetz hat den Begriff in das SGB XI eingeführt (§ 113a SGB XI). Hierbei waren die Expertenstandards des Deutschen Netzwerks für Qualitätsentwicklung in der Pflege (DNQP)[11] Vorbild.[12] Somit kann auch für die Expertenstandards nach § 113a SGB XI die Begriffs-

---

10 Theuerkauf, MedR 2011, 72, 72. Hierzu auch *Klie*, in: LPK-SGB XI, 3. Aufl. 2009, § 113a, Rdnr. 5.
11 So die Gesetzesbegründung, BT-Dr. 16/7439, S. 84.
12 Mit der Einschränkung, dass die Expertenstandards nach § 113a SGB XI auch multidisziplinären Charakter haben können, was diejenigen des DNQP nicht haben. Vgl. BT-Dr. 16/7439, S. 84. So auch *Igl*, in: Fachliche Standards und Expertenstandards für die Pflege im System der Qualitätsentwicklung nach § 113a und § 113b SGB XI (RsDE), 2008, Heft 67, S. 38, 49.

bestimmung[13] des DNQP genutzt werden, muss aber um multidisziplinäre Instrumente erweitert werden:[14] Expertenstandards sind

> »[e]videnzbasierte, monodisziplinäre [oder multidisziplinäre, Ergänzung des Verfassers[15]] Instrumente, die den spezifischen Beitrag der Pflege für die gesundheitliche Versorgung von Patienten, Bewohnern sowie ihren Angehörigen zu zentralen Qualitätsrisiken aufzeigen und Grundlage für eine kontinuierliche Verbesserung der Pflegequalität in Gesundheits- und Pflegeeinrichtungen bieten. Sie stellen ein professionell abgestimmtes Leistungsniveau dar, das dem Bedarf und den Bedürfnissen der damit angesprochenen Bevölkerung angepasst ist und Kriterien zur Erfolgskontrolle dieser Pflege mit einschließt«.[16]

Im Idealfall enthält ein Expertenstandard den »Stand der Künste« im jeweiligen Themengebiet.[17]

DNQP-Expertenstandards

Bereits vor der Einführung von § 113a SGB XI existierten die Expertenstandards des DNQP. Die Bundesregierung hat ihr Entstehen finanziell gefördert. Sie wurden und werden unter Einbindung der pflegerischen Fachberufe und der Pflegewissenschaft entwickelt.

§ 113a-Expertenstandards

Der 2008 eingeführte § 113a Abs. 1, S. 1, SGB XI bestimmt, dass die darin genannten Vertragsparteien die Entwicklung von wissenschaftlich fundierten und abgestimmten Expertenstandards sicherzustellen haben. Die Vertragsparteien vergeben den Auftrag zur Entwicklung und die Einführung von Expertenstandards. Sie mussten die Anforderungen an die Entwicklung von Expertenstandards in einer Verfahrensordnung regeln (§ 113a Abs. 2, S. 2, SGB XI).[18] Darin ist das Vorgehen auf anerkannter methodischer Grundlage, insbesondere die wissenschaftliche Fundierung und Unabhängigkeit, die Schrittfolge der Entwicklung, der fachlichen Abstimmung, der Praxiserprobung und der modellhaften Umsetzung eines Expertenstandards sowie die Transparenz des Verfahrens festzulegen (§ 113a Abs. 2, S. 3, SGB XI). Die § 113a-Expertenstandards werden im Bundesanzeiger veröffentlicht (§ 113a Abs. 3, S. 1, SGB XI).

Zwei Kategorien von Expertenstandards

Die Berufsfachgruppen sind auch nach Einführung dieser Regelungen in der Verantwortung, ihren berufsfachlichen Standard zu bestimmen: Das ist Kernaufgabe einer jeden Berufsgruppe. So sind auch nach dem In-

---

13 Vgl. auch Gaßner & Strömer, MedR 2012, 487, 490 (m. w. N.). Zum Vergleich mit ärztlichen »Standards« siehe Damm MedR 2010, S. 451, 454.
14 So auch Igl, in: Fachliche Standards und Expertenstandards für die Pflege im System der Qualitätsentwicklung nach § 113a und § 113b SGB XI (RsDE), 2008, Heft 67, S. 38, 49. A. A. ohne Begründung Klie in: LPK-SGB XI, 3. Aufl. 2009, § 113a, Rdnr. 5. Ausführlich zur Definition Hanika, PflegeR 2001, S. 302 ff.
15 So auch Wilcken, in: BeckOK SGB XI, § 113a, Edition 28 (Stand: 1.12.2012), Rdnr. 2. Zu mulitdisziplinären Expertenstandards vgl. Klie, in: LPK-SGB XI, 3. Aufl. 2009, § 113a, Rdnr. 5.
16 DNQP, Methodisches Vorgehen zur Entwicklung und Einführung von Expertenstandards in der Pflege, S. 2; abrufbar über www.dnqp.de. Ähnlich Igl, in: Fachliche Standards und Expertenstandards für die Pflege im System der Qualitätsentwicklung nach § 113a und § 113b SGB XI (RsDE), 2008, Heft 67, S. 38, 49.
17 Ähnlich Klie, in: LPK-SGB XI, 3. Aufl. 2009, § 113a, Rdnr. 5.
18 Zu den Problemen dieser Verfahrensordnung Theuerkauf, Sozialrecht aktuell 2009, 50.

krafttreten des § 113a SGB XI DNQP-Expertenstandards entwickelt und weiterentwickelt worden.[19] Also ist eine Koexistenz beider Kategorien von Expertenstandards wahrscheinlich.[20] Allerdings haben die Vertragsparteien noch keine § 113a-Expertenstandards entwickelt. Daher kann über die damit einhergehenden Komplikationen nur spekuliert werden.

Eine Kernfrage ist, welche der beiden Kategorien von Expertenstandards verbindlich ist oder ob beide Kategorien verbindlich sein werden. Sollten sich beide Kategorien inhaltlich und fachlich zukünftig ergänzen, werden darüber hinaus kaum Fragen relevant werden. Wenn dem nicht so sein sollte, wird es spannend; z. B. wenn für ein Themengebiet zwei verschiedene, sich möglicherweise widersprechende Expertenstandards existieren: Welcher der beiden wird anwendbar sein?

Ebenen der Relevanz von Expertenstandards

Qualitätsanforderungen wie die Expertenstandards haben eine berufsrechtliche, eine sozialversicherungsrechtliche, eine zivilrechtliche und eine strafrechtliche Dimension. Auf allen diesen Ebenen sind Expertenstandards rechtlich relevant. Der Schwerpunkt hier liegt auf der sozialversicherungsrechtlichen und der zivilrechtlichen Dimension.

9.2 Sozialversicherungsrechtliche Verbindlichkeit

Zu klären ist im ersten Schritt, nach welchen sozialversicherungsrechtlichen Vorgaben eine Einrichtung einen Pflegebedürftigen pflegen muss: Dies ist Inhalt der sozialversicherungsrechtlichen Leistungspflicht. Im zweiten Schritt ist zu prüfen, inwieweit die Einrichtung (sozialversicherungsrechtlich) verpflichtet ist, Expertenstandards einzuhalten.

9.2.1 Sozialversicherungsrechtliche Leistungspflicht im SGB XI

Wie die Einrichtung pflegen muss, steht im SGB XI an verschiedenen Stellen und ergibt sich auch aus Rechtsquellen außerhalb des SGB XI.

Der allgemein anerkannte Stand medizinisch-pflegerischer Erkenntnisse (§ 11 Abs. 1, S. 1, SGB XI)

Das SGB XI selbst legt in § 11 Abs. 1, S. 1, SGB XI als abstrakte Leistungspflicht der Pflegeeinrichtungen fest, dass sie die Pflegebedürftigen zu pflegen, zu versorgen und zu betreuen haben; und zwar entsprechend dem allgemein anerkannten Stand medizinisch-pflegerischer Erkenntnisse (vgl. § 28 Abs. 3 SGB XI).[21] Das ist der berufsfachliche Standard. Weiter konkretisiert das Gesetz diese

---

19 Zur rechtlichen Zulässigkeit vgl. *Igl*, in: Fachliche Standards und Expertenstandards für die Pflege im System der Qualitätsentwicklung nach § 113a und § 113b SGB XI (RsDE), 2008, Heft 67, S. 38, 51.
20 So auch Damm, MedR 2010, 451, 457. Theuerkauf, MedR 2011, 72, 73.
21 Auf die Pflegekassen bezogen siehe § 69 S. 1 SGB XI, § 87b Abs. 3 S. 2 Halbsatz 2 SGB XI.

Pflicht nicht:[22] Diese Regelung ist daher auszulegen.

Fest steht zum Ersten, dass dies eine »Verpflichtung auf den *aktuellen*[23] [Hervorhebung durch den Verfasser] Standard medizinisch-pflegerischer Erkenntnisse«[24] ist. Aus der Veränderlichkeit des Berufshandelns, in der Regel resultierend aus dem fachlich-technischen Fortschritt, folgt die Selbstverständlichkeit, dass sich der berufsfachliche Standard verändert,[25] er ist sozusagen fließend; streng genommen ist das Bestimmen des jeweiligen Standards eine »Momentaufnahme«[26].

Zum Zweiten muss dieser aktuelle Standard »allgemein anerkannt« sein: Anerkannt sein ist zu wenig, allgemein anerkannt muss er sein. Damit kann nicht gemeint sein: von allen Berufsträgern; Zweifler gibt es immer. Aber zumindest von der Mehrheit der Berufsträger, wenn nicht sogar von einer überwiegenden Mehrheit müssen die Erkenntnisse anerkannt werden. Im Arztrecht wird dies bezeichnet als überwiegende Überzeugung maßgeblicher Arztkreise.[27]

Nicht ausreichen kann es daher, dass es um Erkenntnisse und Erfahrungen geht, die zum Erreichen des Pflegeziels erforderlich sind und sich in der Erprobung bewährt haben.[28] Bewährt haben müssen sie sich, aber zusätzlich von der berufsfachlichen »Allgemeinheit« anerkannt sein: Alte Erkenntnisse haben sich sicherlich bewährt – sind aber *nicht mehr* allgemein anerkannt; neue Erkenntnisse können sich ebenfalls bewährt haben – sind aber *noch nicht* allgemein anerkannt. In juristischen Kategorien ist dies eine Grauzone. Fachwissenschaftlich ist das Ausdruck des zuvor beschriebenen Erkenntnisgewinns[29], der den Erkenntnisstand verändert.

Ziehen wir ein Fazit: Zweifel alleine erschüttern nicht das Vorliegen eines »allgemein« anerkannten Stands der Erkenntnisse, sollten aber aufmerken lassen. Wenn es gewichtige und vielstimmige Zweifel gibt, ist das ein Anhaltspunkt dafür, dass der jeweilige Standard nicht mehr oder noch nicht allgemein anerkannt ist. Dies festzustellen ist schwer: Über eine Literaturrecherche können wir feststellen, ob es an theoretischer (pflegewissenschaftlicher) Akzeptanz fehlt;[30] das Feststellen der praktischen Akzeptanz ist deutlich schwerer.[31] Daher sind die Ansätze für ein evidenzbasiertes Vorgehen zu begrüßen.[32]

Zusammenfassend steht fest, dass dieser medizinisch-pflegerische Standard[33] ausschließlich fachwissenschaftlich und damit außerrechtlich bestimmt wird:[34] durch die

---

22 So Gaßner & Strömer, MedR 2012, 487, 489.
23 Die Gesetzesbegründung weist bereits darauf hin, dass diese Erkenntnisse nicht statisch sind, sondern die Leistungserbringer ihre Pflege anpassen müssen, so BT-Dr. 12/5262, S. 92. Pfitzner, in: BeckOK SGB XI, Edition 28 (Stand: 1.12.2012), § 11; Peters, in: Kasseler Kommentar zum Sozialversicherungsrecht, 74. Ergänzungslieferung 2012, § 11, Rdnr. 4.
24 So Behrend, in: Udsching (Hrsg.), Kommentar zum SGB XI, 3. Auflage, München 2010, § 11, Rdnr. 3.
25 Vgl. Gaßner & Strömer, MedR 2012, 159, 168; Gaßner/Strömer, MedR 2012, 487, 489. Auch in dieser Hinsicht ist dieser Standard mit dem medizinischen vergleichbar.
26 So Gaßner & Strömer, MedR 2012, 159, 168.
27 Für das Arzthaftungsrecht von Hase, GesR 2012, 601, 602.
28 So Gaßner & Strömer, MedR 2012, 487, 489 unter Hinweis auf Neumaier, RDG 2009, 112 f.
29 »Wandel« nach Gaßner/Strömer, MedR 2012, 487, 489 (m. w. N.).
30 Dazu Gaßner & Strömer, MedR 2012, 487, 489 (m. w. N.).
31 Zur Kontroverse, ob überhaupt ein pflegewissenschaftlicher Konsens über einen medizinisch-pflegerischen Standard besteht, siehe Gaßner & Strömer, MedR 2012, 487, 489 (m. w. N.).
32 Vgl. Gaßner & Strömer, MedR 2012, 487, 489 (m. w. N.); Damm, MedR 2010, 451, 454.
33 Zum Begriff des Standards: Gaßner & Strömer, MedR 2012, 487, 490 (m. w. N.).
34 So Theuerkauf, MedR 2011, 72, 73; zustimmend Gaßner & Strömer, MedR 2012, 159, 168; Gaßner & Strömer, MedR 2012, 487, 489.

Berufsgruppe. Das SGB XI bezieht sich auf diesen berufsfachlichen Standard (als sogenannte Professionsnorm[35]). Folglich ist der berufsfachliche Standard auch für das Sozialversicherungsrecht verbindlich.[36] Der sozialversicherungsrechtliche Standard ist demzufolge (grundsätzlich) deckungsgleich mit dem berufsfachlichen Standard.[37]

Leistungspflicht aus den Rahmenverträgen nach § 75 Abs. 1 SGB XI

Die Rahmenverträge nach § 75 Abs. 1 SGB XI enthalten ebenfalls Leistungspflichten.[38] Der Rahmenvertrag stationär für Niedersachsen besteht seit 2009.[39] Er entspricht daher in Teilen nicht mehr dem geltenden Recht (vgl. u. a. § 9 des Vertrages). Die Rahmenverträge in den übrigen Bundesländern sind inhaltlich sehr ähnlich: Die Einheitlichkeit der Rahmenverträge beruht auf der in § 75 Abs. 6, S. 2, SGB XI genannten Empfehlung für die Vertragsinhalte auf Bundesebene; diejenige für die stationäre Pflege datiert auf den 25.11.1996[40] – auch sie entspricht damit nicht vollständig dem geltenden Recht.

Laut § 1 Abs. 1, S. 1 dieses Rahmenvertrages sind Inhalt der Pflegeleistungen die im Einzelfall erforderlichen Hilfen zur Unterstützung, zur teilweisen oder zur vollständigen Übernahme der Verrichtungen im Ablauf des täglichen Lebens oder zur Beaufsichtigung oder Anleitung mit dem Ziel der eigenständigen Übernahme dieser Verrichtungen. Die Pflege und deren Organisation haben sich *nach dem allgemeinen Stand der medizinisch-pflegerischen Erkenntnisse* zu richten (S. 1). Die Pflegeleistungen sind in Form der aktivierenden Pflege unter Beachtung der gemeinsamen Maßstäbe und Grundsätze für die Qualität und Qualitätssicherung in der stationären Pflege nach § 113 Abs. 1 SGB XI in der jeweils gültigen Fassung und der in der Pflegesatzvereinbarung festgelegten wesentlichen Leistungs- und Qualitätsmerkmale nach § 84 Abs. 5 SGB XI zu erbringen (S. 2).

Sinngemäß wird in § 11 des Vertrages die in dessen § 1 Abs. 2, S. 2 niedergelegte Pflicht wiederholt: Die Pflegeleistungen sind auf der Grundlage (in § 1 Abs. 2, S. 2: »unter Beachtung«) der gemeinsamen Maßstäbe und Grundsätze für die Qualität und Qualitätssicherung in der stationären Pflege nach § 113 Abs. 1 SGB XI in der jeweils gültigen Fassung zu erbringen. Weitergehende Regelungen seien in der Pflegesatzvereinbarung nach § 84 Abs. 5 SGB XI zu treffen. Doch dieser ist für eine Konkretisierung des Bestimmens einer Leistungspflicht nichts zu entnehmen.[41]

---

35 Umfassend zur rechtlichen Relevanz von Professionsnormen Damm, MedR 2010, 451.
36 So auch *Ihle*, Ärztliche Leitlinien, Standards und Sozialrecht, 2007, S. 65 (mwN.); Theuerkauf, MedR 2011, 72, 73.
37 So bezogen auf die ärztlichen Standards auch *Hart*, Ärztliche Leitlinien und Haftungsrecht, in: Hart (Hrsg.), Ärztliche Leitlinien, 2000, S. 142 (mwN). *Francke*, Leitlinien ärztlichen Handelns und Sozialrecht, in: Hart (Hrsg.), Ärztliche Leitlinien, 2000, S. 184, spricht in diesem Zusammenhang von einer Rezeption ins Haftungsrecht; kritischer äußert er sich hinsichtlich einer Rezeption von Leitlinien fachlichen Handelns im Sozialrecht. Vgl. zum Arztrecht auch *Ihle*, Ärztliche Leitlinien, Standards und Sozialrecht, 2007, S. 64.
38 Vgl. § 75 Abs. 2, S. 1, Nr. 1 SGB XI.
39 Abrufbar über http://www.aok-gesundheitspartner.de/imperia/md/gpp/nds/pflege/stationaer/nds_¬pflege_stationaer_voll_rahmenvertrag_75sgbxi_fassung_08_2009.pdf (Abruf am 13.03.2014).
40 Download über http://www.gkv-spitzenverband.de/pflegeversicherung/richtlinien_vereinbarungen_¬formulare/richtlinien_vereinbarungen_formulare.jsp (Abruf am 13.03.2014).
41 Vgl. beispielhaft den »Mustervertrag Pflegesatzvereinbarung stationär« für Niedersachsen; abrufbar über http://www.vdek.com/LVen/NDS/Vertragspartner/Pflegeversicherung/Vollstat/index.htm (Abruf am 13.03.2014).

Die Pflege muss nach § 14 des Rahmenvertrages wirksam und wirtschaftlich sein. Leistungen, die diese Voraussetzungen nicht erfüllen sowie das Maß des Notwendigen übersteigen, können Pflegebedürftige nicht beanspruchen und die Pflegeeinrichtung nicht zu Lasten der sozialen Pflegeversicherung bewirken. Auf diesen sogenannten Wirtschaftlichkeitsgrundsatz kommen wir später zurück.

Somit wird in den gemäß § 75 SGB XI abzuschließenden Rahmenverträgen auf Landesebene in der Regel die Pflicht aus § 11 Abs. 1, S. 1, SGB XI wiederholt und im Übrigen auf die relevanten Regelungen des SGB XI verwiesen. Die Regelungen des SGB XI haben Vorrang vor diesen Rahmenverträgen: Rahmenverträge können die Ansprüche der Versicherten aus dem SGB XI nur konkretisieren.[42]

Versorgungsverträge nach 72 SGB XI

Diese Versorgungsverträge verweisen auf den Inhalt der Rahmenverträge.[43] Ausdrücklich werden die Expertenstandards zur Sicherung und Weiterentwicklung der Qualität in der Pflege nach §§ 112 ff. SGB XI für bindend erklärt und als Bestandteil des Vertrages beschrieben.[44] Diese Regelung entspricht den sozialversicherungsrechtlichen Vorgaben in §§ 112 ff. SGB XI.

Zwischenfazit

Um den Inhalt der sozialversicherungsrechtlichen Leistungspflicht zu bestimmen, ist der Inhalt des allgemein anerkannten Standes medizinisch-pflegerischer Erkenntnisse sehr wichtig. Im Folgenden wird die Frage beantwortet, welchen Beitrag Expertenstandards hierbei leisten können[45] und inwiefern sie sozialversicherungsrechtlich bindend sind. Dabei werden die DNQP-Expertenstandards und diejenigen nach § 113a SGB XI getrennt voneinander betrachtet.

9.2.2 Sozialversicherungsrechtliche Verbindlichkeit von Expertenstandards

§ 113a-Expertenstandards

Auf den ersten Blick sind § 113a-Expertenstandards verbindlich, und zwar für alle Pflegeeinrichtungen durch ihre Veröffentlichung im Bundesanzeiger (§ 113a Abs. 3 S. 2 SGB XI).[46] Pflegeeinrichtungen müssen sie anwenden (§ 113a Abs. 3, S. 2; § 112 Abs. 1 SGB XI; vgl. auch § 72 Abs. 3, S. 1, Nr. 4 SGB XI). Einen zweiten Blick auf die Expertenstandards nach § 113a werfen wir, nachdem die Verbindlichkeit der DNQP-Expertenstandards geklärt worden ist.

---

42 BSGE 63, 102, 103; Wilcken, in: BeckOK SGB XI, Edition 28 (Stand: 1.12.2012), § 75, Rdnr. 7.
43 Vgl. beispielhaft § 4 Abs. 1 und § 7 Abs. 1 eines Musters für Niedersachsen. Abrufbar über http://¬www.aok-gesundheitspartner.de/nds/pflege/stationaer/vollstationaer/index.html (Abruf am 13.03.2014). In dieses § 5 dieses Musters ist das Wirtschaftlichkeitsgebot enthalten.
44 Vgl. § 6 Abs. 1 des Musters.
45 Zum sozialrechtlichen Standard im Sinne des SGB V vgl. *Buchner*, Die Abhängigkeit des haftungsrechtlichen Standards vom sozialrechtlichen Standard, in: *Lilie/Bernat/Rosenau* (Hrsg.) Standardisierung in der Medizin als Rechtsproblem, 2009, S. 65 f.
46 Zu den Vor- und Nachteilen dieser Art der Verbindlichkeitserklärung siehe *Klie* in: LPK-SGB XI, 3. Aufl. 2009, § 113a, Rdnr. 7. Zu geäußerten verfassungsrechtlichen Bedenken siehe Klie, in: LPK-SGB XI, 3. Aufl. 2009, § 113, Rdnr. 8; Gaßner & Strömer, MedR 2012, 487, 491.

DNQP-Expertenstandards

DNQP-Expertenstandards[47] sind verbindlich,[48] wenn sie erstens den aktuellen »Stand der Künste« für das konkrete medizinisch-pflegerische Handeln beschreiben und zweitens seitens der Fachberufe sowie der Praxis anerkannt werden:[49] sie also den Berufsstandard wiedergeben. Teilweise wird auch drittens vorausgesetzt, die Expertenstandards müssten nach den anerkannten methodischen Verfahrensstandards[50] entwickelt worden sein.[51] Stimmig hat das Bundessozialgericht einen Expertenstandard genutzt, um den anerkannten Stand der medizinisch-pflegerischen Erkenntnisse zu ermitteln.[52] Dieses Urteil erging jedoch vor Inkrafttreten der gesetzlichen Regelung in § 113a Abs. 3, S. 2, SGB XI, in der nunmehr die § 113a-Expertenstandards ausdrücklich für sozialversicherungsrechtlich verbindlich erklärt werden. Daraus könnte im Umkehrschluss der Versuch unternommen werden, zu behaupten, die DNQP-Expertenstandards seien daher nicht (mehr) verbindlich. Doch ist diese Argumentation falsch.[53]

Dass die DNQP-Expertenstandards unverändert verbindlich sind, passt sich in das Bild ein, das die neuen Regelungen in § 113a SBG XI für Expertenstandards zeichnen. Zum Ersten deckt sie sich mit § 113a Abs. 1, S. 2, SGB XI: Danach konkretisiert ein Expertenstandard für seinen jeweiligen Anwendungsbereich den allgemein anerkannten Stand der medizinisch-pflegerischen Erkenntnisse. Da sie nur konkretisieren, bleibt neben ihnen Raum für andere Erkenntnisse, also auch für die DNQP-Expertenstandards. Und neben diesen wiederum bleibt Raum für andere Erkenntnisse. Im Übrigen verweist § 113a Abs. 1 S. 2 SGB XI nicht ausdrücklich auf Expertenstandards im Sinne von S. 1; also nicht nur auf die § 113a-Expertenstandards. Daher sind bereits nach dem Wortlaut von § 113a Abs. 1 S. 2 SGB XI beide Kategorien von Expertenstandards erfasst. Hier soll nicht darauf eingegangen werden, ob mit entsprechender Begründung auch die DNQP-Expertenstandards im Bundesanzeiger zu veröffentlichen wären (vgl. § 113a Abs. 3 S. 1 SGB XI).

Ferner wünscht der Gesetzgeber, dass die Vertragsparteien nach § 113 SGB XI beim Entwickeln und Aktualisieren der § 113a-Expertenstandards auch diejenigen des DNQPs einbeziehen.[54] Daher folgt aus dem Gesetz nicht, dass die bisher nicht und zukünftig nicht nach § 113a SGB XI entwickelten Expertenstandards nicht sozialversicherungsrechtlich verbindlich sein sollten.

---

47 Zur rechtlichen Klassifizierung derartiger Standards vgl. *Hanika*, PflegeR 2001, 302 f.
48 Hierzu Theuerkauf, MedR 2011, 72, 73. Umfassend zu den Grundsätzen für eine Verbindlichkeit von Professionsnormen Damm MedR 2010, 451, 457 (m. w. N.). Teilweise werden die DNQP-Expertenstandards für nur eingeschränkt verbindlich angesehen, siehe: KassKomm/Leitherer, 94 EL Mai 2017, SGB XI § 113a Rn. 18.
49 Vgl. hierzu *Igl*, in: Fachliche Standards und Expertenstandards für die Pflege im System der Qualitätsentwicklung nach § 113a und § 113b SGB XI (RsDE), 2008, Heft 67, S. 38, 51. Damm, MedR 2010, 451, 457. Auch das LSG Sachsen-Anhalt, B. v. 5.10.2010 - L 4 P 12/10 B ER, Juris, Rdnr. 35, sieht die »professionelle Akzeptanz« als eine weitere Voraussetzung an.
50 Entsprechend zu den ärztlichen Leitlinien sowie zum damit verbundenen Grundrechtsschutz durch Verfahrensregelungen vgl. *Francke*, Leitlinien ärztlichen Handelns und Sozialrecht, in: *Hart* (Hrsg.), Ärztliche Leitlinien, 2000, S. 193.
51 So auch *Igl*, in: Fachliche Standards und Expertenstandards für die Pflege im System der Qualitätsentwicklung nach § 113a und § 113b SGB XI (RsDE), 2008, Heft 67, S. 38, 51.
52 BSG, Urt. v. 24.9.2002 – B 3 KR 15/02 R, Juris, Rdnr. 20; mittelbare Bezugnahme SG Bremen, B. v. 12.3.2010 – S 4 KR 268/09 ER, Juris, Rdnr. 22.

53 Aufbauend auf Theuerkauf, MedR 2011, 72, 73. So auch für alle anderen entsprechenden Standards Wilcken, in: BeckOK SGB XI, Edition 28 (Stand: 1.12.2012), § 113a, Rdnr. 10.
54 BT-Dr. 16/7439, S. 83.

Wegfall der Verbindlichkeit von (§ 113a-)Expertenstandards und Vorrang des »Stands der Künste«

Die DNQP-Expertenstandards sind nicht bindend, wenn ihnen eine der soeben genannten Voraussetzungen fehlt. Was ist, wenn eine dieser Voraussetzungen bei § 113a-Expertenstandards fehlt? Sind sie auch dann noch verbindlich, wenn sie nicht den Stand der Künste wiedergeben oder nicht allgemein anerkannt werden?[55]

w?>Gegen eine Verbindlichkeit spricht, dass sie die Anforderungen für die berufsfachliche Verbindlichkeit nicht erfüllen. Oder sind sie als (sozialversicherungsrechtlich) verbindlich einzustufen, weil dies in § 113a Abs. 3, S. 2, SGB XI steht? Die zweite Frage zu bejahen fällt schwer: Wie soll ein berufsfachlich unverbindliches Regularium »per Gesetz« (in Form von § 113a Abs. 3, S. 2, SGB XI) und damit über den Umweg über das Sozialversicherungsrecht zur Handlungsvorgabe für eine Profession werden, hier die der Pflegefachkräfte?[56] So wäre eine Berufsgruppe verpflichtet, sich an Vorgaben zu halten, die nicht den Stand der Künste wiedergeben oder von ihren Fachkreisen nicht anerkannt werden.[57] Das würde dem Grundsatz über das Zustandekommen von Professionsnormen[58] und deren berufsrechtliche Verbindlichkeit umgehen.[59] Das kann nicht sein: Ein Expertenstandard ist – ebenso wie eine ärztliche Leitlinie – nur dann verbindlich, wenn er dem medizinisch-pflegerischen Standard entspricht.[60] Also sind auch § 113a-Expertenstandards nicht sozialversicherungsrechtlich verbindlich, wenn eine der Voraussetzungen fehlt;[61] dies entgegen dem ausdrücklichen Wortlaut von § 113a Abs. 3, S. 2, SGB XI.[62] Der Verpflichtung von Pflegeeinrichtungen und Pflegekassen auf den allgemein anerkannten Stand der Künste kommt insoweit ein absoluter Vorrang zu: Er geht auch einem Expertenstandard vor.

Aus dieser Erkenntnis folgt eine Schlussfolgerung, die die Sinnhaftigkeit der gesetzlichen Regelung des § 113a Abs. 3, S. 2, SGB XI in Frage stellt: Wenn § 113a-Expertenstandards nicht zwingend verbindlich sind und auch DNQP-Expertenstandards verbindlich sein können, hat § 113a Abs. 3, S. 2, SGB XI keine klärende Funktion.

Der geschilderte Wegfall der Verbindlichkeit deutet auch darauf hin, dass Expertenstandards eine unter anderem mit dem Alter abnehmende Relevanz haben: durch den angesprochenen pflegefachlichen Fortschritt.[63] Dafür gibt es keine Antwort in einer eindeutigen Schwarz-oder-weiß-Kategorie: Im Zweifel muss ein Sachverständiger über die Aktualität und insgesamt über die berufsfachlichen Voraussetzungen für die Verbindlichkeit entscheiden.[64]

---

55 Nicht klar bei Gaßner & Strömer, MedR 2012, 487, 491.
56 Kritisch auch Igl, Fachliche Standards und Expertenstandards für die Pflege, in: Frommelt u.a. (Hrsg.), Implementierung wissensbasierter Qualitätsniveaus, Heidelberg 2010, Rdnr. 42.
57 Noch einen oder mehrere Schritte weiter: Dann könnte auf die Pflege durch Fachkräfte ganz verzichtet werden.
58 Zur zunehmenden Bedeutung von Professionsnormen Damm, MedR 2010, 451, 454.
59 Zur rechtlichen Relevanz von Professionsnormen Damm, MedR 2010, 451, 455 ff.
60 Vgl. Damm, MedR 2010, 451, 457.
61 A. A. anscheinend Klie, in: LPK-SGB XI, 3. Aufl. 2009, § 113a, Rdnr. 7: über das Verfahren nach § 113a SGB XI werde Klarheit über die Verbindlichkeit geschaffen.
62 Ähnlich Gaßner & Strömer, MedR 2012, 487, 491.
63 Einzelheiten bei Theuerkauf, MedR 2011, 72, 75 (m. w. N.); Hanika, PflegeR 2001, 302, 309.
64 Hierzu Damm, MedR 2010, 451, 457.

Konkretisierungsfunktion der Expertenstandards und ihre Indizwirkung

Der vorstehend geschilderte Vorrang des »Stands der Künste« stimmt überein mit der Konkretisierungsfunktion, die Expertenstandards haben und die der Gesetzgeber so normiert hat (§ 113a Abs. 1, S. 2, SGB XI). Pflegeeinrichtungen und Pflegekassen haben ihre sozialversicherungsrechtlichen Leistungen nach dem allgemein anerkannten Stand der medizinisch-pflegerischen Erkenntnisse zu erbringen. Wie wir soeben festgestellt haben, kann ein Expertenstandard einer jeden Kategorie für sein Themengebiet diesen Standard wiedergeben, muss es aber nicht. Zutreffend beschreibt § 113a Abs. 1, S. 2, SGB XI die Funktion von Expertenstandards so, dass sie den allgemein anerkannten Stand konkretisieren. Und so wirken beide Kategorien von Expertenstandards. Somit besteht kein Grund, dass dies nur für § 113a-Expertenstandards gelten solle.

Expertenstandards bestimmen also den allgemein anerkannten Standard maßgeblich, aber nicht abschließend.[65] Sobald ein Expertenstandard nicht mehr allgemein anerkannt oder nicht mehr aktuell ist, gibt er den allgemein anerkannten Stand der Künste nicht mehr wieder. Dies bedeutet konkret: Die sozialversicherungsrechtliche Verantwortlichkeit der Pflegeeinrichtungen bestimmt sich nach dem (veränderlichen) medizinisch-pflegerischen Standard, nicht zwangsläufig nach dem Expertenstandard.[66] Allerdings müssen Expertenstandards aufgrund ihrer Konkretisierungsfunktion beim Ermitteln des allgemein anerkannten medizinisch-pflegerischen Standards herangezogen werden.[67] Ihnen kommt faktisch eine Indizwirkung zu: Sofern ein einschlägiger Expertenstandard vorliegt, ist zu vermuten, dass er den allgemein anerkannten Stand medizinisch-pflegerischer Erkenntnisse wiedergibt;[68] bei den DNQP-Expertenstandards spricht dafür in besonderer Weise das methodische Vorgehen des DNQP, das auf einen breiten Konsens angelegt ist. Das Gegenteil ist zu belegen. Und solange der Expertenstandard nicht aktualisiert ist oder bereits im Aktualisierungsprozess ist (und vor allem in der Praxis unverändert allgemein anerkannt ist), spricht wiederum eine Vermutung dafür, dass er noch aktuell ist. Daraus folgt, dass ein Abweichen von einem Expertenstandard als Indiz für eine sozialversicherungsrechtliche Pflichtverletzung zu werten ist; die Abweichung löst eine Begründungspflicht und damit Beweispflicht aus.[69]

9.2.3 Standardidentität und Wirtschaftlichkeitsgebot

Da die Verpflichtung von Pflegeeinrichtungen und Pflegekassen auf den allgemein anerkannten Stand der medizinisch-pflegerischen Erkenntnisse einen absoluten Vorrang hat, können wir eine Feststellung ausdrücklich nachholen: Der sozialversicherungs-

---

65 Theuerkauf, MedR 2011, 72, 73.
66 Selbst dann nicht, wenn diese gemäß § 113a Abs. 3 S. 2 SGB XI verbindlich geworden sind. So bereits Theuerkauf, MedR 2011, 72, 73. Zustimmend Gaßner/Strömer, MedR 2012, 159, 168.
67 So bereits Theuerkauf, MedR 2011, 72, 75. Zustimmend Gaßner & Strömer, MedR 2012, 159, 168. Gaßner & Strömer, MedR 2012, 159, 168 vergleichen des Expertenstandard daher mit der im Arzthaftungsrecht verwendeten Bezeichnung wissenschaftlichen Leitlinie und nicht mit medizinischen Standards oder Facharztstandard (streitig, Nachweis dort).
68 So für ärztliche Leitlinien Damm, MedR 2010, 451, 455 f.
69 So bereits Theuerkauf, MedR 2011, 72, 75 (m. w. N.). Ähnlich Gaßner/Strömer, MedR 2012, 159, 168; Gaßner & Strömer, MedR 2012, 487, 491. Für eine Beweislastumkehr Hoffer/von Schwanenflügel, in: Möwisch u. a. (Hrsg.), PflegeV-Kommentar, § 113a, Rdnr. 43.

rechtliche Leistungsstandard ist deckungsgleich mit dem berufsfachlichen Standard »der Berufskunst«[70], also dem allgemein anerkannten Stand der medizinisch-pflegerischen Erkenntnisse.

Oder können Wirtschaftlichkeitsbetrachtungen daran etwas ändern? Das SGB XI enthält zahlreiche Paragrafen zur Wirtschaftlichkeit.[71] In den Rahmenverträgen nach § 75 SGB XI wird das Wirtschaftlichkeitsgebot aus § 29 Abs. 1 SGB XI in der Regel wörtlich wiederholt.[72] Das wirft die Frage auf: Inwieweit können Wirtschaftlichkeitsüberlegungen ein Abweichen vom allgemein anerkannten Stand medizinisch-pflegerischer Erkenntnisse begründen?[73] Gibt es also neben dem Fachstandard noch einen Wirtschaftlichkeitsstandard in Form eines »Machbarkeitsstandards« bzw. eines »Leistungsfähigkeitsstandards«? Derartige Überlegungen könnten unser Modell von der Standardidentität erschüttern.[74]

Befürworter argumentieren wie folgt: Folge des Wirtschaftlichkeitsgebotes sei, »dass zwischen Maßnahmen, die der Pflege dienlich sind, also wirksam sind, und ihren Kosten, also der Wirtschaftlichkeit, eine Abwägung im Sinne einer Verwaltung knapper werdender Mittel stattfinden«[75] müsse. Auch sei die Pflegeversicherung systemseitig nicht darauf ausgerichtet, in jedem Einzelfall den vollständigen Bedarf abzudecken.[76]

Von zwei gleich guten und allgemein anerkannten berufsfachlichen Standardvarianten kann sicherlich die wirtschaftlichere gewählt werden. Wenn das nicht offensichtlich ist, ist die Frage zu beantworten: Die zwei sich scheinbar widersprechenden Grundsätze von der Leistungspflicht auf dem Niveau des allgemein anerkannten Stands der Künste einerseits und dem Wirtschaftlichkeitsgebot andererseits stehen sich dann gegenüber: Wer soll über den Vorrang des einen im konkreten Fall entscheiden? Die Pflegekasse? Die Pflegeeinrichtung? Das würde zu einer »versteckten« Leistungskürzung führen. Weder Pflegekasse noch Pflegeeinrichtung sind hierzu legitimiert; dazu fehlt eine hinreichende gesetzliche Grundlage.[77] Für die Berücksichtigung des Wirtschaftlichkeitsgrundsatzes muss der Gesetzgeber erst eine ausreichend deutliche Regelung schaffen.

Der Gesetzgeber hat zudem in seiner Gesetzesbegründung bei der Einführung der Pflegeversicherung klargestellt, dass die Qualität der Pflege nicht durch den Grundsatz der Wirtschaftlichkeit negativ beeinflusst werden dürfe.[78] Daraus muss auf einen eindeutigen Vorrang der Verpflichtung auf die Qualität geschlossen werden. Falls anhand dieses Maßstabs zwei Wege möglich sind, dann kann (muss) der wirtschaftlichere gewählt werden: Mehr würde der Grundsatz der

---

70 Das SGB XI ist auf das Berufswissen angewiesen: Igl, Fachliche Standards und Expertenstandards für die Pflege, in: Frommelt u. a. (Hrsg.), Implementierung wissensbasierter Qualitätsniveaus, Heidelberg 2010, Rdnr. 7.
71 Vgl. §§ 4 Abs. 3, 29 Abs. 1 und auch § 75 Abs. 1 S. 1 sowie § 79 SGB XI.
72 Vgl. beispielsweise § 14 S. 1 des entsprechenden Vertrages für das Land Niedersachsen.
73 Zum Konfliktpotential von ärztlichen Leitlinien und dem Wirtschaftlichkeitsgebot im SGB V Hart, MedR 2012, 453.
74 Umfassend zu dem entsprechenden, aber anders ausgestalteten Spannungsverhältnis im SGB V und dessen Verhältnis vor allem zum Arzthaftungsrecht siehe Arnade, Kostendruck und Standard, Heidelberg u. a. 2010.
75 So *Schuldzinski*, in: LPK-SGB XI, 3. Aufl. 2009, § 29, Rdnr. 4.
76 Vgl. die Begründung des Regierungsentwurfs, BT-Dr. 12/5262, S. 108.
77 Vgl. *Ihle*, Ärztliche Leitlinien, Standards und Sozialrecht, 2007, S. 66 f.
78 BT-Dr. 12/5262, S. 92. Zustimmend Pfitzner, in: BeckOK SGB XI, Edition 28 (Stand: 1.12.2012), § 11; Peters, in: Kasseler Kommentar zum Sozialversicherungsrecht, 74. Ergänzungslieferung 2012, § 11, Rdnr. 4

Wirtschaftlichkeit nicht besagen. Unterstützt wird dies dadurch, dass die Pflegekasse die Vergütung der Pflegeeinrichtung nach § 115 Abs. 3 SGB XI kürzen kann, wenn diese nicht »qualitätsgerecht« pflegt.[79] Aus diesem Vorrang kann sogar eine Pflicht des Gesetzgebers herausgelesen werden, wonach er für ausreichende »Ressourcen (bei zielstrebigem Einsatz)« sorgen muss:[80] Also vor allem für die sozialrechtlichen Leistungen an Pflegebedürftige im Falle ihrer finanziellen Bedürftigkeit, wenn ihre eigenen Mittel nicht reichen, also im Regelfall die der Sozialhilfe.

Ohne eine ausdrückliche gesetzliche Leistungseinschränkung[81] darf nicht vom Vorrang des allgemein anerkannten Stands der medizinisch-pflegerischen Erkenntnisse abgewichen werden. Damit bleibt es nach geltendem Recht bei der Standardidentität.

Offen ist, wie eine gesetzliche Regelung einen Dispens vom »Stand der Künste« legitimieren kann. Dieser Weg ist nicht unmöglich, setzt aber eine transparente und detaillierte Regelung über das Leistungsspektrum bzw. die Leistungsreduktionen voraus.[82] Im ersten Schritt dürfen die Leistungserbringer und Pflegekassen nicht mehr auf den allgemein anerkannten Stand der medizinisch-pflegerischen Erkenntnisse verpflichtet werden. Das kann im Grunde genommen nicht gewünscht sein; insbesondere nicht vor dem Hintergrund der Pflegepraxis. Ferner müssten die § 113a-Expertenstandards für sozialversicherungsrechtlich verbindlich erklärt werden (was ja bereits erfolgt ist). Zusätzlich müssten alle anderen Fachstandards (die DNQP-Expertenstandards eingeschlossen) für sozialversicherungsrechtlich unverbindlich erklärt werden. Das wäre eine ausdrückliche Leistungsreduktion; allerdings noch abstrakter Art, die hinsichtlich der einzelnen sozialversicherungsrechtlichen Leistungen konkret ausgestaltet werden müsste. Unter dieser Bedingung könnte der berufsfachliche Standard (in Form des allgemein anerkannten Stands der medizinisch-pflegerischen Erkenntnisse) vom sozialversicherungsrechtlichen Standard abweichen;[83] derzeit bezeichnet als Standard der (sozialversicherungsrechtlichen) Versorgung.[84]

9.3 Zivilrechtliche Verbindlichkeit

Die Haftung für Pflegefehler hat ihre Grundlage im Vertrag[85] oder im Gesetz[86]. Im Regelfall haben Pflegebedürftige und Einrichtung einen Vertrag abgeschlossen.[87] Dann

---

79 So auch Behrend, in: Udsching (Hrsg.), Kommentar zum SGB XI, 3. Auflage, München 2010, § 11, Rdnr. 3.
80 So Pfitzner, in: BeckOK SGB XI, Edition 28 (Stand: 1.12.2012), § 11.
81 Die zumindest den Rahmen enthält bzw. konkrete Vorgaben, wie dieser Leistungsausschluss in der Praxis erfolgen soll.
82 Für ein Trennen von Qualitäts- und Wirtschaftlichkeitsüberlegungen beim Erarbeiten von Standards Hart, MedR 1998, 8, 14 (m. w. N.). Siehe auch Theuerkauf, MedR 2011, 72, 76.
83 Einzelheiten bei Theuerkauf, MedR 2011, 72, 76 (m. w. N.).
84 »Standard der Versorgung« bei *Ihle*, Ärztliche Leitlinien, Standards und Sozialrecht, 2007, S. 65, 67.
85 Durch den Entwurf zum Patientenrechtegesetz wird sich durch §§ 630a ff. BGB nur für die medizinische Behandlungspflege im ambulanten Bereich etwas ändern; hierzu Gaßner/Strömer, MedR 2012, 487 f.
86 Einzelheiten hierzu und zur Haftung selbst Gaßner & Strömer, MedR 2012, 487 f.
87 Und zwar regelmäßiger als im Arzthaftungsrecht: Dafür sei lediglich auf die Behandlungen in Notfällen (Bewusstlosigkeit usw.) hingewiesen.

kann regelmäßig ein Anspruch aus dem Vertrag[88] neben einem Anspruch aus dem Gesetz[89] (§§ 823 ff. BGB) stehen. Sie haben gemeinsam, dass ein Schadensersatzanspruch nur in Betracht kommt, wenn eine Pflegeeinrichtung eine bestehende Leistungspflicht verletzt hat. Die Pflicht für die vertragliche und gesetzliche Haftung stimmen im Wesentlichen überein, sofern die Parteien vertraglich nichts gesondert geregelt haben;[90] der Schwerpunkt in diesem Beitrag liegt auf der vertraglichen Haftung. Im ersten Schritt ist diese Pflicht zu bestimmen, im zweiten deren Verletzung zu prüfen. Zum Dritten muss die Pflichtverletzung kausal für den eingetretenen Schaden[91] gewesen sein und der Leistungserbringer (in der Regel dessen Pflegefachkräfte) schuldhaft gehandelt haben.[92]

9.3.1 Zivilrechtliche Leistungspflicht

Die Leistungspflicht legt immer auch eine Sorgfaltspflicht für die Pflegebedürftigen fest. Daher wird das Ermitteln dieser Pflicht häufig als Bestimmen des Sorgfaltsmaßstabs bezeichnet. In diesem Abschnitt geht es um die allgemein bestehende Pflicht der Pflegeeinrichtung, wenn die Parteien nichts Besonderes geregelt haben. Im konkreten Leistungsfall kann der Pflegebedürftige davon abweichende Leistungen wünschen oder andere ablehnen. Dann besteht eine davon abweichende Leistungspflicht; dies ist Gegenstand eines späteren Abschnitts.[93]

Leistungspflicht aus dem jeweiligen Wohn- und Betreuungsvertrag

Eine Recherche unter den frei zugänglichen Mustern für die Wohn- und Betreuungsverträge (vormals Heimverträge genannt) ergibt, dass diese regelmäßig die Leistungspflicht bestimmen, indem sie auf die Rahmenverträge des jeweiligen Bundeslandes (§ 75 SGB XI) verweisen.[94] Dazu haben wir festgestellt, dass danach die Pflegeeinrichtungen ihre Leistungen nach dem allgemein anerkannten Stand medizinisch-pflegerischer Erkenntnisse erbringen müssen; dies ist der berufsfachliche Standard.[95] Über den Verweis des zivilrechtlichen Vertrages auf die Rahmenverträge gilt dieser Standard auch im Zivilrecht.[96] Insoweit besteht eine Identität der Standards bis ins Zivilrecht hinein: zwischen dem berufsfachlichen Standard über den sozialversicherungsrechtlichen hin zu dem zivilrechtlichen.

---

88 Der Vertragsinhalt unterscheidet sich im konkreten Fall, und er ist abhängig vom jeweiligen Vertragstypus: Pflegevertrag für ambulante Leistungen oder der Heimvertrag für die stationäre Pflege oder den Krankenhausvertrag (vgl. Gaßner & Strömer, MedR 2012, 487, 493 ff.).
89 Auch die Pflegefachkraft kann gesetzlich nach § 823 BGB persönlich haften (vgl. Gaßner & Strömer, MedR 2012, 487 f.).
90 Palandt/Sprau, § 823, Rdnr. 135 für die ärztliche Haftung; dies ist für die Pflege übertragbar.
91 Zu den Rechtsfolgen Gaßner/Strömer MedR 2012, 487, 488.
92 Ähnlich Gaßner/Strömer MedR 2012, 487, 488 (m. w. N.); dort auch weitere Einzelheiten.

93 Aufbauend auf Theuerkauf, MedR 2011, 72, 73 ff. (dort allerdings ohne WBVG).
94 Auffällig, aber verständlich ist, dass diese Vereinbarungen umfangreiche Regelungen über Zusatzleistungen enthalten.
95 Die Haftung wird in den Verträgen in Grenzen nur für Sachschäden reduziert. Für Personenschäden wird regelmäßig auf das geltende Recht verwiesen.
96 Dies ist ein bedeutender Unterschied zur Arzthaftung. Mit der Ausnahme von Aufnahmeverträgen u. ä. im Krankenhaus besteht dort im Regelfall kein schriftlicher Vertrag zwischen Arzt und seinem Patienten. Daher fehlt es an einem ausdrücklichen Verweis auf den berufsfachlichen Standard.

Leistungspflicht aus dem Wohn- und Betreuungsvertragsgesetz (WBVG)

Bei Verträgen über Wohnraum mit Pflege- oder Betreuungsleistungen ist das Wohn- und Betreuungsvertragsgesetz (WBVG) anwendbar. Dies ist ein Spezialgesetz für die darin geregelten Leistungen; sofern es keine Regelungen enthält, ist das Bürgerliche Gesetzbuch (BGB) auf die Verträge anzuwenden. Das WBVG löst das Heimgesetz des Bundes hinsichtlich dessen zivilrechtlicher Vorschriften ab; und zwar seit dem 1.10.2009. Für das Ordnungsrecht der Heime sind die Länder seit 2006 zuständig. Grund für die Einführung dieses Gesetzes war vor allem der Schutz der Verbraucher, wie die Pflegebedürftigen im Gesetz genannt werden. Das WBVG ist anzuwenden auf einen Vertrag zwischen einem Unternehmer und einem volljährigen Verbraucher, in dem sich der Unternehmer zum Überlassen von Wohnraum und zum Erbringen von Pflege- oder Betreuungsleistungen verpflichtet, die dem Bewältigen eines durch Alter, Pflegebedürftigkeit oder Behinderung bedingten Hilfebedarfs dienen (§ 1 Abs. 1, S. 1, WBVG). Für Heimverträge, die vor dem 1. Oktober 2009 geschlossen worden sind, enthält das WBVG Übergangsvorschriften (§ 17 WBVG).

Gemäß § 7 Abs. 1 WBVG ist die Pflegeeinrichtung verpflichtet, die vertraglich vereinbarten Pflege- oder Betreuungsleistungen nach dem allgemein anerkannten Stand fachlicher Erkenntnisse zu erbringen. Die fachlichen Erkenntnisse können sich nur auf solche des medizinisch-pflegerischen Faches beziehen: Das ist der bekannte, allgemein anerkannte Stand der medizinisch-pflegerischen Erkenntnisse – aus dem SGB XI. Das ist zugleich der berufsrechtliche Standard; und damit derjenige, der auch für die Rahmenverträge nach § 75 SGB XI gilt und auch sozialversicherungsrechtlich verbindlich ist. Also ist dies eine Wiederholung der Leistungspflicht, keine Begründung einer neuen. Das Neue hierbei ist, dass § 7 Abs. 1 WBVG unmittelbar auf den berufsfachlichen Standard verweist. Dies ist bei den Wohn- und Betreuungsverträgen anders: Bei ihnen gilt der berufsfachliche Standard über den »Umweg« des Sozialrechts: Die Verträge verweisen auf die Rahmenverträge nach § 75 SGB XI, die wiederum auf das SGB XI verweisen, nach dem wiederum der berufsfachliche Standard verbindlich ist.

Leistungspflicht aus dem BGB

Verträge über Pflegeleistungen unterliegen auch dem BGB. Unabhängig von den vorstehenden Pflichten enthält das BGB selbst Pflichten. Bereits nach dem BGB haben die Leistungserbringer ihre Leistung nach den Regeln der Profession zu erbringen, also nach dem geltenden Standard der Profession zur Zeit der Handlung.[97] Von der Arzthaftung auf die Pflegehaftung übertragen ist Standard in diesem Sinne, was dem Stand der Pflegewissenschaft entspricht und in der pflegefachlichen Praxis zur Pflege auf dem jeweiligen Themengebiet anerkannt ist.[98] Und auch das kann – wie beim WBVG – nur der allgemein anerkannte Stand der medizinisch-pflegerischen Erkenntnisse sein. Also ist auch diese Pflicht identisch mit den bislang beschriebenen zivilrechtlichen Leistungspflichten; am anzuwendenden Standard ändert sich nichts, sie sind unverändert identisch. Auch diese Pflicht resultiert aus einem unmittelbaren Verweis auf den berufsfachlichen Standard; ebenso wie bei § 7 Abs. 1 WBVG.

---

97 Palandt & Sprau, § 823, Rdnr. 135 (unter Hinweis auf BGH NJW 1989, 767; BGH NJW 1995, 776) für die ärztliche Haftung; dies ist für die Pflege übertragbar: BGHZ 163, 53, 55. Zustimmend Gaßner/Strömer, MedR 2012, 487, 489.
98 So bezogen auf den ärztlichen Standard Palandt/Sprau, § 823, Rdnr. 135.

Konkretisierung der abstrakten Leistungspflicht im Leistungsfall

Der Grundsatz für das Bestimmen der zivilrechtlichen Leistungspflicht lautet demnach: Der (abstrakte) Berufsstandard ist maßgeblich.[99] Im Leistungsfall konkretisiert sich diese abstrakte Pflicht zum Ersten durch das Ausmaß der Betreuungsbedürftigkeit des Pflegebedürftigen.[100] Ob hierbei der Leistungserbringer den erforderlichen Standard gewahrt und die konkrete Leistung vertragsgemäß erbracht hat, ist Sachverständigenfrage: Die Richter haben keine Sachkunde darüber.[101]

Zum Zweiten bedeutet dies für das Konkretisieren der Leistungspflicht im jeweiligen Pflegefall – wiederum seinen Ursprung in der Arzthaftung habend: Die Pflegefachkraft muss diejenigen Maßnahmen auswählen und sorgfältig durchführen, die einerseits nach diesem medizinisch-pflegerischen Standard gefordert sind und andererseits in der konkreten Situation vertretbar sind; insbesondere muss die Pflegefachkraft diejenigen Maßnahmen ergreifen, die von einer gewissenhaften und aufmerksamen Pflegefachkraft erwartet werden dürfen – sollte die Pflegefachkraft eigene persönliche Kenntnisse und Fertigkeiten haben, die über diesen Stand hinausgehen, muss sie nach diesen handeln.[102] Grundsätzlich gilt dies sowohl für gesetzlich als auch privat versicherte Pflegebedürftige und auch unabhängig vom Leistungskatalog des SGB XI.[103] Bezogen auf die Haftung: Danach haftet die Pflegefachkraft bzw. der Träger der Einrichtung für diejenigen Schäden, die daraus resultieren, dass die Fachkraft die den Regeln der medizinisch-pflegerischen Kunst entsprechenden Qualitätsstandards unterschreitet und das Unterschreiten nicht aus der konkreten Situation heraus sozusagen gerechtfertigt ist.[104]

Standardidentität

Der berufsfachliche Standard als allgemein anerkannter Standard der medizinisch-pflegerischen Erkenntnisse (im Sinne von §§ 11 Abs. 1, S. 1, 28 Abs. 3 SGB XI) gibt die Leistungspflicht für die Pflegeeinrichtung auch im Zivilrecht vor. Dies ist auch im SGB XI der Fall. Daher ist der berufsfachliche, sozialversicherungsrechtliche und zivilrechtliche Standard identisch:[105] Es ist der berufsfachliche Standard.

Dies gilt für das Zivilrecht selbst dann, wenn jemand die rechtliche Auffassung vertreten sollte, der sozialversicherungsrechtliche Standard unterscheide sich von dem

---

99 Gaßner & Strömer, MedR 2012, 487, 488, 495.
100 Theuerkauf, MedR 2011, 72, 74. Vgl. *Schultze-Zeu & Riehn*, VersR 2005, 1352, 1353. Dies stimmt mit der gefestigten Rechtsprechung des Bundessozialgerichts für das Sozialversicherungsrecht überein; dies kann hier als Parallele übernommen werden: Danach besteht der Leistungsanspruch eines Versicherten auf ärztliche Behandlung solange als ein Rahmenrecht, bis er durch die individuelle Behandlungsentscheidung eines Leistungserbringers konkretisiert werde (BSG, Urteil vom 16.12.1993, 4 RK 5/92, Juris, Rdnr. 37).
101 Theuerkauf, MedR 2011, 72, 74. Das Rechts ist auch vom medizinische Sachverstand abhängig: vgl. *Katzenmeier* in: *Laufs, Katzenmeier & Lipp*, Arztrecht, 6. Auflage 2009, Rdnrn. X 11 bis 16.

102 Palandt & Sprau, § 823, Rdnr. 135 (m. w. N.) für die ärztliche Haftung; dies ist für die Pflege übertragbar.
103 Palandt & Sprau, § 823, Rdnr. 135 (m. w. N.; für den Vergleich mit dem sozialversicherungsrechtlichen Leistungskatalog siehe Kreße MedR 2007, 393) für die ärztliche Haftung; dies ist auf die Pflege übertragbar.
104 Palandt & Sprau, § 823, Rdnr. 135 (m. w. N.) für die ärztliche Haftung; dies ist auf die Pflege übertragbar.
105 So zum Arztrecht *Ihle*, Ärztliche Leitlinien, Standards und Sozialrecht, 2007, S. 81.

berufsfachlichen Standard.[106] Nach dieser Auffassung könnte argumentiert werden, das SGB XI würde den berufsfachlichen Standard für das SGB XI (ganz oder eher teilweise) »abblocken«. Dann würde der berufsfachliche Standard nicht für das SGB XI greifen und infolge der Bezugnahme des Zivilrechts auf das SGB XI auch nicht im Zivilrecht.

Das Ergebnis könnte nur eintreten, wenn der berufsfachliche Standard im Zivilrecht lediglich vermittelt durch den »Umweg« über das Sozialversicherungsrecht Verbindlichkeit haben würde. Und dies wiederum wäre der Fall, wenn die Leistungspflicht auf den berufsfachlichen Standard nur aus dem jeweiligen Wohn- und Betreuungsvertrag resultieren würde; denn nur diese verweisen auf den Rahmenvertrag und diese wiederum auf das Sozialversicherungsrecht. Jedoch ist der berufsfachliche Standard im Zivilrecht auch ohne diesen Umweg über das SGB XI verbindlich: und zwar sowohl über § 7 Abs. 1 WBVG als auch aus dem BGB. Selbst wenn die Auffassung vertreten werden sollte, im SGB XI sei ein anderer Standard verbindlich als der berufsfachliche, ist zumindest der des Zivilrechts mit dem berufsfachlichen Standard identisch.

Auch für den *Bundesgerichtshof* (BGH) ist nach seinen beiden sogenannten Sturzentscheidungen[107] der berufsfachliche Standard im Zivilrecht verbindlich.[108] Und nach der zweiten »Sturzentscheidung«[109] müssen wir davon ausgehen, dass auch der BGH alle drei Standards als identisch und deckungsgleich ansieht. Der erkennende Senat hat die Leistungspflicht nach dem allgemein anerkannten Stand der medizinisch-pflegerischen Erkenntnisse sowohl aus §§ 11 Abs. 1, S. 1; § 28 Abs. 3 SGB XI als auch aus § 3 Abs. 1 HeimG[110] begründet, der im konkreten Fall noch gültig war; er lautete: »Die Heime sind verpflichtet, ihre Leistungen nach dem jeweils allgemein anerkannten Stand fachlicher Erkenntnisse zu erbringen.« Der erste Verweis auf das SGB XI könnte als Umweg über das SGB XI (und dessen Standard) angesehen werden, der zweite Verweis in jedem Fall als direkte Verbindlichkeit des berufsfachlichen Standards im Zivilrecht (ähnlich dem nunmehr gültigen § 7 Abs. 1 WBVG). Daher ist zu vermuten, dass der BGH zumindest den zivilrechtlichen als mit dem Berufsstandard identisch ansehen wird.

9.3.2 Zivilrechtliche Verbindlichkeit von Expertenstandards

Die Anschlussfrage lautet: Wie bestimmen wir den Berufsstandard? Aufgrund ihrer Konkretisierungsfunktion sind die Expertenstandards hierbei ein erster Anhaltspunkt, sofern ein einschlägiger existiert. Dann bildet dieser Expertenstandard den allgemein anerkannten Stand der medizinisch-pflegerischen Erkenntnisse ab: Er ist dann dieser Berufsstandard. Hierbei ist zu bedenken, was wir für den sozialversicherungsrechtlichen Standard bereits festgestellt haben: Expertenstandards können diesen Berufsstandard wiedergeben, müssen es aber nicht.[111]

---

106 Noch nicht so deutlich in Theuerkauf, MedR 2011, 72, 73. Vgl. Gaßner & Strömer, MedR 2012, 487, 491.
107 BGHZ 163, 53 sowie BGH, MedR 2005, 721.
108 Einzelheiten bei Theuerkauf, MedR 2011, 72, 74.
109 BGH, MedR 2005, 721.

110 Offen lässt der BGH, weshalb er auf diese Regelungen verweist.
111 Palandt & Sprau, § 823, Rdnr. 135 (m. w. N.) für die ärztliche Haftung; dies ist für die Pflege übertragbar. So bezogen auf das Arzthaftungsrecht unter Hinweis auf seine gefestigte Rechtsprechung: BGH, Urt. v. 20.9.2011 – VI ZR 55/09, Juris, Rdnr. 11. *Neumaier*, Die rechtliche Bedeutung von Expertenstandards in der Pflege, 2009, S. 71.

Wenn ein Expertenstandard unter diesen Voraussetzungen den Fachstandard wiedergibt, ist er als eben dieser Berufsstandard zivilrechtlich verbindlich.[112] Und dieser Grundsatz gilt für beide Kategorien von Expertenstandards.[113] Die § 113a-Expertenstandards sind in keiner Weise »besser« gestellt bzw. »in jedem Fall« verbindlich: Im Abschnitt über die sozialversicherungsrechtliche Verbindlichkeit wurde festgestellt, dass die ausdrückliche Verbindlichkeitserklärung für § 113a-Expertenstandards nur mit der Maßgabe gilt, dass sie die dort genannten berufsfachlichen Voraussetzungen erfüllen (u. a. aktuell und allgemein anerkannt sind). Unter diesen Voraussetzungen sind die DNQP-Expertenstandards in gleicher Weise zivilrechtlich (weil berufsfachlich) verbindlich – oder auch nicht, wenn die Voraussetzungen fehlen.

Selbst wenn nur wenige Entscheidungen zu Expertenstandards vorliegen, steht fest, dass auch Richter anhand von (DNQP-) Expertenstandards die Leistungspflicht ermitteln.[114] Der BGH erwähnt sie zwar nicht in seinen »Sturzentscheidungen«. Aber das Oberlandesgericht (OLG) München[115] führt aus, dass die Vorgaben aus einem Expertenstandard auf den jeweiligen Einzelfall angewendet werden müssten.[116] Und das OLG Düsseldorf[117] berücksichtigt ebenfalls einen Expertenstandard.

Selbstverständlich sind die konkreten Umstände des jeweiligen Leistungsfalles zu berücksichtigen. Was bei der sozialversicherungsrechtlichen Pflicht festgehalten wurde, gilt auch hier:[118] Wenn von einem Expertenstandard abgewichen wird, ist dies als Indiz für eine Pflichtverletzung anzusehen;[119] möglicherweise vergleichbar einem groben (Behandlungs-)Fehler im Arzthaftungsrecht,[120] sozusagen einem groben Pflegefehler. Dies löst eine Begründungspflicht aus,[121] die bis zu einer Beweislastumkehr führen kann.[122] Damit ist das Anwenden von Expertenstandards zunächst haftungsentlastend.[123] Als Ausdruck der bereits im Abschnitt über die sozialversicherungsrechtli-

---

112 Die arztrechtliche Literatur beurteilt die zivilrechtliche Verbindlichkeit von ärztlichen Leitlinien unterschiedlich: Einzelheiten bei Theuerkauf, MedR 2011, 72, 74 (m. w. N.).
113 Anders noch in Theuerkauf, MedR 2011, 72, 74.
114 Vgl. auch BSG, Urt. v. 24.9.2002 – B 3 KR 15/02 R, Juris, Rdnr. 20. Im Rahmen der Überprüfung einer Qualitätsprüfung: Sächsisches Landessozialgericht, B. v. 24.2.2010 – L 1 P 1/10 B ER, Juris, Rdnr. 15.
115 OLG München, PflR 2009, 142.
116 Um die in der Praxis erforderliche Flexibilität im Handeln zu wahren, müssen die in den Standards nieder gelegten Verhaltensregeln in gewisser Weise flexibel sein. Vgl. hierzu *Hanika*, PflegeR 2001, 302, 309.
117 OLG Düsseldorf, PflR 2006, 587.
118 Theuerkauf, MedR 2011, 72, 75.
119 Vgl. *Stöhr*, Leitlinien, Richtlinien und ärztliche Haftung, in: *Müller, Osterloh & Stein* (Hrsg.), FS f. *Hirsch*, 2008, S. 440, der zudem in einer nicht vertretbaren Abweichung vom Standard einen groben Behandlungsfehler sieht. Siehe auch *Martis & Winkhart-Martis*, Arzthaftungsrecht, 3. Auflage 2010, Rdnr. B 72.
120 So könnte die Entscheidung des BGH (BGH, Urt. v. 20.9.2011 – VI ZR 55/09, Juris, Rdnr. 11) sowie der Vorinstanz (OLG München) verstanden werden nach Hart, MedR 2012, 453.
121 So zu den ärztlichen Leitlinien auch Hart, MedR 2012, 453; *Hart*, Ärztliche Leitlinien und Haftungsrecht, in: *Hart* (Hrsg.), Ärztliche Leitlinien, 2000, S. 144; Hanika, PflegeR 2001, 302, 308 (mwN).
122 Differenzierend für die Möglichkeiten und Grenzen einer Beweislastumkehr im Arzthaftungsrecht Hart, MedR 2012, 453, 454.
123 Vgl. *Hanika*, PflegeR 2001, 302, 305. Als »Wegweiser« bezeichnet von *Steffen & Pauge*, Arzthaftungsrecht, 10. Auflage 2006, Rdnr. 150a.

che Verbindlichkeit beschriebenen Möglichkeit des Entfallens ihrer Verbindlichkeit bzw. deren abnehmender Relevanz kann ein Abweichen vom Expertenstandard begründet werden:[124] Die Fachkenntnisse und deren Anerkennen in Fachkreisen entscheiden.

Wer sich an Expertenstandards hält, ist damit wahrscheinlich in einem haftungsrechtlichen sicheren Hafen; leider nicht zwingend – hat aber in jedem Fall einen guten Ankerplatz.

9.3.3 Leistungen unterhalb des allgemein anerkannten Stands der medizinisch-pflegerischen Erkenntnisse

Im Leistungsfall konkretisiert sich auch im Zivilrecht die abstrakte Pflicht, Leistungen nach dem allgemein anerkannten Stand medizinisch-pflegerischer Erkenntnisse zu erbringen, durch das Ausmaß der Betreuungsbedürftigkeit des Pflegebedürftigen.[125] Damit kann ein Abweichen vom allgemein anerkannten Stand medizinisch-pflegerischer Erkenntnisse – und damit gegebenenfalls auch vom Abweichen von einem Expertenstandard – begründet werden.

Eine Abweichung »nach oben«, also oberhalb des Standardniveaus, ist haftungsrechtlich nicht relevant; sofern vom Pflegebedürftigen gewünscht. Haftungsrechtlich relevant sind Abweichungen in Form des Unterschreitens des Berufsstandards, auf dessen Niveau grundsätzlich zu pflegen ist. Verschiedene Gründe werden für ein Abweichen angeführt.[126]

---

124 Zur Frage der (Mit-)Haftung des Standard-Gebers vgl. *Hanika*, PflegeR 2001, 302, 309.
125 Ähnlich OLG München, PflR 2006, 587.
126 Aufbauend auf Theuerkauf, MedR 2011, 72, 75 ff.

Wirtschaftlichkeit; Standardeinschränkungen

Geld ist auch in der Pflege knapp. Daher ist zu klären, ob und wie sich dies auf die zivilrechtliche Leistungspflicht auswirkt. Sozialversicherungsrechtlich wurde festgestellt, dass finanzielle Gründe nur in engen Grenzen berücksichtigt werden können. Ausgangspunkt für die zivilrechtlichen Überlegungen ist: Die zivilrechtliche Verbindlichkeit auf den allgemein anerkannten Stand der medizinisch-pflegerischen Erkenntnisse beruht auf zwei unterschiedlichen »Strängen«. Zum einen vermittelt über das Sozialversicherungsrecht (durch den Verweis im jeweiligen Wohn- und Betreuungsvertrag auf die Rahmenverträge nach § 75 SGB XI). Hierüber hätte ein sozialversicherungsrechtlicher Standard, der den allgemein anerkannten Stand der medizinisch-pflegerischen Erkenntnisse unterschreitet (oben als Standard der Versorgung bezeichnet) und sich daher vom beruflichen Fachstandard unterscheidet, Relevanz im Zivilrecht. Diese Relevanz wird jedoch durch den zweiten Strang wieder ausgehebelt: Direkt aus § 7 Abs. 1 WBVG sowie direkt aus der Natur des Wohn- und Betreuungsvertrages heraus (BGB) ist die Pflegeeinrichtung verpflichtet, ihre Leistungen nach dem allgemein anerkannten Stand der medizinisch-pflegerischen Erkenntnisse zu erbringen; also ohne eine Einschränkung aus finanziellen Gründen. Das BGB kennt kein allgemeines Wirtschaftlichkeitsgebot für Leistungen.

Eine Rangfolge zwischen den unterschiedlichen Pflichten besteht nicht, so dass in jedem Fall die Leistungserbringer auch nach dem allgemein anerkannten Stand der medizinisch-pflegerischen Erkenntnisse pflegen müssen.

Wirtschaftlichkeitsgesichtspunkte könnten nur berücksichtigt werden, wenn berufsfachlich zwei fachlich gleichwertige Fachstandards existieren, von denen einer eine »wirtschaftlichere« Pflege erlaubt. Im Arzthaftungsrecht sollen Gründe der Finanzierbarkeit und Wirtschaftlichkeit *in Einzelfällen* zu einem Absinken des Standards in haftungsrechtlicher Hinsicht führen können.[127] Das setze jedoch voraus, dass noch ein ausreichender Standard gewährleistet sei.[128] Dies ist für die Pflege nur bedingt übertragbar: Wenn für Ärzte ein »ausreichender« Standard ausreiche, hat die Pflege nach dem »allgemein anerkannten« Standard zu pflegen.[129] Im Übrigen solle dies nur in Einzelfällen gelten dürfen; eine Regel lässt sich daraus nicht ableiten. Daher besteht nach geltendem Recht nur ein enges Einfallstor für Wirtschaftlichkeitsbetrachtungen. Das soll sie nicht als überflüssig brandmarken. Vielmehr soll deutlich werden, dass hierfür neue gesetzliche Regelungen erforderlich wären: auch für das Zivilrecht.

Eine davon zu unterscheidende Frage ist, wer die Leistungen bezahlen muss. Die Pflegeversicherung beteiligt sich nur anteilig an dem Pflegeaufwand.[130] Den darüber hinausgehenden Betrag muss der Pflegebedürftige bezahlen;[131] im Falle der Bedürftigkeit andere Sozialleistungsträger, wie z. B. das Sozialamt.

Und selbst wer dieser Argumentation nicht folgen möchte, für den ist zumindest bindend, dass eine Abwägungsentscheidung zwischen Qualität und Wirtschaftlichkeit stattzufinden hat. Dies scheint der BGH nicht zu berücksichtigen. In seiner ersten Sturzentscheidung hat er Wirtschaftlichkeitsüberlegungen einen Vorrang eingeräumt.[132] Und wer einer anderen Auffassung folgen möchte, darf nicht der Pflegeeinrichtung ein Letztentscheidungsrecht hierüber einräumen oder gar Wirtschaftlichkeitsüberlegungen Vorfahrt geben: Wir möchten auch im Pflegefall kein Objekt sein, sondern Subjekt; wie bei der ärztlichen Behandlung Entscheidungen in eigener Sache treffen. Richtiger Ort für Leistungsreduktionen ist bei Verträgen der Vertrag selbst: eine Vertragsänderung bzw. -anpassung zwischen den Vertragsparteien, also dem Pflegebedürftigen und der Pflegeeinrichtung. Der Leistungserbringer müsste darüber aufklären, was einerseits sozialversicherungsrechtlich vergütet wird und andererseits fachlich »Stand der Künste« ist und was Letzteres kostet.[133] Dazwischen kann sich der Pflegebedürftige entscheiden und muss dies gegebenenfalls gesondert vergüten. Der Weg mag für den Leistungserbringer unangenehm sein, aber er schafft sich Klarheit über seine Leistungspflicht und sein Haftungsrisiko.

Selbstbestimmungsrecht des Pflegebedürftigen

Die zweite Fallgruppe stellt eher eine Leistungsanpassung denn eine Pflichtenreduk-

---

127 Ähnlich *Katzenmeier*, in: *Laufs, Katzenmeier & Lipp*, Arztrecht, 6. Auflage 2009, Rdnrn. X 17 bis 19, der dies als »Abstufungen des Standards« ausdrückt.
128 »Mininmalstandard« nach *Buchner*, Die Abhängigkeit des haftungsrechtlichen vom sozialrechtlichen Standard, in: *Lilie, Bernat & Rosenau* (Hrsg.) Standardisierung in der Medizin als Rechtsproblem, 2009, S. 65. Ähnlich *Steffen & Pauge*, Arzthaftungsrecht, 10. Auflage 2006, Rdnr. 180; *Stöhr*, Leitlinien, Richtlinien und ärztliche Haftung, in: *Müller, Osterloh & Stein* (Hrsg.), FS f. *Hirsch*, 2008, S. 440.
129 Im Übrigen ist die Parallele zum Arzthaftungsrecht hier nicht fruchtbar; siehe zu den Beispielen im Arzthaftungsrecht Theuerkauf, MedR 2011, 72, 76.
130 Teilweise als »Teilkaskoprinzip« bezeichnet; so bei Gaßner & Strömer, MedR 2012, 487, 493.
131 Zu den damit verbundenen Veränderung der sozialversicherungsrechtlichen Vergütung der Pflegeeinrichtung siehe Gaßner & Strömer, MedR 2012, 487, 493 f.
132 BGHZ 163, 53. Einzelheiten dazu bei Theuerkauf, MedR 2011, 72, 76.
133 Hierzu Theuerkauf, MedR 2011, 72, 76. Vergleichbar *Ihle*, Ärztliche Leitlinien, Standards und Sozialrecht, 2007, S. 69 (mwN); *Stöhr*, Leitlinien, Richtlinien und ärztliche Haftung, in: *Müller, Osterloh & Stein* (Hrsg.), FS f. *Hirsch*, 2008, S. 441.

tion[134] dar: das sogenannte Selbstbestimmungsrecht der Pflegebedürftigen;[135] im Zivilrecht allgemein als Vertragsfreiheit bezeichnet und Ausdruck der Privatautonomie. Der BGH bezieht das Selbstbestimmungsrecht in seinen beiden Sturzurteilen darauf, dass eine jede Pflegeleistung die Privatsphäre des Heimbewohners wahren müsse.[136] Einseitig kann der Leistungserbringer vom geschuldeten Standard nicht abweichen. Diese Leistungsanpassung ist eine Vertragsanpassung oder zumindest eine vertragliche Leistungskonkretisierung, der der Pflegebedürftige zustimmen muss oder an der er zumindest zu beteiligen ist. Der Pflegebedürftige muss einwilligen:[137] einerseits in die Vertragsanpassung und anderseits in eine gegebenenfalls damit verbundene Gefährdung oder gar Verletzung seines Körpers, seiner Gesundheit oder sogar seines Lebens. Der Pflegebedürftige muss einwilligungsfähig sein. Der Leistungserbringer muss den Pflegebedürftigen ordnungsgemäß aufklären, auch über die Risiken. Die DNQP-Expertenstandards enthalten diese rechtlichen Anforderungen.[138]

Gesundheit des Pflegebedürftigen

Und eine dritte Fallgruppe existiert: die der Unmöglichkeit. Der Leistungserbringer kann zu einer Leistung verpflichtet sein, die er unmöglich erbringen kann; beispielsweise könnte er zu einer Leistung verpflichtet sein, die aufgrund der schlechten Gesundheit[139] des Pflegebedürftigen unmöglich ist (falls es darüber überhaupt objektive Urteile geben kann). Die Überlegungen aus einer Entscheidung des *Bundessozialgerichts* (BSG)[140] können hier herangezogen werden: Wenn ein Standard eine konkrete Maßnahme vorsehe, könne davon abgewichen werden, falls die Gesundheit des Pflegebedürftigen die konkrete Maßnahme nicht zulasse. Und auch diese Frage der »Zulässigkeit« einer Leistung stellt im Grunde genommen eine Leistungsanpassung dar, die rechtlich die gleichen Anforderungen stellt wie die vorherige Fallgruppe: Einwilligung und Aufklärung.

9.4 Fazit

- Expertenstandards sind im Sozialrecht und Zivilrecht in gleicher Weise verbindlich, wenn sie die Voraussetzungen für den Berufsstandard erfüllen.

- DNQP-Expertenstandards und § 113a-Expertenstandards sind gleichwertig – wenn sie die genannten Voraussetzungen erfüllen.

---

134 So noch bezeichnet in Theuerkauf, MedR 2011, 72, 76.
135 Umfassend zum Selbstbestimmungsrecht Damm, MedR 2010, 451 ff. Auch Gaßner & Strömer, MedR 2012, 487, 490.
136 BGHZ 163, 53 sowie BGH, MedR 2005, S. 721. Bezogen auf die Bewegungs- und Entschließungsfreiheit des Patienten OLG Bremen, Urt. v. 22.12.2009, Az 5 U 25/09, Juris, Rdnr. 10.
137 Hierzu Theuerkauf, MedR 2011, 72, 76; Gaßner & Strömer, MedR 2012, 487, 494.
138 Vgl. z. B. DNQP (Hrsg.), Expertenstandard Förderung der Harnkontinenz in der Pflege (2007), S. 27, 37.
139 Hierzu Theuerkauf, MedR 2011, 72, 76.
140 BSG, FEVS 54, 245 zu dem DNQP-Expertenstandard »Dekubitusprophylaxe in der Pflege«.

- Haftungsrechtlich ist es empfehlenswert, Expertenstandards einzuhalten; ein Abweichen ist in jedem Fall zu vereinbaren.

Für den konkreten Pflegefall folgt daraus: Ausgangspunkt sind die beiden Indizwirkungen von Expertenstandards. Die erste: Existiert ein Expertenstandard, ist zu vermuten, dass er den Berufsstandard wiedergibt; das Gegenteil ist zu beweisen. Daraus folgt die zweite Indizwirkung: Wenn nach einem Expertenstandard gepflegt wurde, ist zu vermuten, dass ordnungsgemäß gepflegt wurde; auch hier ist das Gegenteil zu beweisen. Und umgekehrt ist beim Abweichen von einem Expertenstandard zu vermuten, dass ein Pflegefehler vorliegt.

Abweichungen von einem Expertenstandard sind nur zulässig, wenn der Pflegebedürftige in diese eingewilligt hat. Die Einwilligung setzt ein Aufklären über das Risiko des Abweichens voraus. Für die Pflegeeinrichtung mag dies eine unangenehme Aufgabe sein; aber sie verschafft sich Klarheit über ihren eigenen Haftungsmaßstab – und für den Pflegebedürftigen schafft sie Transparenz über die Leistungen.

10 Methode der »Stationsgebundenen Qualitätsentwicklung« (SQE) zur Entwicklung und Einführung von Praxisstandards in der Pflege

Doris Schiemann & Martin Moers

10.1 Stellenwert der SQE für eine kontinuierliche und systematische Qualitätsentwicklung

In jeder professionellen Organisation ist die Rezeption allgemeiner wissenschaftlich-professioneller Standards und angelehnt an sie oder losgelöst von ihr die Herausbildung eigener, institutioneller Standards ein wichtiges Element interner Qualitätsentwicklungsprozesse. Dabei können die vorgefundenen Standards entweder konkret auf eine bestimmte Einrichtung und ihr Pflegeprofil angepasst werden, wie es derzeit bereits häufig mit den Expertenstandards des DNQP geschieht, oder aber – da es erst wenige von ihnen gibt – entwickeln Einrichtungen eigene wissenschaftlich fundierte Praxisstandards (Bieback 2004, S. 108; Schiemann & Moers 2004a). Sowohl für Experten- als auch für Praxisstandards gilt, dass ihre Wirksamkeit und Akzeptanz in hohem Maße von ihrer inhaltlichen und methodischen Qualität bestimmt wird.

Für die Entwicklung und Einführung von Praxisstandards hat sich die aus den USA stammende Methode (dort als ward-based- oder unit-based-method bekannt) international sehr gut bewährt. Sie eignet sich zur dezentralen, systematischen und kontinuierlichen Weiterentwicklung der Pflegequalität und stützt sich auf Ergebnisse qualitätswissenschaftlicher Forschung in Großbritannien und Deutschland und ihrer umfangreichen praktischen Erprobung in Gesundheitseinrichtungen unterschiedlicher Länder und Kulturen. Das methodische Konzept beruht auf einem von Schroeder und Maibusch (1984) entwickelten Organisationsprogramm für ein dynamisches »bottom-up«-System, in dessen Rahmen die Pflegenden ihre Standards in der eigenen Pflegeeinheit (Station oder Wohnbereich) selbst erarbeiten, implementieren, evaluieren und auf der Grundlage von Qualitätsmessungen eine Modifizierung der Pflegepraxis einleiten. Dabei werden sie von sogenannten Internen Prozessbegleiterinnen (IPB) mit einer besonderen Qualifikation für diese Funktion unterstützt. Eine zentrale Kommission stellt den Dialog zwischen Pflege und Betriebsleitung und den Arbeitsgruppen in den Fachabteilungen sicher.

Das dynamische Moment dieser Methode liegt in der permanenten Reflexion und Weiterentwicklung der Pflegepraxis. Kontinuität wird durch die fortlaufende Anwendung des modifizierten Deming'schen Qualitätszyklus erreicht (Lang 1976, S. 20 f.; Schroeder & Maibusch 1984; Kitson & Giebing 1990; CBO 1993; Marr & Giebing 1994; Dahlgaard & Schiemann 1996, S. 33–48; Schiemann & Moers 2004a, S. 15; Uhl 2008, S. 26 f.). Im PDCA-Zyklus (Plan-Do-Check-Act-Zyklus) wird gemäß der Grundhaltungen von Deming davon ausgegangen, dass jeder Vorgang als Prozess betrachtet und als solcher schrittweise verbessert werden kann. Die Vorgehensweise erfolgt gemäß Abb. 10.1 in vier Teilschritten (▶ Abb. 10.1).

Der PDCA-Zyklus nach Deming

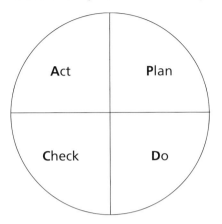

Abb. 10.1: Deming-Zyklus der ständigen Verbesserung

Zunächst ist ein Plan für effektive Verbesserungen zu entwickeln (plan), danach ist dieser Plan umzusetzen (do), anschließend sind die Auswirkungen der Änderungen zu beobachten bzw. zu messen (check). Abschließend werden die Ergebnisse daraufhin überprüft, was an dem Vorgang weiter zu verbessern ist, und entsprechende Maßnahmen eingeleitet (act). Der Qualitätszyklus wird im Übrigen auch als Methode zur ständigen Verbesserung von Prozessen auf der Betriebsebene im Rahmen moderner Qualitätsmanagementsysteme angewendet (Kamiske & Brauer 2007, S. 305). Die Modifizierung des Deming-Zyklus zur Anwendung für die pflegerische Praxis erfolgte erstmalig in den 1970er Jahren durch Norma Lang in den USA.

In Europa waren es Mitte der 1980er Jahre die Niederlande und Großbritannien, in denen die SQE weite Verbreitung fand. Die in den Niederlanden federführend von H. Giebing in der CBO (Nationales Institut für Qualitätsförderung im Gesundheitswesen der Niederlande) und in Großbritannien federführend von A. Kitson am Forschungsinstitut des Royal College of Nursing (RCN) in Oxford entwickelten unterschiedlichen Varianten dieser Methode stellten eine wichtige Grundlage für die späteren Fachdiskurse in den Qualitätsnetzwerken auf europäischer und nationaler Ebene in den 1990er Jahren dar: als niederländische »Unit-based«-Methode der CBO und als Dynamic Standard Setting System (DySSSy) des RCN (Schiemann & Moers 2004a, S. 16 f.). Die SQE fand in relativ kurzer Zeit vor allem in denjenigen westeuropäischen Ländern weite Verbreitung, in denen die Professionalisierung der Pflegeberufe bereits weiter fortgeschritten war als z. B. in den deutschsprachigen Ländern und in denen auch bereits umfassende Erfahrungen mit der Anwendung systematischer Qualitätsentwicklungsverfahren vorlagen. Dazu gehörten neben Großbritannien und den Niederlanden auch Dänemark, Finnland, Irland und die skandinavischen Länder (▶ Kap. 2.1). Allerdings beruhten diese Erfahrungen mit systematischer Qualitätsentwicklung bis dahin auf eher starren »top-down«-Systemen, mit denen sich, wenn überhaupt, nur vorübergehende positive Effekte auf die Qualität der Pflege erreichen ließen. Die Einführung der SQS stellte in den o. g. Ländern einen deutlichen Paradigmenwechsel in der Qualitätsentwicklung der Pflegeberufe dar, der von großen Teilen der Berufsgruppe begrüßt wurde. Dass der Paradigmenwechsel zügig vollzogen werden konnte, ist darauf zurückzuführen, dass die notwendigen Ressourcen aus dem alten System weiter zur Verfügung standen und die Motivation zur Anwendung der SQS aufgrund der folgenden Charakteristika sehr hoch waren:

- Qualitätsförderung in kleinen Organisationseinheiten, bezogen auf jeweils ein Thema pro Qualitätszyklus;
- kritische Reflexion des eigenen Aufgabenbereichs zur Identifizierung von Behandlungs- und Pflegerisiken;
- Entwicklung, Einführung, Evaluation von von Praxisstandards durch die Pflegenden vor Ort;
- Integration der Qualitätsaktivitäten in die täglichen Arbeitsabläufe als regulärer Bestandteil der pflegerischen Aufgaben;

- Eignung für mono- und multidisziplinäres Vorgehen (vgl. Kitson & Giebing 1991).

Erfahrungen über die Anwendung der SQE liegen in Deutschland seit Mitte der 1990er Jahre vor, überwiegend in personell überdurchschnittlich gut ausgestatteten Krankenhäusern und Pflegeeinrichtungen. Die Initialzündung für eine erste engagierte Auseinandersetzung mit diesem methodischen Ansatz erfolgte im Rahmen der ersten beiden Netzwerk-Workshops des DNQP 1994 und 1995. In Folge dieser Workshops wurde die SQE in vielen Mitgliedseinrichtungen systematisch eingeführt, zumal aus dem europäischen Ausland bereits ermutigende Erfahrungen vorlagen (▶ Kap. 2.2). Eine vertiefte Auseinandersetzung mit der SQE wurde außerdem durch die folgenden Netzwerk-Aktivitäten in Gang gesetzt:

- Ein erstes Qualifizierungsprojekt für Interne Prozessbegleiterinnen 1994 an der Niedersächsischen Akademie für Pflegeberufe in Osnabrück, initiiert vom DNQP und gefördert vom niedersächsischen Gesundheitsministerium. Die Entwicklung des Curriculum erfolgte in enger Kooperation von DNQP und CBO (dem nationalen Institut für Qualitätsförderung im Gesundheitswesen der Niederlande).
- Das 1993 bis 1995 vom Bundesministerium geförderte Projekt zur modellhaften Einführung der SQE in einer chirurgischen und einer internistischen Abteilung des Universitätsklinikum Benjamin Franklin Berlin (gehört jetzt zur Universitätsmedizin der Charité) mit wissenschaftlicher Begleitung von CBO und der Fachhochschule Osnabrück (Schriftenreihe des Bundesministeriums für Gesundheit 1996).
- Die jährliche Datenerhebung und Verbreitung eines »Netzwerk-Kataloges« durch das DNQP zum aktuellen Stand der Qualitätsaktivitäten in den Mitgliedseinrichtungen (Start 1994). Die Intention bestand darin, den Fachdiskurs zu aktuellen Qualitätsfragen zu forcieren und die Verbreitung effektiver Methoden zur Qualitätsentwicklung zu beschleunigen.

Dem DNQP-Netzwerk-Katalog von 1999 war bereits ein deutlicher Trend in den beteiligten Einrichtungen zu entnehmen, bei der Entwicklung und Implementierung von Praxisstandards dezentral und systematisch vorzugehen und dabei auf die Schritte des Qualitätszyklus (zentrales Element der SQE) zurückzugreifen. Eine Analyse von vier Netzwerk-Katalogen (1995–1999) weist darauf hin, dass in diesem Zeitraum in vielen Einrichtungen der Aufbau einer geeigneten Infrastruktur für die Einführung der SQE auf dem Programm stattgefunden hat, u.a. wurden Stellen für Interne Prozessbegleiterinnen (IPB) geschaffen. Darüber hinaus war ersichtlich, dass eine Etablierung dieser Methode vorrangig in Einrichtungen mit einer überdurchschnittlich guten Personalausstattung und einem hohen Entwicklungsstand in der Pflege gelingen kann. Dass es dennoch in keiner dieser Einrichtungen möglich war, während dieses Zeitraums innovative und für den Theorie-Praxis-Transfer geeignete Standards zu entwickeln, ist darauf zurückzuführen, dass neben der methodischen auch eine fachwissenschaftliche Begleitung benötigt wird (▶ Kap. 2.2). Wissenschaftliche Fachexpertise war zu dieser Zeit jedoch nur ausnahmsweise verfügbar, da pflegewissenschaftliche Studienprogramme erst seit Beginn der 1990er Jahre an deutschen Hochschulen angeboten werden.

Inzwischen haben sich die Voraussetzungen zur Einstellung von wissenschaftlich qualifiziertem Pflegepersonal für herausgehobene Entwicklungs- und Managementaufgaben – und damit auch zur Einführung der Stationsgebundenen Methode – in Gesundheits- und Pflegeeinrichtungen deutlich verbessert: Über 40 Hochschulen in Deutschland bieten mehr als 80 pflegeorientierte Studiengänge an.

10.2 Zielsetzung, Aufbauorganisation und Anwendungsformen der SQE

10.2.1 Aufbauorganisation der SQE

Ziel der SQE ist die dezentrale, systematische und kontinuierliche Weiterentwicklung der Pflegequalität. Im Rahmen dieses »Bottom-up«-Systems erarbeiten und evaluieren Pflegende auf der Ebene von Pflegeeinheiten (Station oder Wohnbereich) ihre Standards selbst und leiten auf Grundlage ihrer Qualitätsmessungen wenn nötig eine Modifizierung der Pflegepraxis ein. Anzustreben ist die aktive Beteiligung eines jeden Mitglieds des Pflegeteams, weil der Erfolg der Methode in starkem Maße durch breite Akzeptanz bestimmt wird.

Dezentrale Arbeitsgruppen

Die Arbeitsgruppen sind Dreh- und Angelpunkt der SQE, deshalb kommt der Motivation und Qualifikation ihrer Mitglieder hohe Priorität zu. Sie setzen sich aus Mitgliedern des Pflegeteams und der jeweiligen Stations- bzw. Wohnbereichsleitung zusammen, ihre Mitgliederzahl ist von der Größe der Pflegeeinheit abhängig. Eine Beteiligung von Patientinnen oder Bewohnerinnen ist bei längeren Verweildauern anzustreben. Die Arbeitsgruppen befassen sich entweder mit selbstgewählten oder von der zentralen Kommission vorgegebenen Themen.

Eine wesentliche Aufgabe der Arbeitsgruppen besteht in der fortlaufenden Anwendung des Qualitätszyklus – ein Thema bzw. Standard pro Zyklus (▶ Abb. 10.1). Darüber hinaus übernehmen ihre Mitglieder gleichzeitig auch eine wichtige Multiplikatoren-Funktion in ihrem Pflegeteam, indem sie die Beratungsergebnisse aus der Arbeitsgruppe mit den Kolleginnen diskutieren und sie auf diese Weise in den Fachdialog und gegebenenfalls auch in Abstimmungsprozesse zu den einzelnen Schritten des Qualitätszyklus (z. B. in die Themenentscheidung) einbinden.

Für die Arbeitsgruppen-Sitzungen ist ein fester monatlicher Termin zu vereinbaren. Die Projekterfahrungen aus Deutschland zeigen, dass bis zur Fertigstellung des Standards ganztägige Sitzungen ratsam sind und danach, wenn es um die weiteren Zyklusschritte geht, halbtägige Sitzungen ausreichend sein können. Mit einem zügigen Bearbeitungstempo und dem Sichtbarmachen von Ergebnissen lässt sich die Motivation aller Beteiligten erheblich steigern und stabilisieren (vgl. Schiemann & Moers 2004a, S. 133). Von jeder Sitzung wird ein Protokoll erstellt, das den übrigen Kolleginnen in der Pflegeeinheit sowie den Mitgliedern der zentralen Kommission zur Verfügung steht. Die Arbeitsgruppen-Sitzungen werden von einer internen Prozessberaterin moderiert, die außerdem auch für die methodische und fachliche Beratung der Arbeitsgruppen-Mitglieder zuständig ist.

Ein wichtiger Erfolgsfaktor der SQE besteht in der intensiven inhaltlichen Auseinandersetzung aller Mitglieder des Pflegeteams mit einem spezifischen Thema über einen Zeitraum von mehreren Monaten. Nach Abschluss des Qualitätszyklus können die Inhalte des neu entwickelten und erprobten Standards als kollektives Fachwissen betrachtet werden, das dem Stand der Kunst entspricht und damit eine grundlegende Voraussetzung für die Qualitätsentwicklung darstellt. Nach Beendigung eines Zyklus ist zur Bearbeitung eines neuen Themas die Neubesetzung der Arbeitsgruppe anzustreben, um auf längere Sicht zu einer gleichgewichtigen Mitwirkung aller Mitglieder des Pflegeteams zu gelangen (Kitson & Giebing 1990; Dahlgaard & Schiemann 1996, S. 35 ff.).

I Expertenstandards in der Pflege

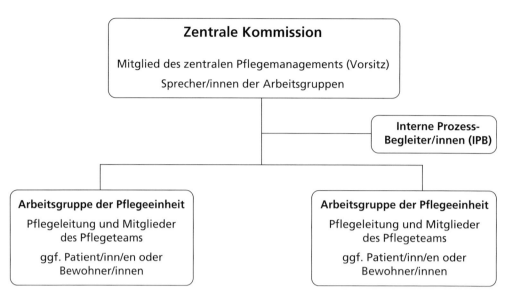

Abb. 10.2: Aufbauorganisation der SQE (Dahlgaard & Schiemann 1996, S. 38)

Zentrale Kommission

Die zentrale Kommission übernimmt eine begleitende, steuernde und koordinierende Funktion: Sie stellt den Informationsfluss und Dialog über die in den Fachabteilungen/Pflegeeinheiten stattfindenden Qualitätsaktivitäten auf vertikaler und horizontaler Ebene sicher. Gleichzeitig ist sie wichtiges Verbindungsglied zwischen zentralem Pflegemanagement und den Pflegeeinheiten. Die Kommission tagt ebenso wie die Arbeitsgruppen im monatlichen Rhythmus. Den Vorsitz übernimmt ein Mitglied des zentralen Pflegemanagements, die internen Prozessbegleiterinnen unterstützen die zentrale Kommission bei der Wahrnehmung ihrer Aufgaben.

Während der Kommissions-Sitzungen werden die einzelnen Entwicklungsschritte der Arbeitsgruppen beraten, angefangen von der übergreifenden Zielsetzung über Themenwahl, Standardentwicklung und -einführung, Anpassung des Auditinstruments, Qualitätsmessung und -wertung bis hin zur Verbesserungsplanung und abschließenden Evaluation (▶ Abb. 10.3). Die Berichterstattung zum jeweiligen Entwicklungsstand der Arbeitsgruppen erfolgt durch deren Sprecherinnen, sie leiten die Beratungsergebnisse der Kommission dann wiederum als Feedback an ihre Arbeitsgruppen zurück.

Die begleitende Funktion der Kommission besteht außerdem darin, für die Bereitstellung zusätzlicher Ressourcen bei den Schritten 5 und 9 des Qualitätszyklus zu sorgen: Bei Schritt 5 handelt es sich um die Einführung des neuen Standards und bei Schritt 9 u. a. um die Einleitung von Maßnahmen zur Weiterentwicklung der Pflegepraxis (z. B. Fortbildungen des Pflegeteams). Gegebenenfalls muss die Vorsitzende der Zentralen Kommission Verhandlungen über die erforderlichen Mittel mit der Betriebsleitung aufnehmen.

Koordinations- bzw. steuernde Aufgaben nimmt die Kommission im Bereich der Themenwahl wahr. Unter der Prämisse, dass die Arbeitsgruppen in hohem Maße gegenseitig von ihren Erfahrungen und Ergebnissen profitieren, verhindert die Kommission die gleichzeitige Bearbeitung ein und desselben Themas. Ein weiterer Grund für die Ablehnung eines Themas durch die Mitglieder der zentralen Kommission kann außerdem ein unzureichender Nachweis der Themenrelevanz allgemein oder für die spezifische Pflegeeinheit sein. Zum Aufschub eines Themas wird sich die Kommission dann veranlasst sehen, wenn zweifelhaft ist, ob die notwendigen Rahmenbedingungen für eine erfolgreiche Umsetzung des zu entwickelnden Standards zeitnah geschaffen werden können. Sollten beispielsweise räumliche Veränderungen eine unverzichtbare Voraussetzung für die Standardimplementierung sein, sind hierfür längerfristige Vorläufe einzuplanen. Wird das von der Arbeitsgruppe gewählte Thema jedoch von der Kommission bestätigt, übernimmt das zentrale Pflegemanagement die Verantwortung für die zeitnahe Bereitstellung zusätzlicher Ressourcen, soweit sie zur Standardumsetzung erforderlich sind. Diese Selbstverpflichtung des Managements stellt einen wichtigen Motivationsanreiz für die Anwendung der SQE dar.

Interne Prozessbegleiterinnen

Die Aufgaben der Internen Prozessbegleiterinnen (IPB) bestehen darin, die Arbeitsgruppen in den Pflegeeinheiten sowie auch die zentrale Kommission in ihren unterschiedlichen Aktivitäten zu unterstützen.

Bezogen auf die dezentralen Arbeitsgruppen handelt es sich um ein sehr komplexes Aufgabenspektrum. Es beinhaltet neben der Moderation und Protokollerstellung der monatlichen Arbeitsgruppensitzungen die kontinuierliche fachliche und methodische Begleitung bei allen zehn Schritten des Qualitätszyklus (▶ Abb. 10.3) einschließlich der erforderlichen Literaturrecherchen zum aktuellen Thema, der Fortbildungen für das gesamte Team im Rahmen der Standardeinführung, der Anpassung des standardisierten Auditinstruments und der Durchführung des Audits.

Zur Unterstützung der zentralen Kommission übernehmen die IPB Aufgaben im Bereich des formellen und informellen Transfers über die laufenden Qualitätsaktivitäten, der Datenaufbereitung und der Vor- und Nachbereitung der monatlichen Kommissionssitzung einschließlich der Protokollerstellung (Marr & Giebing 1994, S. 70 und 85 ff.; Dahlgaard & Schiemann 1996, S. 39; Schiemann & Moers 2004a, S. 134 f.).

Das Handlungsrepertoire von IPB erfordert solide Kenntnisse der Methoden wissenschaftlichen Arbeitens (Literaturrecherche, Datenerhebung und -auswertung), fundierte Kenntnis der Stationsgebundenen Methode, die Fähigkeit zur Anleitung und Moderation der Praktiker sowie die Kommunikation und Kooperation mit weiteren beteiligten Instanzen (Pflegedienstleitung, ärztlicher Dienst). Idealtypischerweise sind hierfür Fachexpertinnen mit pflegewissenschaftlichem Studium qualifiziert. Für diese Funktion kommen daher vor allem Personen infrage, die bereits eine Lehr- oder Leitungstätigkeit in der Einrichtung auf Basis der oben genannten qualifikatorischen Voraussetzungen ausüben und interessiert sind, mit einem kleinen Teil ihrer Arbeitszeit (20 % haben sich bewährt) als IPB zu arbeiten. Voraussetzung ist allerdings, dass die Freistellung in vollem Umfang real gewährleistet ist und die IPB an ihrem Hauptarbeitsplatz entsprechend entlastet werden. Ansonsten besteht die Gefahr, dass sie zwischen unterschiedlichen Ansprüchen zerrieben werden. Mit einem solchen Konzept des »job enrichment and enlargement« kann ein Verlust der Bodenhaftung, wie er von einem hundertprozentigen Einsatz als IPB ausgeht, weitgehend vermieden werden (Schiemann & Moers 2004a, S. 132).

10.2.2 Der Qualitätszyklus und seine Anwendung

Der ursprünglich siebenschrittige Qualitätszyklus wurde von der nordamerikanischen Pflegewissenschaftlerin Norma Lang in den 1970er Jahren als Variante des Deming'schen

Qualitätszyklus im Rahmen der SQE erstmalig in den USA und später dann auch in den Niederlanden von CBO angewendet (▶ Abb. 10.3). In Deutschland ist der Qualitätszyklus von Lang zunächst ebenfalls in Gesundheits- und Pflegeeinrichtungen eingeführt, in verschiedenen Forschungs- und Entwicklungsprojekten erprobt und schließlich als Ergebnis des Forschungsprojektes von 1998 bis 2001 in der Medizinischen Hochschule Hannover (MHH) (▶ Kap. 10.3.1) weiterentwickelt worden. Hierfür waren zwei wesentliche Erkenntnisse von ausschlaggebender Bedeutung. Zum einen ist es in diesem Projekt gelungen, den Schritt von ausschließlich auf Erfahrungs- und Lehrbuchwissen beruhenden zu wissenschaftlich fundierten Praxisstandards zu vollziehen. Zum anderen ist klar geworden, dass der Standardimplementierung mehr Aufmerksamkeit zu widmen ist, um den Qualitätsentwicklungsprozess nachhaltig in Gang zu setzen. Die Weiterentwicklung des Zyklus erfolgte in der Form, dass die bislang impliziten Zyklus-Schritte – es handelte sich um Literaturauswertung, Standardeinführung und abschließende Evaluation – nun als explizite Schritte in den Qualitätszyklus aufgenommen wurden. Mit dieser Erweiterung und Präzisierung des Zyklus wurden die Weichen für eine wissenschaftlich gestützte Standardentwicklung, den angeleiteten Einführungsprozess und die Evaluation der Umsetzung des Änderungsplans gestellt (Schiemann & Moers 2004a, S. 19). Es versteht sich von selbst, dass eine Anhebung des Qualitätsniveaus zusätzliche Ressourcen erfordert, vorrangig im Bereich der Personalausstattung.

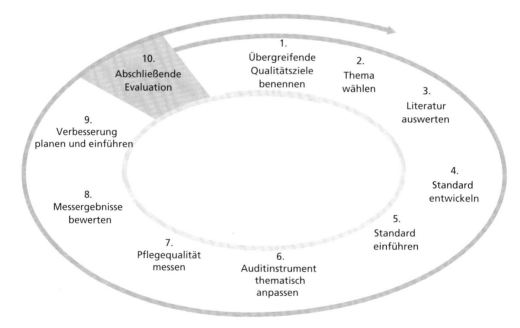

Abb. 10.3: Modifizierter Qualitäts-Zyklus der SQE (Schiemann & Moers 2004a, S. 142)

Ein Qualitätszyklus sollte, unabhängig von der Anzahl der Schritte in einem Zeitraum von sechs bis acht, nach maximal zwölf Monaten abgeschlossen sein. Die bislang vorliegenden Forschungs- und Entwicklungsprojekte zur SQE haben gezeigt, welche motivationsfördernde Bedeutung den sicht- und messbaren Qualitätsverbesserungen als

Ergebnis eines Zyklus-Durchlaufs zuzuschreiben ist. Deshalb muss der Zeitraum für einen Zyklus überschaubar sein. Im Folgenden werden die dazu notwendigen Schritte des Zyklus in ihrer veränderten und im Projekt der MHH teilweise bereits auch schon erprobten Form skizziert (Schiemann & Moers 2004a, S. 142 ff.).

1. Schritt: Übergreifende Qualitätsziele für die dezentrale Qualitätsarbeit benennen

Zu Beginn werden als gemeinsame Handlungsgrundlage für das weitere Vorgehen in der Arbeitsgruppe pflegerische Normen und übergreifende Qualitätsziele bestimmt. Dies sollte in Ausrichtung auf ein bereits bestehendes Qualitätsmanagementsystem der Einrichtung (Integration von z. B. Betriebs- und Pflegeleitbildern) sowie Qualitätsvorgaben wissenschaftlicher Fachgesellschaften oder Patienten – bzw. Verbraucherschutzverbänden erfolgen. Die Erfahrung zeigt, dass eine Diskussion über die übergreifenden Qualitätsziele – und in diesem Kontext auch über die pflegerischen Werte der Arbeitsgruppen-Mitglieder – als Fundament für weitere Qualitätsdiskussionen im Rahmen der Themenwahl und Standardentwicklung (Schritt zwei und vier des Qualitätszyklus) außerordentlich wichtig ist. Wird sie ungesteuert geführt, kann sie jedoch sehr zeitaufwändig und unproduktiv sein. Daher empfiehlt es sich, diese Diskussion möglichst konkret auf den Bedarf und die Bedürfnisse einer bestimmten Patientinnen- oder Bewohnerinnenzielgruppe in der Pflegeeinheit zu beziehen.

Für die inhaltliche Steuerung der Diskussion bieten sich z. B. die vier vom RCN für alle Aufgabenfelder der Pflege vorgegebenen Qualitätskategorien an: »Familienzentrierte Pflege«, »Individuelle Pflege«, »Sicherheit« und »Kontinuität der Pflege« (RCN 1999). Zur Förderung der individuellen Pflege im Bereich des Umgangs mit dementierenden alten Menschen in stationären Pflegeeinrichtungen könnte beispielsweise die »Schaffung einer vertrauten Umgebung« (Bosch 1998) ein vorrangiges Qualitätsziel sein und bei chronisch Kranken könnte die »eigenständige Lebensgestaltung« (Grypdonck 2000) im Vordergrund stehen.

2. Schritt: Thema wählen

Hier gilt es, zwei Ziele miteinander zu verbinden. Zum einen muss das Thema ein drängendes und relevantes Qualitätsproblem betreffen, zum anderen muss das Team konstitutiv in die Themenwahl einbezogen werden. Zur Klärung der Relevanz des Themas ist vorweg eine gründliche Ist-Analyse der Arbeitsprozesse und -ergebnisse notwendig, um das vorliegende Qualitätsrisiko in seinen Ausprägungen (dazu gehört u. a. die Häufigkeit) konkret benennen zu können. Hierzu eignen sich Dokumentenanalysen sowie Patientinnen- und Personalbefragungen. Nach Klärung der Relevanz ist zu prüfen, ob ein benanntes Problem nicht auch mit weniger aufwändigen Maßnahmen als die Entwicklung und Implementierung eines Pflegestandards zu beheben ist (Handlungsrichtlinie, Fortbildung, Konfliktgespräch oder ähnliches). Das Thema muss außerdem inhaltlich ergiebig sein. Dazu gehören interaktionsreiche Handlungen mit Patientinnen und Angehörigen, von denen eine Ausstrahlung auf andere Bereiche erwartet werden kann. Es ist auch darauf zu achten, dass zu seiner Bearbeitung ein ausreichendes Maß an forschungsgestütztem Fachwissen (Literatur, Expertenstandards, bereits entwickelte Praxisstandards) vorliegt und sich das Thema im vorgesehenen Zeitraum von sechs bis acht Monaten bearbeitet lässt. Bei sehr komplexen Qualitätsthemen empfiehlt es sich, eine Eingrenzung auf eine spezifische Risikogruppe vorzunehmen.

Die Entscheidung für ein Thema setzt seitens der Moderation und des Pflegemanagements beziehungsweise der SQE-Kommission eine vorsichtig steuernde Einflussnahme voraus. Zugleich sollte auch von Anfang an auf die Teameinbindung geachtet werden. Daher empfiehlt es sich, die Themenwahl im Team und nicht nur in der Arbeitsgruppe vorzunehmen. Die Sichtweise aller Mitglieder des Pflegeteams ist ernst zu nehmen, sie muss freilich mit den Kriterien für die Themenwahl in Übereinstimmung gebracht werden. Ein weiteres Steuerungsproblem ist an dieser Stelle zu bewältigen: Es ist ohne Literaturrecherche kaum abzuschätzen, ob für ein frei bestimmtes Qualitätsthema genügend gesicherte Erkenntnisse vorliegen, die eine wissenschaftlich gestützte Standardentwicklung ermöglichen. Daher ist hier eine gewisse Federführung der Moderation, die sich ihrerseits möglichst auf eine Abteilung zur Pflegeforschung und -entwicklung stützen kann, notwendig.

Als Vorgehensweise empfiehlt sich die Sammlung von Themenvorschlägen im Team, ihre Bearbeitung nach den Auswahlkriterien in der Arbeitsgruppe, die Rückmeldung an das Team mit einer gewichteten Vorschlagsliste und einer möglichst gemeinsamen Entscheidung zu einem Thema. Gelingt dieser Konsens, so ist eine gute Grundlage für die Akzeptanz der weiteren Zyklusschritte geschaffen.

3. Schritt: Literatur auswerten

Literaturarbeit ist für wissenschaftlich gestützte Standards unerlässlich, allerdings gehört dies nicht zum Handlungsrepertoire von Pflegepraktikern. Optimal ist eine vorbereitete Literaturrecherche, die der Arbeitsgruppe zur Verfügung gestellt wird und von ihr punktuell ergänzt, dann gelesen sowie diskutiert werden kann. Bereits vorliegende wissenschaftsbasierte Standards und Leitlinien bieten exzellente Vorlagen inklusive der Literatur, sonst sollte man »best-practice«-Standards suchen und als Vorlage nehmen. Um die Inhalte der notwendigen Literaturarbeit genauer bestimmen zu können, empfiehlt sich eine Problemanalyse des Themas. Die Analyse führt zu thematischen Kategorien, die dann weiter bearbeitet werden können, zum Beispiel der Einschätzung eines Risikos oder Zustandes anhand von standardisierten Instrumenten.

4. Schritt: Standard entwickeln

Jeder Standard beginnt mit einer allgemeinen Zielformulierung und der Benennung der Zielgruppe, dem Standardstatement oder der Standardaussage. Dem folgt eine summarische Begründung für diese Aussage. Die Problemanalyse und Literaturauswertung sollten genügend Anhaltspunkte hervorgebracht haben, Ziel und Niveau pflegerischer Handlungen festzulegen. Gleichwohl erfordert die Formulierung des Standardstatements eine vereinheitlichende Diskussion in der AG und ihren Transfer in das Team.

Nunmehr ist das Standardstatement zu operationalisieren, das heißt, es sind messbare Kriterien zu entwickeln, die die Erreichung der Standardaussage in Einzelschritte zerlegen. Dazu hat es sich bewährt, aus der Literaturrecherche heraus inhaltliche Kategorien zu bilden. Jede dieser Kategorien bildet eine Kriterienebene, die sich aus Struktur-, Prozess- und Ergebniskriterien zusammensetzt. Strukturkriterien beziehen sich auf die notwendigen personellen, qualifikatorischen, materiellen und organisatorischen Ressourcen zur Erreichung der Qualitätsziele. Prozesskriterien sind auf die wünschenswerte Durchführung erforderlicher Pflegehandlungen gerichtet, zum Beispiel in welcher Weise der Pflegebedarf zu erfassen ist, also welche Einschätzungsskala zu benutzen ist oder ähnliches. Ergebniskriterien beschreiben die Wirkung der pflegerischen Intervention im Hinblick auf das Gesundheitsbefinden, -wissen und -verhalten der Patientinnen und/oder seiner Angehörigen. Nicht jedes Ergebniskriterium gibt das Gesamtergebnis wieder; zum Beispiel beschränkt sich »aktuelle Risikoeinschätzung liegt vor« auf den definierten Teilbereich der Kriterienebene. Jedoch muss entweder die Kombination der Ergebniskriterien oder ein abschließend evaluierendes Ergebniskriterium die Standardaussage erfassen.

Kategorien und Kriterien bilden also eine Matrix, bei der jeder Kategorie ein Struktur-, Prozess- und Ergebniskriterium zugeordnet ist. Schematisch stellt sich dies wie folgt dar (vgl. DNQP 2004):

Kategorie/ Kriterienart	Struktur	Prozess	Ergebnis
»Risikoeinschätzung zu Problem x«	Kompetenz, Skala liegt vor	Einschätzung mittels Skala	Aktuelle Risikoeinschätzung liegt vor
Anleitung von Patient/ Angehörigen x	...	...	...

Bei der Auswahl und der Reihenfolge der Kategorien und damit der Kriterienebenen empfiehlt sich ein Vorgehen nach den Schritten der Handlungssteuerung, wie sie beispielsweise in der Pflegeprozessmethode angewandt wird (Problemeinschätzung, Maßnahmenplanung, -durchführung und Evaluation).

Als nächstes erfolgt eine Überprüfung der Kriterien anhand der sogenannten DREAM-Kriterien (Morell & Harvey 1999):

- D = distinct (trennscharf): Das Kriterium beinhaltet nicht etwas, das auch in einem anderen Kriterium enthalten ist
- R = relevant (wesentlich): Das Kriterium ist entscheidend für das Erreichen des Standardziels
- E = evidence based (evidenzgestützt): Das Kriterium beruht auf Quellen, die als Nachweis akzeptabel sind (Forschung oder Expertinnenmeinung)
- A = achievable (erreichbar): Das Kriterium ist bei den gegebenen Ressourcen realistisch
- M = measureable (messbar): Das Kriterium kann objektiv gemessen werden

Die eigene Bearbeitung ist für die AG-Mitglieder wichtig, um sich mit einem Standard zu identifizieren. Andererseits sind methodisches Durcharbeiten der Standardthemen auf der Kriterienebene anspruchsvoll und redaktionelle Formulierungsarbeiten in der Gesamtgruppe zeitaufwändig. Dieses Spannungsverhältnis kann nur durch Moderation gelöst werden. Dabei sollten von der IBP einerseits Formulierungsvorschläge gemacht werden, andererseits aber Diskussionen und Entscheidungen in der AG gemeinsam getroffen werden. Auch hier ist letztendlich von einer gewissen Federführung der IPB auszugehen. Abschließend muss der Standard von der Leitungsebene/SQE-Kommission bestätigt werden.

5. Schritt: Standard einführen

Wesentlich für die Einführung des Standards ist zunächst einmal die klare Leitungsentscheidung auf Stations- und Abteilungsebene zur verbindlichen Einführung des Standards in die Praxis der Station. Dies muss mit Motivation, aber auch Anordnungskompetenz, Nachhaltigkeit und den notwendigen Unterstützungsmaßnahmen realisiert werden. Das heißt, die Entscheidung zur Einführung und der Zeitpunkt sind mit dem Team umfassend zu kommunizieren und diskutieren.

Als nächstes sind die Mitglieder des gesamten Pflegeteams in den neuen Fähigkeiten und Fertigkeiten, die zur Erreichung des angestrebten Qualitätsniveaus festgelegt wurden, zu schulen und anzuleiten. Die Bedeutung der Anleitung und Schulung der Praktiker bei der Einführung eines Standards kann nicht genug betont werden. Zum einen sollten die AG-Mitglieder an dieser Aufgabe beteiligt sein und zum Beispiel Kolleginnen die Anwendung einer Skala zeigen können. Zum anderen müssen pädagogisch geschulte und fachkompetente Personalressourcen deutlich mehr zum Einsatz kommen, als das bislang üblich ist. Schulung und Anleitung vor Ort sind hier das Fortbildungsmittel der Wahl. Die AG-Mitglieder haben zwar eine Multiplikatorenfunktion, sie können aber ausgebildete Fortbildungsexpertinnen nicht ersetzen, ohne überfordert zu werden.

Für die Teammitglieder muss klar sein: Zum einen haben sie sich in einem aufwändigen Prozess auf ein hohes Qualitätsniveau verpflichtet, zum anderen stehen ihnen Begleitung und Anleitung in ausreichendem Maße zur Verfügung.

Der Einführungsprozess eines Standards sollte für den Zeitraum der Einführung das Hauptthema der Dienstbesprechungen mit umfassender Vorstellung des Standards sein. Der Standard und der Einführungsprozess sollten für die Teammitglieder visualisiert (Plakate), und es sollte Gelegenheit zur Rückmeldung gegeben werden (Besprechungen, Wandzeitung usw.).

6. Schritt: Auditinstrument thematisch anpassen

Das Audit ist ein fester Bestandteil des Implementierungskonzepts von Praxis- und Expertenstandards und stellt bei regelmäßiger Durchführung, dazu gehören auch Re-Audits, einen wichtigen Baustein zur Qualitätsentwicklung und zur Verstetigung des erreichten Qualitätsniveaus dar. Das DNQP hat im Rahmen der Projekte zu den wissenschaftlich begleiteten Projekten zur modellhaften Implementierung von Expertenstandards eine Grundstruktur für Auditinstrumente entwickelt und erprobt (Moers et al. 2010, S. 148 ff.). Die Auditinstrumente stehen allen Einrichtungen, die Praxis- oder Expertenstandards einführen möchten, auf der Website des DNQP kostenlos zur Verfügung. Sie können von entsprechend qualifiziertem Fachpersonal (z. B. den IPB) grundsätzlich jedem Praxisstandard angepasst werden. Ein erster Entwurf sollte mit der AG diskutiert und abgestimmt werden. Dadurch wird ein erster Pretest vorweggenommen, da die AG-Mitglieder die erhebungspraktischen Probleme (und deren Lösungsmöglichkeiten) besser einschätzen können als stations- oder wohnbereichsexterne Expertinnen.

Im Rahmen des Audits werden in Teil 1, der patientinnen- und bewohnerinnenbezogenen Datenerhebung, alle Kriterienebenen des Standards überprüft, um den jeweiligen Zielerreichungsgrad feststellen zu können. Dabei wird auf drei Datenquellen zurückgegriffen, um ein möglichst umfassendes Bild zu erhalten: die Pflegedokumentation, Patientin/Bewohnerin/Angehörige und Fachpersonal. Für die Erreichung des Standardziels ist unbedingt die Aussage der Patientinnen/Bewohnerinnen/Angehörigen und/oder je nach Thema die Einschätzung ihrer Situation einzubeziehen, z. B. ob ein Dekubitus vorliegt oder nicht.

In Teil 2 des Audits, der personalbezogenen Datenerhebung, geht es um die Beherrschung der Standardkriterien durch die Fachkräfte im Pflegeteam. Alle Pflegefachkräfte werden schriftlich nach ihrer Teilnahme an themenrelevanten Fortbildungsveranstaltungen im Rahmen der Standardeinführung und nach ihrem weiterhin bestehenden Fortbildungsbedarf befragt. Als Fortbildungen gelten auch Informationen von Kolleginnen im Rahmen von Dienstbesprechungen und Übergaben. Ebenso gehören dazu auch praktische Übungen und Trainings (z. B. Schulungen für Hilfsmittel).

Vor Beginn der Datenerhebung sollten alle Beteiligten detaillierte Informationen über Ziel, Instrument und die einzelnen Vorgehensschritte einschließlich eines Zeitplans der Erhebung erhalten, um das Interesse und eine aktive Beteiligung des Pflegeteams der Pflegeeinheit anzuregen und etwaige Kontrollängste weitgehend auszuräumen.

7. Schritt: Pflegequalität messen

Zunächst sind ein Erhebungszeitraum und die Zahl der zu auditierenden Patientinnen/Bewohnerinnen festzulegen. 40 Personen mit einem dem Standard entsprechenden Risiko in vier Wochen können dabei als Richtgröße gelten, die jedoch je nach Zielgruppe und Thema variabel ist. Eine externe Messung durch eine IPB mit Messerfahrung ist zu empfehlen, um den erheblichen Zeitaufwand zu reduzieren. Auch wird durch eine externe Auditorin Betriebsblindheit bzw. Beeinflussung weitgehend vermieden. Das Audit ist dabei als Aufwertung der pflegerischen Arbeit – und nicht als Kontrolle – zu gestalten und zu kommunizieren. Die Ergebnisse der Kriterienerfüllung sollen die Pflegeeinheit insgesamt darstellen und keineswegs auf einzelne Mitarbeiterinnen zurückzuführen sein.

Das konkrete Vorgehen sieht dabei so aus, dass zunächst einmal alle Patientinnenakten der Pflegeeinheit vom Auditor eingesehen werden. Die Patientinnenakten ohne Standardanwendung werden beiseite gelegt. Bei den anderen werden zunächst die Auditfragen ausgefüllt, bei denen die Dokumentation als Datenquelle dient. Im nächsten Schritt sollte – am besten zusammen mit der verantwortlichen Pflegekraft – der Patient/Bewohner bzw. Angehörige aufgesucht und befragt werden.

Abschließend sollte die verantwortliche Pflegekraft befragt werden, wobei auch offen gebliebene Fragen (zum Beispiel Lücken in der Dokumentation) erörtert werden können. Bei dem nächsten Besuch der Auditorin in der Pflegeeinheit werden die neu aufgenommenen Patientinnen/Bewohnerinnen auf die gleiche Weise auditiert. Dieser Vorgang wiederholt sich, bis die vereinbarte Personenzahl erreicht oder der Auditzeitraum abgelaufen ist.

Die Kompetenz des Pflegepersonals muss nicht patientinnenbezogen erhoben werden, hier kann einmalig das gesamte Team befragt werden. Zur Sicherung der Anonymität hat sich eine »Wahlurne« in der Pflegeeinheit bewährt, die von der Auditorin dort aufgestellt und nach einem vereinbarten Zeitraum wieder abgeholt wird.

8. Schritt: Messergebnisse bewerten (Soll-/Ist-Vergleich)

Die ausgewerteten Ergebnisse werden pro Kriterienebene mit einem prozentualen Zielerreichungsgrad ausgewertet. Bei der Auswertung ist zu überprüfen, ob es methodische Mängel gab bzw. ob es zu erhebungspraktischen Problemen kam. Ein Hinweis darauf sind beispielsweise hohe Zahlen von Patientinnen/Bewohnerinnen, bei denen einzelne Standardkriterien nicht anwendbar waren. So würde es auffallen, wenn ein Drittel oder die Hälfte der Patientinnen oder ihre Angehörigen nicht selbst befragt werden könnten.

Bei der Bewertung der Messergebnisse ist die AG gefordert. Sie muss Verantwortung dabei übernehmen, welcher Zielerreichungsgrad angestrebt wird. Dieser ist variabel und hängt u. a. von der Schwere der Krankheitsbilder bzw. des Zustandes der Patientinnen/Bewohnerinnen ab. Beispielsweise könnte das Ergebniskriterium »Patientinnen sind postoperativ schmerzfrei« zu 100 %, mindestens aber zu 95 % angestrebt werden, wenn aus der Literatur bekannt ist, dass diese Schmerzform gut beeinflussbar ist. Ein anderes Beispiel ist die Prophylaxe von nosokomialen Infekten. Diese wird zwar hundertprozentig angestrebt, aber ein gewisser Prozentsatz an Infekten wird in der Literatur immer wieder beschrieben. Überschreitet die Zahl der vorgefundenen Infektionen nicht das Maß der in der Literatur angegebenen Fälle, ist es legitim, mit einer solchen Kriterienerfüllung zufrieden zu sein. Ebenso steht es mit Interventionen zum emotionalen Befinden von Patientinnen wie etwa Angstabbau vor Operationen. Die Erfolgsquote bei Kriterien zur Interaktionsqualität wird generell wohl kaum 100 % betragen können. Höheren Zielen als denen aus der Literatur bekannten kann man sich gleichwohl stellen, deutliche Abweichungen von aus der Literatur bekannten Werten nach unten sind hingegen in jedem Falle begründungspflichtig.

Gemeinsam mit Stations- und Abteilungsleitung einerseits und dem Team andererseits sollte dann das angestrebte Qualitätsniveau festgelegt werden. Wichtig ist dabei, motivationsfördernd zu wirken, also nicht den Kontrollaspekt zu betonen, sondern die Darstellung professioneller pflegerischer Leistung als Selbstkontrolle anzustreben. Die Auditergebnisse sind in geeigneter Form allen Teammitgliedern zur Verfügung zu stellen. Ebenso müssen die Diskussionsergebnisse zur Bewertung der Ergebnisse mittransportiert werden.

9. Schritt: Änderungen planen und einführen

Ist das angestrebte Qualitätsniveau festgelegt, werden alle Kriterien, die unter dem Soll-Ergebnis liegen, überprüft. Dabei werden die Handlungsabläufe daraufhin untersucht, welche Ursachen für die Minderleistung in Frage kommen. Die Feststellung der Ursachen ist die Grundlage für den Änderungsplan. Dieser kann organisatorische Maßnahmen, materielle oder personelle Ressourcen oder auch weitere Fortbildungsmaßnahmen beinhalten.

Auch der Änderungsplan muss – wie die Standardeinführung selbst – für alle Mitglieder des Pflegeteams verbindlich sein. Daher kann er nicht von der AG allein verantwortet und realisiert werden, vielmehr bedarf es erneut einer gemeinsamen Entscheidung von AG und Managementebene, die im konkreten Vorgehen von der Moderation (IPB, Pflegeexpertin) herbeigeführt wird. Dann erst können, mit den dazu notwendigen Ressourcen, Abläufe geändert und/oder Kompetenzen der Mitarbeiterinnen erhöht werden. Auch hier gilt es wieder, durch umfassende Information das gesamte Team einzubeziehen, für den Änderungsplan zu motivieren und auf ihn zu verpflichten.

10. Schritt: Abschließende Evaluation

Hier genügt es, die problematischen Kriterienebenen erneut zu messen. Gegebenenfalls kann bei dieser Wiederholungsmessung die Stichprobe auch auf 20 Patientinnen verkleinert werden, um den Aufwand überschaubar zu halten. Danach findet eine abschließende Bewertung des erreichten Qualitätsniveaus statt.

Fällt das Ergebnis bei einigen – hoffentlich wenigen – Kriterien wiederum nicht zur Zufriedenheit aus, ist für die betreffenden Kriterien erneut eine Analyse durchzuführen und ein Änderungsplan aufzustellen. Dabei sollte die Erreichbarkeit des Kriteriums nochmals genau überprüft werden, um keine Frustration bei den Teammitgliedern hervorzurufen.

Bei einem positiven Ergebnis der Evaluation gilt der Standard als erreicht, das heißt, es besteht eine weitgehende Übereinstimmung zwischen Soll- und Ist-Qualität. An diesem Punkt ist die angestrebte Qualitätsverbesserung erreicht. Der Standard selbst muss in festgelegten Abständen auf seine Aktualität überprüft werden. Eine Wiederholung des Audits sollte ebenfalls in festgelegten Abständen stattfinden, eventuell auch mit einer kleineren Stichprobe und zu einzelnen Kriterien.

Mit der Absolvierung des zehnten Schrittes ist der Zyklus beendet, und die AG kann sich einem weiteren Thema zuwenden. Die erfolgreiche Beendigung eines Zyklus sollte jedoch nicht sang- und klanglos vonstattengehen, sondern in geeigneter Form und unterstützt durch das Management gewürdigt und verbreitet werden.

10.3 Forschungs- und Entwicklungsprojekte zur SQE in Großbritannien und Deutschland

Die Beforschung der SQE erfolgte inzwischen im Rahmen von vier Projekten zwischen 1991 und 2010, von denen drei mit öffentlichen Mitteln gefördert wurden. In einem Projekt lag der Schwerpunkt auf der Wirksamkeit und in den drei anderen Projekten auf der Praktikabilität und den Anwendungsvoraussetzungen der Methode:

- Projekt 1 von 1991 bis 1994 in fünf britischen Krankenhäusern mit Fördermitteln des Department of Health Nursing Division. Wissenschaftliche Begleitung durch das National Institute for Nursing des RCN in Oxford.
  Zielsetzung: Wirksamkeitsüberprüfung zur Einführung von DySSSy zur Frage, ob eindeutige Qualitätsverbesserungen für Patientinnen erreicht werden können. Außerdem sollte Aufschluss darüber gewonnen werden, ob sich gleichzeitig auch die Personalzufriedenheit steigern lässt.
  Bearbeitetes Thema: Postoperatives Schmerzmanagement.
- Projekt 2 von 1993 bis 1995 am Universitätsklinikum Benjamin Franklin in Berlin mit Fördermitteln des BMG. Wissenschaftliche Begleitung durch das Nationale Institut für Qualitätsförderung im Gesundheitswesen der Niederlande (CBO) und Fachhochschule Osnabrück/DNQP.
  Zielsetzung: Erstmalige Einführung der SQE in einem deutschen Krankenhaus zur Fragestellung, welche Voraussetzungen zur Einführung der Methode in hiesigen Gesundheitseinrichtungen erforderlich sind.
  Bearbeitete Themen: Pflegeanamnese, Pflegedokumentation, Intimpflege bei Patientinnen mit vaginalen Blutungen, Mundpflege nach kieferchirurgischen Eingriffen.
- Projekt 3 von 1998 bis 2001 in der Medizinischen Hochschule Hannover mit Fördermitteln des niedersächsischen Wissenschaftsministeriums. Wissenschaftliche Begleitung durch die Fachhochschule Osnabrück/DNQP.
  Zielsetzung: Weiterentwicklung und Validierung der SQE, Erprobung der multidisziplinären Anwendung und Gewinnung weiterer Erkenntnisse zu den Anwendungsvoraussetzungen.
  Bearbeitete Themen: Mobilisation von Langzeitpatientinnen in der Intensivpflege, Schmerzeinschätzung postoperativ, Dekubitusprophylaxe (Einführung des Expertenstandards mithilfe der SQE), Patientinnenschulung zur Medikamenteneinnahme nach Transplantation.
- Projekt 4 von 2008 bis 2010 in sieben Altenpflegeeinrichtungen mit Fördermitteln des Landes Baden-Württemberg. Wissenschaftliche Begleitung durch die Hochschule Esslingen.
  Zielsetzung: Entwicklung von Praxisstandards und Qualitätsindikatoren.
  Bearbeitete Themen: Heimeinzug, Förderung eines erholsamen Nachtschlafes, Beschäftigung von schwer bettlägerigen Menschen, Körperpflege, Pflege von sehbeeinträchtigten Menschen, Pflege von hörbeeinträchtigten Menschen und Medikamentenmanagement.

Die Projektergebnisse sind insgesamt sehr gut dokumentiert und geben Aufschluss darüber, dass mit der SQE grundsätzlich spürbare Qualitätsverbesserungen bei Patientinnen erzielt werden können. Darüber hinaus liefern sie wichtige Hinweise über geeignete Rahmenbedingungen. Hervorzuheben ist, dass sich die Ergebnisse aus den verschiedenen Projekten in weiten Teilen gegenseitig bestätigen. Diejenigen Ergebnisse, die für die Einführung der SQE in der Praxis von besonderem Interesse sein dürften, werden in den beiden folgenden Abschnitten vorgestellt. Dass sie nach wie vor aktuell sind, ist darin begründet, dass sich die Rahmenbedingungen für die Entwicklung und Implementierung anspruchsvoller Qualitätsinstrumente in der Zwischenzeit zwar geändert, aber keineswegs verbessert haben. Auch wenn auf dem Arbeitsmarkt inzwischen wissenschaftlich qualifiziertes Pflegepersonal für herausgehobene Aufgaben im Bereich der Pflege- und Qualitätsentwicklung zur Verfügung stehen, stellt die insgesamt vorhandene Personalkapazität aufgrund des teilweise dramatischen Personalnotstands derzeit das Hauptproblem dar, eine kontinuierliche Weiterentwicklung der Pflegequalität auf der Grundlage betriebsinterner Pflegestandards zu gewährleisten, wie es die SQE vorsieht (Schiemann & Moers 2011, S. 629).

10.3.1 Ergebnisse zur Methodenwirksamkeit

Zur Wirksamkeit der Methode liegen, wie eingangs bereits angesprochen, eindeutige Ergebnisse aus dem Projekt 1 des Oxforder Forschungsinstituts vor, die belegen, dass die Methode grundsätzlich geeignet ist, die Pflegequalität spürbar zu verbessern, wenn bestimmte stationsinterne und -externe Bedingungsfaktoren erfüllt sind. In einem Quasi-Experiment wurde mithilfe von DySSSy ein Pflegestandard zum postoperativen Schmerzmanagement in fünf chirurgischen Pflegeeinheiten über einen Zeitraum von sechs Monaten entwickelt und implementiert, fünf weitere am Projekt beteiligte Pflegeeinheiten fungierten als »Kontrollgruppe«. In drei der fünf Pflegeeinheiten, die sich an der DySSSy-Einführung beteiligt hatten, konnten deutliche Verbesserungen in der Schmerzbehandlung mit positiven Auswirkungen auf die Personalzufriedenheit festgestellt werden, während es in den anderen beiden Pflegeeinheiten keine nennenswerten Veränderungen gab. Ein Vergleich der Rahmenbedingungen ergab, dass die drei erfolgreichen Pflegeeinheiten in Krankenhäusern angesiedelt waren, die bereits über ein gut funktionierendes umfassendes Qualitätsmanagementsystem verfügten und deren IPB (facilitators) aufgrund besserer Moderations- und Fachkompetenzen höhere Akzeptanz in den Arbeitsgruppen fanden. Der Ressourcenaufwand für die DySSSy-Einführung war in diesen drei Pflegeeinheiten dagegen wesentlich geringer (RCN 1994, S. 23 ff., 195 ff.).

Hinsichtlich der Methodenwirksamkeit lassen auch die Ergebnisse der wissenschaftlichen Begleitung aus den drei deutschen Projekten erkennen, dass mit der Anwendung der SQE das Interesse an Qualitätsentwicklung und Eigenverantwortung in der Pflege gefördert werden kann. Besondere Anreize zur Anwendung der Methode werden von den Beteiligten der jüngeren Projekte auch in dem angestrebten bzw. erreichten Qualitätsniveau der Pflegestandards gesehen (Projekt 3 und 4). Aus den Ergebnissen von Projekt 3 geht darüber hinaus hervor, welchen Stellenwert die Ergebnisüberprüfung mit dem standardisierten Audit für die Beteiligten hatte. Dabei dürfte in erster Linie das Sichtbarmachen des Erfolgs anhand konkreter Daten eine wichtige Rolle spielen. Hinzu kommt aber auch die Anwendung anspruchsvoller Methoden und Instrumente im Pflegealltag (Dahlgaard & Schiemann 1996, S. 53 ff.; Schiemann & Moers 2004a, S. 88 ff.; Elsbernd et al. 2010, S. 124 ff.; Schiemann & Moers 2011, S. 628).

10.3.2 Ergebnisse zu den Anwendungsvoraussetzungen der SQE

Zu Fragen geeigneter Einführungs- und Anwendungsvoraussetzungen für die SQE liegen umfassende Ergebnisse insbesondere aus den beiden deutschen Krankenhaus-Projekten (Projekt 2 und 3) vor, sie bilden daher die Grundlage für dieses Kapitel. Soweit diese Thematik in den übrigen Projekten ebenfalls untersucht wurde, ist festzustellen, dass die Ergebnisse zu fast allen Bereichen einen hohen Überschneidungsgrad aufweisen.

Aus Verlauf und Ergebnissen beider Projekte erscheinen folgende Bedingungsfaktoren für eine erfolgreiche Einführung der SQE unter deutschen Qualifikations- und Arbeitsbedingungen unerlässlich zu sein:

- Schaffung eines betriebsweiten Qualitätsmanagement-Systems,
- mindestens aber die ausdrückliche gesamtbetriebliche Unterstützung des Projekts.

Es konnte ein deutlicher Nachweis darüber erbracht werden, dass diese Methode nicht als Insellösung eingeführt werden kann. Ohne ein bereits vorhandenes Qualitätsmanagementsystem besteht kaum eine Chance, die SQE betriebsweit einzuführen. Zwischen dem gesamtbetrieblichen und dem Pflegemanagement in der Frage der Qualitätsentwicklung der Pflege muss Einvernehmen darüber bestehen, dass interdisziplinäre Kooperation, pflegewissenschaftliche Expertise, Ressourcen für den Einsatz von Internen Prozessbegleiterinnen, die Arbeit der zentralen Kommission und der Arbeitsgruppen sowie bedarfsgerechter Fortbildungs- und Personalentwicklungsmaßnahmen in den Pflegeeinheiten und deren fortlaufende Evaluierung und Entwicklung zu den wesentlichen Voraussetzungen der SQE gehören (Schiemann & Moers 2004a, S. 18).

Fachliche, methodische und leitungsbezogene Einbindung des Pflegemanagements auf allen Ebenen

Das bedeutet, dass das Pflegemanagement nicht nur Verantwortung für geeignete Rahmenbedingungen übernimmt, sondern auch für die Einhaltung des angestrebten Qualitätsniveaus von Pflegestandards, Auditinstrumenten und anderen zur Umsetzung der Pflegestandards verwendeten Instrumenten. Für das gesamte Management gilt daher die Verpflichtung, sich ebenso wie die IPB vor Einführung der SQE selbst gründlich mit der Methodik auseinanderzusetzen. Dies ist in Projekt 2 versäumt worden und hat dazu geführt, dass sich die beteiligten leitenden Pflegekräfte auf Abteilungs- und Stationsebene nur unzureichend mit Projekt und Methode identifizieren konnten und sie ihre Führungsrolle daher nicht in dem erforderlichen Umfang wahrgenommen haben. Neben Verunsicherungen bei den übrigen Beteiligten (IPB, Pflegeteams und Arbeitsgruppen) hatte dies vor allem negative Auswirkungen auf die Einhaltung des Zeitrahmens und die Projektergebnisse insgesamt, z. B. das Qualitätsniveau der Standards und nachweisbare Verbesserungen der Pflegequalität. Anhaltspunkte für den hohen Stellenwert einer aktiven Beteiligung des Managements im Hinblick auf Akzeptanz und Effektivität der SQE in Krankenhäusern sind ebenfalls auch in der britischen Studie zu finden. Dort, wo die Anwendung von DySSSy zu messbaren Qualitätsverbesserungen führte – in drei von fünf Pflegeeinheiten der Fall –, konnte eine enge Beziehung zu einer gezielten fachlichen und methodischen Unterstützung durch das Management hergestellt werden (RCN/National Institute for Nursing 1994, S. 19 f.; Dahlgaard & Schiemann 1996, S. 59 f.).

Diese Probleme konnten im Folgeprojekt 3 weitgehend dadurch vermieden werden, dass auf Initiative der Pflegedirektion bereits vor Projektbeginn für alle Beteiligten aus dem Pflegemanagement Schulungsseminare veranstaltet wurden. Die Aneignung fundierter Methodenkenntnisse zur SQE und die frühzeitige Einbeziehung in die Projektvorbereitungen hatten großen Einfluss auf die Bereitschaft zur Verantwortungsübernahme für die Einführung der SQE bei der Mehrzahl der Projektbeteiligten aus dem Pflegemanagement. Aus der qualitativen Befragung der Projektakteurinnen geht z. B. hervor, dass die Multiplikatorenfunktion der Stationsleitungen für die Einführung der SQE nicht hoch genug einzuschätzen ist und ihre aktive Mitwirkung bei der Standardentwicklung, -einführung und -evaluation maßgeblichen Einfluss auf die Projektergebnisse hatte. Die Befragungen der Stationsleitungen gaben außerdem Hinweise auf das hohe Methodenwissen und das wissenschaftlich fundierte Fachwissen zu den entwickelten Pflegestandards und machten vor allem auch den engen Zusammenhang zwischen positiven Projekterfolgen und einer hohen Identifikation mit der SQE deutlich. Der Zusammenhang zwischen Methodenkompetenz, nachweisbaren Qualitätsverbesserungen und hoher Methodenakzeptanz ließ sich in ähnlicher Ausprägung auch bei den beiden anderen Multiplikatorengruppen, IPB und Mitglieder der Stations-Arbeitsgruppe, feststellen (Schiemann & Moers 2004, S. 98 ff.).

Bildung eines verbindlich arbeitenden Unterstützungs- und Supervisionssystems für die Arbeitsgruppen und die Pflegeteams (erfahrene und gut qualifizierte IPB als Moderatoren und zentrale Kommission)

Die Ergebnisse beider Projekte haben deutlich gemacht, dass die SQE ein höheres Entwicklungsniveau in der Pflege voraussetzt, als es in hiesigen Gesundheits- und Pflegeeinrichtungen (bis heute) üblicherweise anzutreffen ist. Für das Verständnis und die Umsetzung der Methode werden Qualifikationen benötigt, die in den herkömmlichen Lernzielkatalogen von Aus-, Fort- und Weiterbildungsprogrammen in den Pflegeberufen nicht im Vordergrund stehen, wie z. B. forschungsgestütztes Fachwissen, (fach-)sprachliche Sicherheit, ausgeprägte kommunikative und gruppendynamische Kompetenz sowie Methodenkenntnisse im Bereich der empirischen Sozialforschung (Schiemann & Moers 2011, S. 629). Aus diesem Grund ist einem gut funktionierenden Unterstützungssystem ein hoher Stellenwert für die Einführung der SQE beizumessen.

Beide Projekte haben gezeigt, dass die SQE eine intensive Einbeziehung des Pflegeteams verlangt, daher ist zu Einführungsbeginn eine Schulung des Teams über die Arbeitsweise der Methode und ihre Einbindung in das Qualitätsmanagementsystem der Einrichtung erforderlich. Erst auf einem grundlegenden qualitätsmethodischen Wissensstand hat das Team die Möglichkeit, die Methode erfolgreich anzuwenden. Hinzu kommt der fachliche Unterstützungsbedarf im Zyklus selbst, hoher Bedarf war sowohl in den Teams als auch in den Arbeitsgruppen festzustellen. Dieser bezieht sich sowohl auf Wissensaspekte als auch auf pflegepraktische Handlungskompetenz. Das erforderliche Wissen ist nicht allein faktischer Natur, vielmehr muss im Rahmen der Standardentwicklung das erwünschte Pflegehandeln konzeptualisiert, also ein Praxiskonzept entwickelt werden, das dem Ziel und den Kriterien des Standards zugrunde liegt.

Die Evaluationsergebnisse beider Projekte haben deutlich gemacht, dass die Arbeitsgruppen Dreh- und Angelpunkt der SQE sind. In die AG gehören deshalb neben der Stationsleitung vorrangig Teammitglieder mit hoher fachlicher Kompetenz und hoher Motivation zur Pflegeentwicklung. Die Größe sollte zwischen drei und fünf Teilnehmerinnen liegen. Es erscheint nicht sinnvoll, für jeden Zyklus eine komplett neue Gruppe zu wählen, da beim bisherigen Qualifikationsstand des Pflegepersonals die Reibungs- und Zeitverluste erheblich wären. Ein teilweiser Austausch ist allerdings erforderlich, damit sich im Team eine breite Methodenkompetenz entwickeln kann.

Von den AG-Mitgliedern ist zunächst einmal ein hohes Maß an *eigener Qualifizierung* zu leisten. Sie müssen sich in die Methode einarbeiten und sich zugleich die Evidenzbasierung für ihr Standardthema erarbeiten, also in der Regel mit einer ihnen vorliegenden Literaturstudie befassen. Dazu sind sie eigenständig weder in der Lage, noch reichen die Ressourcen der Praxis für solch ein akademisches Vorgehen aus. In jedem Fall benötigen die Mitglieder im Pflegeteam ein gerütteltes Maß an Face-to-Face-Anleitung, da ihnen die Auseinandersetzung mit Methode und Inhalt teilweise zwar in Form von Schulungen angeboten wird, die Umsetzung jedoch nochmals eigene Schwierigkeiten mit sich bringt. Schließlich müssen sie als Multiplikatoren – und damit auch als Qualifizierer – ins Team hineinwirken. Das bedeutet beim jetzigen Qualifikationsstand der Praxis, dass den AG-Mitgliedern viel Zeit zur eigenen Entwicklung eingeräumt werden muss.

Für die Bearbeitung der einzelnen Zyklusschritte müssen umfangreiche zeitliche Ressourcen gebündelt bereitgestellt werden. Die Projekterfahrungen haben gezeigt, dass bei einem Zeitrahmen von sechs bis acht, allerhöchstens aber zwölf Monaten bis zur Fertigstellung des Standards monatlich ganztägige Sitzungen ratsam sind, um den Prozess so zügig wie möglich voranzubringen. Anschließend sind in der Regel halbtägige Sitzungen ausreichend.

In Projekt 3 war festzustellen, dass die Mitglieder der Arbeitsgruppen, teilweise auch der Pflegeteams, großes Interesse an eigener Auseinandersetzung mit neuen Erkenntnissen hatten und sich das Konzept der Evidenzbasierung als Grundlage professioneller Pflegeentwicklung gut vermitteln ließ. Von entscheidender Bedeutung für diesen Entwicklungsschritt sind daher wissenschaftlich qualifizierte und erfahrene Moderatorinnen. Das schließt nicht aus, dass auch mit innerbetrieblich fortgebildeten IPB als Moderatorinnen gearbeitet werden kann. Für ihre Anleitung, Supervision und Koordination sowie für die Moderation des gesamten Qualitätsentwicklungsprozesses sind pflegewissenschaftlich qualifizierte Qualitätsexpertinnen jedoch unverzichtbar.

Die Zentrale Kommission ist als Instrument zur Steuerung und Unterstützung der Arbeitsgruppen unerlässlich. Ihre Doppelfunktion der Erteilung von Arbeitsaufträgen und der Unterstützung der Projektbeteiligten ist wesentlich für das Gelingen der Qualitätsentwicklung. Wie wichtig es ist, in dieser Kommission darauf zu achten, dass die Steuerungsfunktion vom Management durchgehend wahrgenommen wird und der verpflichtende Charakter von Beschlüssen gestärkt wird, machen Evaluationsergebnisse aus dem Projekt 3 deutlich. Aus ihnen geht hervor, dass die Entscheidungen häufig zu wenig weitreichend und verbindlich waren und die Arbeitsgruppen zu wenig gesteuert wurden, z. B. wenn es zu negativen Gruppendynamiken kam, in deren Folge ungeeignete Entscheidungen getroffen wurden, wie etwa bei der Wahl eines zu komplexen Themas. Zum anderen hat die Kommission zu wenig Unterstützung geleistet, indem sie bei auftretenden Umsetzungsschwierigkeiten, wie etwa Kooperationsproblemen mit dem ärztlichen Dienst oder mangelnden zeitlichen Ressourcen für die Arbeitsgruppe, keine Abhilfe geschaffen oder Fortbildungsmaßnahmen in erforderlichem Umfang zur Verfügung gestellt hat. Notwendig ist daher ein Pflegemanagement, das die Inhalte der Pflegeentwicklung beurteilen und fördern kann, eine innerbetriebliche Qualifikationsstruktur (Pflegewissenschaftlerinnen und Pflegeexpertinnen) und Qualifizierung vor Ort.

Beide Projekte haben deutlich gemacht, dass die SQE ein hohes Entwicklungsniveau in der Pflege voraussetzt. Für das Verständnis und die Umsetzung dieser Methode werden Qualifikationen benötigt, die in den herkömmlichen Lernzielkatalogen von Aus-, Fort- und Weiterbildungsprogrammen in den Pflegeberufen bislang nicht im Vordergrund standen. Dazu gehören theoriegeleitetes und forschungsgestütztes Fachwissen, (fach-)sprachliche Sicherheit, ausgeprägte kommunikative und gruppendynamische

Kompetenz, problemorientiertes Denken sowie Methodenkenntnisse im Bereich der empirischen Sozialforschung (vgl. Dahlgaard & Schiemann 1996, S. 54 f.; Schiemann & Moers 2004a, S. 18). Dass es im Rahmen von Projekt 2 dennoch gelungen ist, forschungsgestützte Praxisstandards mit hoher Akzeptanz innerhalb der Einrichtung zu entwickeln und zu erproben, lässt sich weitgehend darauf zurückführen, dass die Projektbeteiligten während der gesamten Projektdauer auf pflegewissenschaftliche Beratung zurückgreifen konnten.

Der Ressourcenaufwand für diese Methode ist insgesamt groß. Sinnvoll ist er nur, wenn die Rahmenbedingungen weitgehend stimmen. Diese Bedingungen konnten in Projekt 3 in höherem Maße geschaffen werden als in Projekt 2, zum einen wegen der bereits vorliegenden Ergebnisse aus dem Vorgängerprojekt, zum anderen wegen der kontinuierlichen wissenschaftlichen Begleitung vor Ort und des längeren Projektzeitraums (vier statt zwei Jahre). Aufgrund deutlich günstigerer Rahmenbedingungen konnte die Entwicklung, Einführung und Evaluierung evidenzbasierter Praxisstandards in Projekt 3 gelingen. Dass dennoch keine Verstetigung des Projektes stattgefunden hat, ist darin begründet, dass von der Betriebsleitung andere Prioritäten für die Qualitätsarbeit gesetzt wurden.

Abschließend ist festzustellen, dass in allen Einrichtungen, in denen es tatsächlich gelungen ist, die SQE zügig und nachhaltig einzuführen, ein stabiles Unterstützungssystem aufgebaut werden konnte und der Erfolg der Methode durch spür- und messbare Qualitätsverbesserungen in der Patientinnenversorgung inzwischen hinreichend zu belegen ist: zum einen durch interne und externe Veröffentlichungen aus diesen Einrichtungen (beispielhaft seien hier die jährlich erscheinenden internen Qualitätsberichte der Pflegedirektionen aus Charité und Unfallkrankenhaus Berlin genannt) und zum anderen durch die Berichterstattung des DNQP zu den modellhaften Implementierungen der vorliegenden Expertenstandards. Die IPB dieser Einrichtungen haben – unterstützt durch ein innovatives Pflegemanagement – nicht nur innerhalb ihrer Einrichtungen, sondern auch innerhalb des DNQP eine tragende Rolle bei der Weiterentwicklung der SQE eingenommen und sehr früh erkannt, dass sich die SQE nicht allein für die systematische Entwicklung von Praxisstandards eignet, sondern auch für die Einführung von Expertenstandards, und in dieser Kombination zu beachtlichen Synergieeffekten führt (Schiemann & Moers 2004b, S. 103, 129) – erkennbar an einer Steigerung des inhaltlichen Niveaus von Praxisstandards und der nachhaltigen Anwendung von Expertenstandards.

Literatur

Bieback, K.-J. (2004). Qualitätssicherung in der Pflege im Sozialrecht. Herausgeber: Bundeskonferenz zur Qualitätssicherung im Gesundheits- und Pflegewesen e. V. (BUKO-QS). Heidelberg: Verlag C. F. Müller.

Bosch, C. (1998). Vertrautheit. Studie zur Lebenswelt dementierender alter Menschen. Wiesbaden: Ullstein Medical.

CBO (Centraal Begleidingsorgaan voor de Intercollegiate Toetsing) (Hrsg.) (1993). Schulungsmodul Pflegerische Qualitätssicherung. Utrecht: CBO.

Dahlgaard, K. & Schiemann, D. (1996). Voraussetzung und Darstellung der Methode der Stationsgebundenen Qualitätssicherung. In: Schriftenreihe des Bundesministeriums für Gesundheit (Hrsg.) (1996). Band 79: Qualitätsentwicklung in der Pflege. Baden-Baden: Nomos, 1–76.

DNQP (Deutsches Netzwerk für Qualitätsentwicklung in der Pflege) (Hrsg.) (2004). Expertenstandard Dekubitusprophylaxe in der Pflege. Entwicklung – Konsentierung – Implementierung. Osnabrück: DNQP.

Elsbernd, A.; Allgeier, C. & Lauffer-Spindler, B. (2010). Praxisstandards und Qualitätsindikatoren in der Pflege. Qualitätsinstrumente am Beispiel der stationären Altenpflege. Lage: Jacobs Verlag.

Grypdonck, M. (2000). Het leven boven de ziekte uittillen: de verpleegkundige als bondgenoot van de chronisch zieke. In: Universitair Medisch Centrum Utrecht Divisie Verplegingswetenschap (Hrsg.). 10 jaar Verplegingswetenschap in Utrecht: nieuwe accenten in de zorg voor chronisch zieken. Leiden: Spruyt, Van Mantgem & De Does BV, 3–31.

Kamiske, G. & Brauer, F. (2007). Qualitätsmanagement von A bis Z: Erläuterungen moderner Begriffe der Qualitätsmanagements. München, Wien: Carl Hanser Verlag.

Kitson, A. & Giebing, H. (1990). Nursing quality assurance in practice. A guide for practitioners using the dynamic approach to quality assurance. London/Utrecht: Royal College of Nursing (RCN) and National Organization for Quality Assurance in Health Care in The Netherlands (CBO).

Kitson, A. & Giebing, H. (1991). Standard Setting in Nursing Quality Assurance. A Guide for Practitioners in Using a Dynamic Approach to Quality Assurance. London/Utrecht: Royal College of Nursing (RCN) and National Organization for Quality Assurance in Health Care in The Netherlands (CBO).

Lang, N. (1976). Issues in quality assurance in nursing. In: Issues in evaluative research. Kansas City: American Nurses Association.

Marr, H. & Giebing, H. (1994). Quality Assurance in Nursing – Concepts, Methods and Case Studies. Edinburgh: Campon Press.

Moers, M.; Schiemann, D. & Stehling, H. (2010). Das Auditinstrument zum Expertenstandard Ernährungsmanagement. In: DNQP (Deutsches Netzwerk für Qualitätsentwicklung in der Pflege) (Hrsg.). Expertenstandard Ernährungsmanagement zur Sicherung und Förderung der oralen Ernährung in der Pflege. Entwicklung – Konsentierung – Implementierung. Osnabrück: DNQP, 148–156.

Morell, C. & Harvey, G. (1999). The Clinical Audit Handbook. Improving the Quality of Health Care. London: Baellieré/Tindall.

RCN (Royal College of Nursing) (1994 a). The impact of a nursing quality assurance approach, the Dynamic Standard Setting System on nursing practice and patient outcomes (executive summary). Report No. 4, Vol. 1, Oxford.

RCN (Royal College of Nursing)/SPN (Society of Paediatric Nursing) (1999). Pflegestandards in der Kinderkrankenpflege. Bern, Göttingen: Huber.

Schiemann, D. & Moers, M. (2004a). Werkstattbericht über ein Forschungsprojekt zur Weiterentwicklung der Methode Stationsgebundene Qualitätsentwicklung in der Pflege. Mit einem Kapitel von Andreas Fierdag. Osnabrück: DNQP (Deutsches Netzwerk für Qualitätsentwicklung in der Pflege).

Schiemann, D. & Moers, M. (2004b). Die Implementierung des Expertenstandards Dekubitusprophylaxe in der Pflege. In: DNQP (Deutsches Netzwerk für Qualitätsentwicklung in der Pflege) (Hrsg.). Expertenstandard Dekubitusprophylaxe in der Pflege. Entwicklung, Konsentierung, Implementierung. 2. Auflage. Osnabrück: DNQP, 101–122.

Schiemann, D. & Moers, M. (2011). Qualitätsentwicklung und -standards in der Pflege. In: Schaeffer, D. & Wingenfeld, K. (Hrsg.). Handbuch Pflegewissenschaft. Heidelberg: Juventa, 617–642.

Schroeder, P. S. & Maibusch, R. M. (1984). Nursing quality assurance. A unit based approach. Maryland: Aspen Publication.

Schriftenreihe des Bundesministeriums für Gesundheit (Hrsg.) (1996). Qualitätsentwicklung in der Pflege. Band 79. Baden-Baden: Nomos.

Uhl, A. (2008). Qualitätsentwicklung sozialer und gesundheitlicher Dienste für Menschen mit Pflege- und Betreuungsbedarf. Berlin: Lit Verlag.

II   Qualitätsindikatoren in der Pflege

11 Entwicklung von Qualitätsindikatoren auf der Basis von Expertenstandards

Andreas Büscher & Ahmed Kabore

11.1 Einleitung

Der abschließende Teil dieses Buches ist dem Thema »Qualitätsindikatoren« gewidmet. Die Diskussion um Qualitätsindikatoren in der Pflege ist in Deutschland noch nicht sehr umfassend ausgeprägt, obwohl das Thema zunehmende Bedeutung erfährt. So spielt seit 2007 für die externe Qualitätssicherung der Krankenhäuser der Generalindikator »Dekubitusprophylaxe« eine wichtige Rolle (Renner 2012), und in der Pflegeversicherung ist spätestens seit der Verabschiedung des Pflege-Neuausrichtungsgesetzes von 2012 klar, dass die zukünftige Darstellung der Versorgungsqualität in der Langzeitversorgung auf Indikatoren gestützt erfolgen soll. Auch im Methodenpapier des Deutschen Netzwerks für Qualitätsentwicklung in der Pflege (DNQP) wird die Entwicklung und Anwendung von evidenzbasierten Qualitätsindikatoren auf der Grundlage der Expertenstandards als wichtiger Schritt in der zukünftigen Qualitätsdiskussion angesehen (DNQP 2015). Als problematisch an der derzeitigen Situation kann angesehen werden, dass die Entwicklung von Qualitätsindikatoren in der Pflege getrennt nach der Logik der Sozialgesetzbücher V und XI erfolgt bzw. erfolgen soll, während die Entwicklung von Expertenstandards durch das DNQP seit 20 Jahren sektorenübergreifend geschieht. Angesichts internationaler Erfahrungen in der Entwicklung von Qualitätsindikatoren ist eine enge Anbindung an Leitlinien (in der Medizin) und Expertenstandards (in der Pflege) als Schlüsselinstrumente der Qualitätsentwicklung anzustreben.

11.2 Was sind Qualitätsindikatoren?

In der Literatur existieren mehrere Definitionen zu Qualitätsindikatoren, die jedoch einen hohen Grad an Überschneidung aufwiesen. So haben Campbell et al. (2004) Qualitätsindikatoren als einen Weg zur Bestimmung und Einschätzung von Qualität bezeichnet. Sie sehen Indikatoren als messbare und definierte Items, die ein Statement zu Struktur, Prozess und Ergebnis von Versorgungsqualität enthalten. Die Bundesgeschäftsstelle Qualitätssicherung gGmbH (BQS 2008) sieht den Zweck eines Qualitätsindikators ebenfalls in der Bewertung von Qualität hinsichtlich formulierter Qualitätsziele. Es betont zudem den Werkzeugcharakter von Indikatoren für das interne Qualitätsmanagement von Organisationen und die Notwendigkeit, auf der Basis von Indikatoren Aktivitäten zur Qualitätsverbesserung zu initiieren.

Ähnlich äußert sich der »Good Indicators Guide« des britischen National Health Service (NHS 2008), der Indikatoren als knapp und verständlich formulierte Maßstäbe bezeichnet. Als Kernfunktionen von Indikatoren werden das Verstehen, die Abbildung eines Leistungsgeschehens und die Festlegung von Verantwortlichkeiten gesehen. Die Funktion des Verstehens auf der Basis von Indikatoren kommt vor allem in der Forschung zum Tragen. Die Abbildung von Leistungsprozessen spielt auf der Managementebene eine wichtige Rolle. Sie dient der Verbesserung der Prozesse der Leistungserbringung. Die Funktion der Festlegung von Verantwortlichkeiten verweist darauf, dass für das Zustandekommen und den konkreten Wert eines Indikators zu prüfen ist, wer letztlich für ein bestimmtes Ergebnis im positiven oder negativen Sinne verantwortlich ist.

Unterschieden werden aggregierte Indikatoren und Sentinel-Event-Indikatoren (ÄZQ 2009). Aggregierte Indikatoren werden gebildet auf der Basis kontinuierlicher Mittelwerte oder Raten bzw. Proportionen zu einem Versorgungsaspekt (z. B. die Anzahl von Patientinnen, die im Krankenhaus einen Dekubitus entwickelt haben, im Verhältnis zu allen Krankenhauspatientinnen). Sentinel-Event-Indikatoren bezeichnen seltene und schwerwiegende Ereignisse, die es grundsätzlich zu vermeiden gilt und deren Auftreten immer eine genauere Analyse nach sich ziehen sollte (für die Pflege im Krankenhaus ist die Entwicklung eines Dekubitus Grad 4 ein solches Ereignis).

Allen dargestellten Definitionen gemein ist die Sichtweise, dass es sich bei Indikatoren um Zahlen bzw. numerische Größen und messbare Parameter handelt. In anderen Worten sind Indikatoren quantitative Evaluationsinstrumente. Nur in numerischer und klar operationalisierter Form können Indikatoren im Sinne der hier nur kurz angerissenen Funktionen Verwendung finden. In der knappen und numerischen Form liegt der Reiz von Indikatoren. Die dazu notwendige Reduktion auf Wesentliches löst jedoch oftmals auch Widerspruch aus. Indikatoren bilden letztlich immer nur einen Ausschnitt der Wirklichkeit ab. Gerade die gesundheitliche und pflegerische Versorgung sind jedoch komplexe Wirklichkeiten, und so besteht die Befürchtung, dass die für einen Indikator erforderliche reduktionistische Sichtweise zu unfairen Beurteilungen führen kann. Letztlich ist es aber auch eine Frage der Perspektive, denn oftmals werden Indikatoren geschätzt, solange sie etwas zusammenfassen und die Beurteilung eines Sachverhalts einfacher machen, aber nicht, wenn sie über uns selbst oder etwas uns Nahestehendes urteilen (NHS 2008).

11.3 Wozu dienen Indikatoren im Gesundheitswesen?

Qualitätsindikatoren werden zu unterschiedlichen Zwecken entwickelt und eingesetzt. Sie dienen als ein quantitatives Maß zum Monitoring und der Bewertung von Prozessen (BQS 2008). Moderne Qualitätsmanagementsysteme werden daher für das interne Qualitätsmanagement auf Indikatoren zurückgreifen, um Anhaltspunkte über die Ergebnisse ihrer Arbeit zu erhalten und Schwachstellen identifizieren zu können. Indikatoren ermöglichen auf der Basis von Soll-/Ist-Vergleichen eine Standortbestimmung und geben Hinweise auf notwendige Maßnahmen. Einrichtungsübergreifend erfüllen Indikatoren eine wichtige Funktion für das Benchmarking. Auf der Basis eindeutig definierter Indikatoren und regelmäßig erhobener Daten lässt sich die eigene Leistung im Vergleich zu anderen Einrichtungen einschätzen.

Indikatoren können für die Information der Öffentlichkeit genutzt werden. Den tatsächlichen und potenziellen Nutzerinnen von Gesundheits- und Pflegeeinrichtungen verlässliche Informationen an die Hand zu geben, auf deren Grundlage sie sich für oder gegen eine Einrichtung entscheiden, wird ein zunehmend wichtiger Aspekt. Eine weitere Verwendungsmöglichkeit für Indikatoren besteht in Ansätzen für eine qualitätsbezogene Vergütung, auch bekannt unter dem Namen »P4P« oder »Pay for Performance«. Vereinfacht gesagt wird die Vergütung für Versorgungsleistungen in diesen Ansätzen an Indikatoren ausgerichtet. Letztlich können Indikatoren eine Rolle spielen bei der Akkreditierung oder Zertifizierung von Gesundheits- und Pflegeeinrichtungen. Das Erreichen bestimmter Kennziffern kann entscheidend dafür sein, ein Zertifikat oder die Zulassung zur Leistungserbringung zu erhalten.

In Deutschland erfahren Qualitätsindikatoren derzeit vor allem durch die Möglichkeit der Darstellung in der externen Qualitätssicherung und der darauf aufbauenden Qualitätsberichterstattung eine erhöhte Popularität. So erfolgt die Berichterstattung über die Versorgungsqualität in deutschen Krankenhäusern auf der Basis von Indikatoren für verschiedene Leistungsbereiche. Die Krankenhäuser sind verpflichtet, die entsprechenden Daten an das Institut für Qualitätssicherung und Transparenz im Gesundheitswesen (IQTiG)– zu liefern, wo sie zusammenfassend aufbereitet und in einem jährlichen Bericht veröffentlicht werden. Das IQTiG-Institut wiederum erhält durch den Gemeinsamen Bundesausschuss (G-BA) den Auftrag zur Entwicklung von Indikatoren-Sets für die Themenbereiche, die der G-BA für die externe Qualitätssicherung für relevant hält.

Im Rahmen der Pflegeversicherung gibt es seit Einführung des Pflegeweiterentwicklungsgesetzes 2008 und der damit initiierten Pflege-Transparenzvereinbarung eine intensive Diskussion um den richtigen Weg zur Darstellung von Pflegequalität in der Langzeitpflege. Auch wenn die gewählte Darstellung der Pflegequalität über Noten offenkundig leicht verständlich ist, so sind doch die Kriterien der Notengebung sehr umstritten. Als Konsequenz hat der Gesetzgeber in den Pflegestärkungsgesetzen festgelegt, dass die Grundlagen der Qualitätsprüfung und -darstellung neu festzulegen sind. Es kann somit davon ausgegangen werden, dass die Entwicklung von Qualitätsindikatoren in diesem Rahmen weiterhin intensiv diskutiert werden wird.

11.4 Anforderungen an Qualitätsindikatoren

Verschiedene Organisationen und Autorinnen haben sich mit den Anforderungen beschäftigt, die an Indikatoren zu stellen sind. Diese hängen, wie bereits aufgezeigt werden konnte, sehr eng mit dem Verwendungszweck zusammen, für den ein Indikator entwickelt wurde. Unabhängig davon lassen sich jedoch eindeutige Kriterien benennen, auf die hin ein Indikator geprüft werden sollte, bevor er zur Abbildung von Versorgungsprozessen oder zur Steuerung der Versorgungsqualität zum Einsatz kommt. Ein geeignetes Verfahren zur Bewertung von Qualitätsindikatoren hat das BQS mit dem Instrument QUALIFY vorgelegt (BQS 2008). Das Instrument enthält Definitionen und standardisierte Bewertungskriterien für die Bereiche Relevanz, Wissenschaftlichkeit und

Praktikabilität eines Indikators. Die Relevanz bezieht sich auf Aspekte wie die Bedeutung des mit dem Indikator erfassten Qualitätsmerkmals für das Versorgungssystem, den damit verbundenen Nutzen und die Berücksichtigung potenzieller Risiken und Nebenwirkungen. Die Kriterien zur Wissenschaftlichkeit umfassen u. a. die wissenschaftliche Evidenz für einen Indikator, die Klarheit der Definition sowie Fragen der Reliabilität und Validität. Die Praktikabilität bezieht sich auf die Verständlichkeit und Interpretierbarkeit durch die potenziellen Adressaten und die beteiligten Berufsgruppen sowie eine Reihe mit dem Erhebungsaufwand verbundener Fragen wie Möglichkeiten zur Überprüfung von Richtigkeit und Vollständigkeit der Daten.

11.5 Verfahren zur Entwicklung von Qualitätsindikatoren

Die Beschäftigung mit Qualitätsindikatoren verdeutlicht recht bald, dass in der Literatur verschiedene Verfahren zur Entwicklung von Qualitätsindikatoren beschrieben sind. Diese weisen eine Vielzahl an Gemeinsamkeiten auf, unterscheiden sich jedoch vor allem in ihrem Ausgangspunkt zur Indikatorenentwicklung. Im Wesentlichen lassen sich unterscheiden:

- die Entwicklung von Qualitätsindikatoren auf der Basis existierender Qualitätsinstrumente wie Leitlinien oder Expertenstandards,
- die Entwicklung von Qualitätsindikatoren auf der Basis umfangreicher Literaturanalysen mit anschließender empirischer Validierung und
- die Entwicklung von Qualitätsindikatoren auf der Basis von Praxisstandards.

Beim ersten Ansatz, der im weiteren Verlauf dieses Kapitels noch eingehend dargestellt wird, geht es darum, auf der Basis hochwertiger Qualitätsinstrumente Zielgrößen und Indikatoren abzuleiten, zu denen in regelmäßigen Abständen Daten erhoben werden können. Aus diesen Daten lassen sich verlässliche Hinweise auf den Umsetzungsgrad von angestrebten Qualitätszielen gewinnen und Aussagen zu Verbesserungsmöglichkeiten in der Versorgung ableiten (vgl. Schiemann & Moers 2011, S. 635 f.).

Die Entwicklung von Qualitätsindikatoren auf der Basis umfangreicher Literaturanalysen mit anschließender empirischer Validierung ist ein in unterschiedlichen Versorgungsbereichen national und international recht verbreitetes Verfahren. Als Beispiel kann die National Database on Nursing Quality Indicators (NDNQI®) angesehen werden, über die Simon und Dunton in einem nachfolgenden Beitrag (▶ Kap. 13) berichten. In dem Beitrag werden die Chancen der Arbeit mit Qualitätsindikatoren für das interne Qualitätsmanagement im Krankenhaus beschrieben.

Auch das in Deutschland viel beachtete Projekt zur Entwicklung und Erprobung von Instrumenten zur Beurteilung der Ergebnisqualität in der stationären Altenhilfe folgt diesem Verfahren (BMG & BMFSFJ 2011). In dem Projekt wurde ein Ansatz zur Darstellung von Ergebnisqualität auf der Basis von Indikatoren entwickelt und erprobt. Die Zielsetzung des Projekts war die Entwicklung eines Systems zu einer methodisch belastbaren, vergleichenden Bewertung der Ergebnisqualität in Pflegeeinrichtungen, auf dessen Basis eine aussagekräftige Qualitätsberichterstattung erfolgen kann. Im Gegensatz zur derzeitigen Qualitätsberichterstattung durch die Pflege-Transparenzvereinbarung in der Pflegeversicherung wird in dem Projekt vorgeschlagen, Qualitätsbewertungen auf der Basis von Daten aus den Einrichtungen vorzunehmen und diese nicht im Rahmen von externen Qualitätsprüfungen zu erheben.

Die in dem Projekt entwickelten Indikatoren werden unterteilt in gesundheitsbezogene Indikatoren und Indikatoren zur Erfassung von Lebensqualität. In den gesundheitsbezogenen Bereichen wurden Indikatoren für die folgenden Themen entwickelt:

- Bereich 1 – Erhalt und Förderung der Selbständigkeit:
    - Erhalt und Verbesserung der Mobilität,
    - Selbständigkeitserhalt oder -verbesserung bei Alltagsverrichtungen
    - Selbständigkeitserhalt oder -verbesserung bei der Gestaltung des Alltagslebens und sozialer Kontakte
- Bereich 2 – Schutz vor gesundheitlichen Schädigungen und Belastungen:
    - Dekubitusentstehung
    - Stürze mit gravierenden Folgen
    - Unbeabsichtigter Gewichtsverlust
- Bereich 3 – Unterstützung bei spezifischen Bedarfslagen:
    - Integrationsgespräch für Bewohnerinnen nach dem Heimeinzug
    - Einsatz von Gurtfixierungen
    - Einschätzung von Verhaltensauffälligkeiten bei Bewohnerinnen mit kognitiven Einbußen
    - Schmerzmanagement

Die Ergebnisse dieses Projekts haben einen großen Anklang in weiten Teilen der Fachöffentlichkeit gefunden und werden von einigen Trägerverbänden bereits praktisch umgesetzt.

Als dritter Ansatz kann die Entwicklung von Qualitätsindikatoren auf der Basis von Praxisstandards bezeichnet werden, der von Astrid Elsbernd im nachfolgenden Beitrag (▶ Kap. 12) dargestellt wird. Sie stellt ihre Einsichten und Erfahrungen aus einem Projekt zur Entwicklung pflegesensibler Qualitätsindikatoren in der Altenpflege vor und zeigt darin einen Weg auf, wie Pflegende vor Ort sich in die Bestimmung von Qualitätsindikatoren für ihren Arbeitsbereich einbringen und diese anstoßen können.

Zu nennen ist noch die Zusammenstellung von Qualitätsindikatoren in eigenen Datenbanken. Dabei handelt es sich nicht um ein Verfahren zur Entwicklung von Indikatoren, sondern um deren Veröffentlichung und Schaffung einer Möglichkeit, Indikatoren für Einrichtungen verfügbar zu machen. In diesen Rahmen fallen beispielsweise die in einem EU-geförderten Projekt auf Basis einer Literaturstudie und eines Delphi-Verfahrens zusammengestellten Qualitätsindikatoren (hier als Kennzahlen bezeichnet) für Alten- und Pflegeheime (Europäisches Zentrum für Wohlfahrtspolitik und Sozialforschung 2010). Anders als im genannten Projekt zur Ergebnisqualität, in dem tatsächlich Daten zur Pflegequalität auf Basis der entwickelten Indikatoren erhoben wurden und darauf basierende Aussagen zur Qualität in den Einrichtungen erfolgen konnten, dient dieses Projekt eher der Veröffentlichung möglicher Indikatoren, die von Pflegeeinrichtungen im Rahmen des internen Qualitätsmanagements oder von Prüfinstanzen für die externe Prüfung verwendet werden können. Ein ähnlicher Ansatz wird auch mit der Datenbank des Zentrums für Qualität in der Pflege (ZQP) zu Qualitätsindikatoren in der ambulanten Versorgung verfolgt. Für die Qualitätsentwicklung in der Pflege dürfte durch die reine Veröffentlichung von Qualitätsindikatoren kein besonderer Impuls ausgehen.

Die Erfahrungen aus dem In- und Ausland zeigen demgegenüber, dass durch die Entwicklung von Indikatoren auf der Basis bestehender Qualitätsinstrumente wie Expertenstandards oder Leitlinien erhebliche Weiterentwicklungen zu erwarten sind. Wie eine solche Entwicklung aussehen kann, wird im folgenden Absatz beschrieben.

11.6 Entwicklung von Qualitätsindikatoren auf der Grundlage von Expertenstandards

Unabhängig vom Ausgangspunkt umfasst die Entwicklung von Qualitätsindikatoren in der Regel die folgenden Schritte:

- Auswahl eines relevanten Themas
- Formulierung eines vorläufigen Sets von Qualitätsindikatoren
- Strukturierte Bewertung und Auswahl geeigneter Qualitätsindikatoren bzw. des Indikatoren-Sets durch Expertinnengremien im Rahmen eines Konsensverfahrens
- Praxistest der ausgewählten Qualitätsindikatoren
- Implementierung des entwickelten Qualitätsindikatoren-Sets (Kötter et al. 2011)

Zu berücksichtigen ist bei den jeweiligen Schritten zudem die Frage, ob die zu entwickelnden Indikatoren dem internen Qualitätsmanagement einer Einrichtung dienen oder für die externe Qualitätssicherung Verwendung finden sollen.

11.6.1 Auswahl und Relevanz des Themas

Zur Auswahl eines Themas gehören Aussagen zur Relevanz und zum Verwendungszweck eines Indikators oder Indikatoren-Sets. Die Relevanz kann sich durch explizite Qualitätsziele und/oder Qualitätsstrategien ergeben, für deren Evaluation Indikatoren sinnvoll und erforderlich sein können. Empfehlenswert ist zudem, den Bezug eines Indikators zur Versorgungspraxis herauszustellen, um somit die Akzeptanz für die Verwendung des Indikators zu erhöhen. Letztlich gehört zur Auswahl eines relevanten Themas auch eine Aussage zum Geltungsbereich eines Indikators. Soll er Anwendung finden auf eine bestimmte Population, ein Setting, eine Krankheit, einen bestimmten Versorgungsbereich oder eine bestimmte Art der Intervention (ÄZQ 2009)?

Wie an anderer Stelle dieses Buches aufgezeigt (▶ Kap. 3) beziehen sich die Expertenstandards des DNQP auf zentrale Qualitätsrisiken in allen Bereichen der Pflegepraxis. Bei der Auswahl der Themen spielen pflegeepidemiologische Erwägungen ebenso eine Rolle wie die begründete Erwartung von Qualitätsverbesserungen in der Praxis. Die Themen der Expertenstandards müssen somit ebenfalls als hochgradig relevant für die Entwicklung von Qualitätsindikatoren angesehen werden. Sie befassen sich mit Fragen, die in allen Bereichen pflegerischer Praxis eine wichtige Rolle spielen. Entsprechend bietet es sich an, aus den Ergebniskriterien der Expertenstandards sowie den Items aus dem Auditinstrument Qualitätsindikatoren abzuleiten. Zudem ließe sich auf dieser Basis, ähnlich wie für die zentralen Qualitätsbereiche, die in den Nationalen Versorgungsleitlinien angesprochen sind (Nothacker & Reiter 2009), evaluieren, ob die pflegerische Versorgung im entsprechenden Versorgungsbereich auf der Basis des in den Expertenstandards ausgedrückten aktuellen Wissensstandes erfolgte.

11.6.2 Formulierung eines vorläufigen Sets von Indikatoren

Beim zweiten Schritt, der Formulierung eines vorläufigen Sets von Indikatoren, geht es um die Eingrenzung des Settings, in dem der Indikator eingesetzt werden soll, sowie um die Festlegung themen- oder patientenrelevanter Endpunkte oder möglicher Versorgungsdefizite. Die in den Expertenstandards enthaltenen Empfehlungen bieten für diese Festlegung eine gute Grundlage. Sie können dazu dienen, Schlüsselempfehlungen zu formulieren und entsprechende Indikatorvorschläge abzuleiten.

Die im Rahmen der Entwicklung und Aktualisierung von Expertenstandards durchgeführten systematischen Literaturübersichten stellen sicher, dass die wesentlichen Erkenntnisse zu den einzelnen Themenbereichen bereits in den Standards berücksichtigt werden. Die Recherche zu Leitlinien und anderen Qualitätsinstrumenten bzw. -zielen im jeweiligen Themenbereich ist ausdrücklicher Bestandteil der Literaturübersichten, so dass auf dieses Wissen ebenfalls zurückgegriffen werden kann. Für die Zukunft empfiehlt es sich, wie auch an anderer Stelle empfohlen (AQUA-Institut 2013), bei der Literaturrecherche das Augenmerk auch auf mögliche Indikatoren für den jeweiligen Bereich zu richten.

Zudem sollte geprüft werden, ob es bereits Instrumente zur Abbildung der Patientinnenperspektive gibt (AQUA-Institut 2013). Wie in Kapitel 5 gezeigt werden konnte, wird die Patientinnen- bzw. Nutzerinnenperspektive bereits in verschiedener Art und Weise bei der Entwicklung und Aktualisierung von Expertenstandards berücksichtigt, so dass auch für diesen Aspekt bereits Ergebnisse und Anknüpfungspunkte vorliegen.

11.6.3 Bewertung und Auswahl geeigneter Qualitätsindikatoren

Im dritten Schritt erfolgt die Bewertung und Auswahl geeigneter Qualitätsindikatoren durch Expertinnengremien im Rahmen eines Konsensverfahrens. Dieser Schritt weist vielfältige Gemeinsamkeiten mit dem Prozess der Entwicklung von Expertenstandards auf. Es stehen dafür verschiedene Verfahren wie Konsensentwicklungs-Konferenzen, die Delphi-Technik, iterative Konsensfindungsprozesse und die RAND/UCLA Appropriateness Method (RAM) zur Verfügung (Campbell et al. 2004). Letztere ist eine der im internationalen Rahmen am häufigsten verwendeten Verfahren zur Entwicklung von Indikatoren. Die RAM wurde gemeinsam von der RAND Corporation, einer global agierenden Non-profit-Organisation, und der University of California in Los Angeles (UCLA) entwickelt (Fitch et al. 2001; Bilimoria et al. 2009). Beispiele, in denen das Verfahren angewandt wurde, umfassen die Entwicklung von Qualitätsindikatoren für Patientinnen mit totaler Endoprothese für Knie oder Hüfte (SooHoo et al. 2011) oder die Entwicklung und Testung innerhalb eines Pilotprojekts von Qualitätsindikatoren zur Aufnahme in den »UK Quality and Outcomes Framework« (Campbell et al. 2011). Das RAM-Verfahren ermöglicht eine mehrstufige und strukturierte Bewertung und Auswahl des Indikatorensets durch die jeweilige Expertinnenrunde.

Der grundlegenden Methodik von literaturbasierter Vorauswahl und anschließender Konsentierung durch eine Expertinnengruppe folgen jedoch auch andere Verfahren, wie z. B. das bereits erwähnte Verfahren des Ärztlichen Zentrums für Qualität in der Medizin (ÄZQ). Internationale Beispiele liegen vor für die Entwicklung von Indikatoren für die Diagnose und Therapie von Patientinnen mit Lungenkrebs (Hermens et al. 2006) oder die Entwicklung von Indikatoren und eines »Performance Measurement Frameworks« zu »Community Health Services« in ländlichen Regionen Chinas (Wong & Yin 2010).

Allen Verfahren gemein ist die formalisierte Konsensbildung zu geeigneten Indikatoren im Rahmen eines mehrstufigen Prozesses. In der Regel erfolgt zu Beginn eine schriftliche Einschätzung der Expertinnen zum vorläufigen Indikatorenset. Die Ergebnisse dieser ersten Einschätzung werden zusammengefasst und an die Expertinnen zur

Vorbereitung eines Treffens oder einer Konferenz verschickt. Die Ergebnisse dieses Treffens werden wiederum aufbereitet und zu einer abschließenden Konsentierung nochmals an die Expertinnen geschickt, bevor eine abschließende Empfehlung für ein Indikatorenset erfolgt, welches dann praktisch zu erproben ist.

11.6.4 Praxistest der ausgewählten Qualitätsindikatoren

Die praktische Erprobung des konsentierten Indikatorensets ist der vierte Schritt der Indikatorenentwicklung. Er umfasst Fragen der Umsetzbarkeit des Indikators (z. B. die Verfügbarkeit der erforderlichen Informationen bzw. den Zeitaufwand für die Erhebung nicht vorhandener Daten, Barrieren für die Implementierung, Dokumentationsaufwand), die Prüfung wissenschaftlicher Gütekriterien (z. B. Reliabilität, statistische Unterscheidungsfähigkeit u. a.) sowie Fragen der notwendigen Risikoadjustierung, also der Frage, ob es patientinnen- oder bewohnerinnenbezogene Risikofaktoren gibt, die den Indikator beeinflussen können und daher bei der Berechnung zu berücksichtigen sind. Nicht zuletzt umfasst die praktische Erprobung auch die Frage, ob der Indikator sich für die öffentliche Berichterstattung eignet (AQUA-Institut 2013). Hilfestellung für eine praktische Erprobung des Einsatzes von Indikatoren bietet der »NHS Good Indicators Guide« (NHS 2008), der Anforderungen in Form von Fragen formuliert, die beantwortet werden sollten, wenn ein Indikator eingeführt wird:

- Was wird gemessen, und wie ist es definiert?
- Warum wird es gemessen?
- Von wem und wann wird es gemessen?

- Werden absolute Zahlen oder Relationen gemessen?
- Wo kommen die Daten her?
- Sind die Daten vollständig und vertrauenswürdig?
- Sind Warnhinweise oder potenzielle Probleme zu berücksichtigen?
- Bedarf es spezifischer Tests, um Aussagen auf Basis des Indikators zu treffen?

Beim Praxistest von Qualitätsindikatoren, die auf der Basis von Expertenstandards entwickelt wurden, kann auf Erfahrungen mit der Anwendung des Auditinstruments bei der Einführung von Expertenstandards zurückgegriffen werden (▶ Kap. 7). Einige der o. g. Fragen sind darin bereits beantwortet. Nicht zuletzt ist in einem Praxistest zu ermitteln, wie es um die Akzeptanz der professionellen Akteurinnen bestellt ist, deren Handeln auf Basis des erprobten Indikators bzw. Indikatorensets evaluiert werden soll.

11.6.5 Einführung des Indikators

Den letzten Schritt stellt die Implementierung des Indikators bzw. Indikatoren-Sets für den ursprünglich formulierten Zweck dar. Nach der Implementierung gibt es für den routinemäßigen Einsatz von Indikatoren verschiedene Aspekte zu beachten. So sollte evaluiert werden, ob der Indikator tatsächlich in der Lage ist, die Qualitätsentwicklung in die gewünschte Richtung zu stimulieren, oder ob er Fehlanreize setzt und unerwünschte Effekte hervorruft (AQUA-Institut 2013). Ein solcher Fehlanreiz könnte z. B. darin liegen, dass sich die gesamte Aufmerksamkeit auf den Themenbereich des Indikators richtet und andere wichtige Bereiche vernachlässigt werden. Weiterhin ist zu evaluieren, ob und in welchem Ausmaß der Einsatz eines Indikators oder Indikatorensets zu einem nicht zu vertretenen Dokumentationsaufwand führt.

11.7 Der Nutzen von Indikatoren auf der Grundlage von Expertenstandards

Abschließend ist die Frage zu stellen, welchen Nutzen Qualitätsindikatoren auf der Basis von Expertenstandards haben können. Dazu bedarf es zuerst einer Antwort auf die Frage, ob es eigentlich expliziter Indikatoren bedarf oder ob die Ergebniskriterien der Expertenstandards und das dazugehörige Auditinstrument nicht ausreichend sind, um Qualität zu bestimmen und erreichte Ziele zu messen.

Zu dieser Frage führten bereits Campbell et al. (2004) aus, dass sich die Funktion eines Standards von der eines Indikators unterscheidet. Während Standards in der Regel 100 %-Margen definieren, beziehen sich Indikatoren auf Häufigkeiten, in denen ein Ereignis auftritt. Die Expertenstandards beschreiben ein professionelles Leistungsniveau, das nicht unterschritten werden sollte. Sie enthalten somit eine Aussage über die Gesamtheit der Patientinnen und Bewohnerinnen, deren Pflege durch die Anwendung der Standards verbessert werden soll. Einschränkungen dieses 100 %-Ziels finden sich zwar oftmals in der Zielsetzung der einzelnen Standards, in denen es beispielsweise heißt, dass ein Dekubitus oder ein Sturz weitgehend (im Gegensatz zu »immer«) verhindert werden kann. Was in diesem Zusammenhang »weitgehend« bedeutet, lässt sich jedoch letztlich nur an den Einzelfällen beurteilen, bei denen es nicht gelungen ist, einen Dekubitus oder einen Sturz zu verhindern. Die Betrachtung des Einzelfalls erlaubt die Analyse, ob die Nicht-Abwendung des Schadens durch unsachgemäße Pflege, Nicht-Kooperation oder Ablehnung von Maßnahmen durch die Patientinnen oder Bewohnerinnen oder durch einen fortschreitenden Krankheitsprozess verursacht wurde.

Qualitätsindikatoren sind vor diesem Hintergrund ein probates Mittel zur Differenzierung. Denn es leuchtet unmittelbar ein, dass ein Qualitätsunterschied vermutet werden kann, wenn z. B. bei zwei vergleichbaren Pflegeeinrichtungen in einer 40 % der Pflegebedürftigen einen Dekubitus entwickelt haben und in der anderen lediglich 5 %. Beide Einrichtungen unterschreiten somit das angestrebte Niveau der Qualität, aber es liegt nahe, dass die jeweilige Relation an Pflegebedürftigen mit einem entsprechenden Problem auf Qualitätsunterschiede in den Einrichtungen verweisen kann.

Wenn Indikatoren Hinweise auf Versorgungsqualität geben sollen, dann empfiehlt es sich, verfügbare Festlegungen des Niveaus der Qualität – wie sie in den Expertenstandards vorliegen – zum Ausgangspunkt der Indikatorenentwicklung zu machen. Dem professionell abgestimmten Leistungsniveau in den Expertenstandards käme in diesem Zusammenhang die Funktion der Festlegung eines »Soll-Werts« der Qualität zu. Liegt ein solcher »Soll-Wert« nicht vor, dann lässt sich trefflich darüber streiten, ob ein Indikator tatsächlich eine Auskunft über Qualität in der Versorgung geben kann.

Diese Diskussion wird auch im Zusammenhang mit dem bereits erwähnten Modell zu Qualitätsindikatoren für die Ergebnisqualität in der stationären Altenhilfe (BMG & BMFSFJ 2011) geführt, in dem die Indikatoren nicht auf Basis von Standards oder Leitlinien, sondern auf Basis einer umfangreichen Literaturstudie identifiziert und entwickelt wurden. Die Aussage, die auf Basis dieser Indikatoren möglich ist, bezieht sich nicht auf einen vorformulierten »Soll-Wert« der Qualität, sondern bemisst Qualität relational. Das bedeutet, dass auf der Basis der in allen am Verfahren beteiligten Einrichtungen erhobenen Daten ein Durchschnittswert zu den einzelnen Indikatoren gebildet wird und das Ergebnis in den einzelnen Einrichtungen vor diesem Hintergrund als über dem Durchschnitt, dem Durchschnitt entsprechend oder unter dem Durchschnitt liegend bewertet wird. Über Indikatoren ergibt sich somit ein Gesamtbild der Versorgung zu ausgewählten Bereichen, und die Einrichtungen können ihr Ergebnis in Relation zu anderen Einrichtungen stellen. Offen bleibt dabei die Frage, ob der ermittelte Durchschnitt einem wünschenswerten Qualitätsziel entspricht oder nicht.

Die Entwicklung von Qualitätsindikatoren auf der Basis von Expertenstandards ist kein Selbstläufer und stellt eine große Herausforderung dar. Eine Anlehnung an das Verfahren zur Indikatorenentwicklung auf der Basis der Nationalen Versorgungsleitlinien des ÄZQ (2009) bietet sich an. Angesichts der schwierigen Diskussion um die passenden Indikatoren zur Pflegequalität im Rahmen der Pflegeversicherung und die inakzeptable Reduzierung der Pflegequalität im Krankenhaus auf den Aspekt der Dekubitusprophylaxe (der Generalindikator Dekubitusprophylaxe wurde auf Basis des entsprechenden Expertenstandards entwickelt) erscheint die Entwicklung von Qualitätsindikatoren auf der Basis von Expertenstandards jedoch der logische nächste Schritt zu sein. Ohne Ausschließlichkeit zu beanspruchen, würde dieser Schritt bedeuten, Indikatoren zu zentralen und gemeinhin als solchen akzeptierten Qualitätsrisiken zu entwickeln und diese für die Praxis mit dem bekannten Instrument der Expertenstandards zu verknüpfen. Auf diesem Weg wäre es möglich, ein Indikatorenset für alle Bereiche pflegerischer Praxis zu entwickeln, die im Rahmen des internen Qualitätsmanagements Verwendung finden könnten.

Literatur

AQUA-Institut (AQUA-Institut für angewandte Qualitätsförderung und Forschung im Gesundheitswesen GmbH) (2013). Allgemeine Methoden im Rahmen der sektorenübergreifenden Qualitätssicherung im Gesundheitswesen nach § 137a SGB V. Version 3.0. Göttingen: AQUA-Institut.

ÄZQ (Ärztliches Zentrum für Qualität in der Medizin) (2009). Qualitätsindikatoren – Manual für Autoren. ÄZQ Schriftenreihe Band 36. Berlin: ÄZQ.

Bilimoria, K. Y.; Raval, M. V.; Bentrem, D. J.; Wayne, J. D.; Balch, C. M. & Ko, C. Y. (2009). National Assessment of Melanoma Care Using Formally Developed Quality Indicators. In: Journal of Clinical Oncology. 27. Jg., Heft 32, 5445–5451.

BQS (Bundesgeschäftsstelle Qualitätssicherung gGmbH) (2008). QUALIFY: Ein Instrument zur Bewertung von Qualitätsindikatoren. Düsseldorf: BQS. (http://www.bqs-institut.de/images/stories/doc/106-qualify-down.pdf; Zugriff am 10.07.2013).

BMG (Bundesministerium für Gesundheit) & BMFSFJ (Bundesministerium für Familie, Senioren, Frauen und Jugend) (Hrsg.) (2011). Entwicklung und Erprobung von Instrumenten zur Beurteilung der Ergebnisqualität in der stationären Altenhilfe. Abschlussbericht. Berlin: BMG/BMFSFJ.

Campbell, S.; Braspenning, J.; Hutchinson, A. & Marshall, M. (2004). Research methods used in developing and applying quality indicators in primary care. In: Grol, R.; Baker, R. & Moss, F. (Hrsg.). Quality Improvement Research. Understanding the science of change in health care. London: BMJ Books, 6–28.

Campbell, S. M.; Kontopantelis, E.; Hannon, K.; Burke, M.; Barber, A. & Lester, H. E. (2011). Framework and indicator testing protocol for developing and piloting quality indicators for the UK quality and outcomes framework. In: BMC Family Practice. 12. Jg., Heft 85.

DNQP (Deutsches Netzwerk für Qualitätsentwicklung in der Pflege) (2011). Methodisches Vorgehen zur Entwicklung, Einführung und Aktualisierung von Expertenstandards in der Pflege. Version März 2011. Osnabrück: DNQP. (http://www.dnqp.de; Zugriff am 10.07.2013).

Europäisches Zentrum für Wohlfahrtspolitik und Sozialforschung (2010). Verbesserung messen. Ergebnisorientierte Qualitätsindikatoren für Alten- und Pflegeheime. Wien: Europäisches Zentrum für Wohlfahrtspolitik und Sozialforschung.

Fitch, K.; Bernstein, S. J.; Aguilar, M. D.; Burnand, B.; LaCalle, J. R.; Lázaro, P. & Kahan, J. P. (2001). The RAND/UCLA Appropriateness Method User's Manual. Santa Monica: RAND.

Hermens, R. P. M. G.; Ouwens, M. M. T. J.; Vonk-Okhuijsen, S. Y.; van der Wel, Y.; Tjan-Heijnen, V. C. G.; van den Broek, L. D.; Ho, V. K. Y.; Janssen-Heijnen, M. L. G.; Groen, H. J. M.; Grol, R. P. T. M. & Wollersheim, H. C. H. (2006). Development of quality indicators for diagnosis and treatment of patients with non-small cell lung cancer: A first step toward implementing a multidisciplinary, evidence-based guideline. In: Lung Cancer. 54. Jg., Heft 1, 117–124.

Kötter, T.; Schaefer, F.; Blozik, E. & Scherer, M. (2011). Die Entwicklung von Qualitätsindikatoren – Hintergrund, Methoden und Probleme. In: Zeitschrift für Evidenz Fortbildung und Qualität im Gesundheitswesen (ZEFQ). 105. Jg., Heft 1, 7–12.

NHS (National Health Service) Institute for Innovation and Improvement (2008). The Good Indicators Guide. Coventry: NHS Institute for innovation and improvement. (http://www.apho.org.uk/resource/item.aspx?RID=44584%20; Zugriff am 10.07.2013).

Nothacker, M. & Reiter, A. (2009). Qualitätsindikatoren für National Versorgungsleitlinien. In: ÄZQ (Ärztliches Zentrum für Qualität in der Medizin) (Hrsg.). Qualitätsindikatoren – Manual für Autoren. ÄZQ Schriftenreihe Band 36. Berlin: ÄZQ, 18–31.

Renner, D. (2012). Entwicklung eines risikoadjustierten Qualitätsindikators zur Dekubitusprophylaxe im Rahmen der externen stationären Qualitätssicherung. ÄZQ Schriftenreihe Band 39. Berlin: ÄZQ.

Schiemann, D. & Moers, M. (2011). Qualitätsentwicklung und -standards in der Pflege. In: Schaeffer, D. & Wingenfeld, K. (Hrsg.). Handbuch Pflegewissenschaft. Weinheim: Juventa, 617–642.

SooHoo, N. F.; Lieberman, J. R.; Farng, E.; Park, S.; Jain, S. & KO, C. Y. (2011). Development of quality of care indicators for patients undergoing total hip or total knee replacement. In: BMJ Qual Saf. 20. Jg., Heft 2, 153–157.

Wong, S. T.; Yin, D.; Bhattacharyya, O.; Wang, B.; Liu, L. & Chen, B. (2010). Developing a Performance Measurement Framework and Indicators for Community Health Service Facilities in Urban China. In: BMC Family Practice. 11. Jg., Heft 91.

12 Entwicklung von Qualitätsindikatoren in der Pflege auf der Basis von Praxisstandards

Astrid Elsbernd

12.1 Einordnung und Begriffsbestimmung

Die Diskussion um die Entwicklung und den Einsatz von Qualitätsindikatoren in der Pflege ist aktuell und wird in der Fachwissenschaft, in der Praxis und in der Politik geführt (vgl. Diskussionen um die nationale Studie von Wingenfeld et al. 2011). Vor dem Hintergrund der Diskussion um Qualitätsentwicklung und Qualitätsbewertung scheint das Instrument »Indikator« in den vergangenen Jahren sehr rasch in den Mittelpunkt der Auseinandersetzungen geraten zu sein. Dabei wird mitunter nicht gesehen, dass das Instrument »Indikator« nur im Kontext weiterer Qualitätsinstrumente entwickelt und sinnvoll eingesetzt werden kann. Die Hoffnung auf eine rasche Erhebung und Bewertung von Pflegequalität muss schon zu Beginn dieses Beitrages gedämpft werden: Indikatoren sind wichtig, hilfreich und doch aufgrund der methodischen Implikationen auch kritisch einzuordnen.

Der Begriff »Indikator« wird sowohl alltagssprachlich als auch in den verschiedenen Fachdisziplinen seit vielen Jahren verwendet. Alltagssprachlich ist ein »Indikator« ein herausragendes Merkmal, das Rückschluss auf die Gesamtqualität einer Sache oder Leistung zulässt (z. B. Geruch für den einwandfreien Zustand eines Lebensmittels). Der häufige Einsatz des Wortes »Indikator« im Alltag ist schon ein deutlicher Hinweis darauf, dass wir im Alltag nach Merkmalen suchen, die uns eine rasche und zuverlässige Bewertung einer Sache oder einer Dienstleistung ermöglichen. Auch in gesundheitswissenschaftlichen Kontexten wird der Begriff »Indikator« seit vielen Jahren verwendet. Insbesondere aus dem Bereich der Gesundheitsberichterstattung werden Indikatoren genutzt, in den Disziplinen Medizin und Pflege ist das Instrument »Indikator« seit über 20 Jahren bekannt. Mit medizinischen und pflegerischen Indikatoren werden zentrale Versorgungsbereiche identifiziert und mittels messbarer Elemente deren Beobachtung operationalisiert. Die internationale Entwicklung von Qualitätsindikatoren in der Pflege hat ein beträchtliches Ausmaß erreicht, und es liegen bereits Reviews zum Stand der Entwicklungen in den verschiedenen Ländern vor (z. B. Irvine et al. 1998; Ranz et al. 1998; Doran 2003; Haberfelde & Bedecarre 2005; Kunaviktikul et al. 2005, Smith et al. 2007, Narkem et al. 2009). In den nationalen Auseinandersetzungen mit Qualitätsindikatoren in der Pflege zeigt sich, dass die fachwissenschaftlichen und politisch-gesellschaftlichen Diskurse indifferent sind. Doch bevor der Stand dieser Diskussionen erörtert werden kann, soll zunächst eine begriffliche Bestimmung vorgenommen werden. Neben vielen gängigen Definitionen ist die Definition »Indikator« der BQS (Bundesgeschäftsstelle Qualitätssicherung gGmbH) eine sehr treffende und soll deshalb hier zugrunde gelegt werden:

> »Ein Qualitätsindikator dient der Bewertung, ob ein Qualitätsziel erreicht wird. Ein Indikator ist kein direktes Maß für Qualität. Es ist ein

Werkzeug, das zur Leistungsbewertung dient und das die Aufmerksamkeit auf Problembereiche lenken kann, die einer intensiven Überprüfung innerhalb einer Organisation bedürfen.« (BQS 2008, S. 12)

Diese Definition verweist auf die Komplexität hinter dem Begriff: Indikatoren sind in diesem Verständnis quantitative Qualitätsinstrumente, die mit anderen Qualitätsinstrumenten verbunden sein müssen. Katz und Green (1996) weisen in ihren Ausführungen wiederholt auf den Zusammenhang zwischen den Instrumenten »Pflegestandards« und »Qualitätsindikatoren« hin. Auch durch die Definition der BQS wird deutlich, dass Qualitätsindikatoren Evaluationsinstrumente sind, die nur dann einsetzbar sind, wenn durch andere Instrumente das Leistungssoll oder Leistungsniveau (hier das »Qualitätsziel«) festgelegt wurde. Eine Bewertung von Leistungen ist nicht möglich, wenn das geplante Leistungsziel oder Leistungsniveau nicht bekannt ist. Geraedts weist darüber hinaus auf die Steuerungsfunktion von Indikatoren hin und hebt hervor, dass »Qualitätsindikatoren grundsätzlich eine Überprüfung der Erfüllung von Anforderungen auf Struktur-, Prozess- und Ergebnisebene vor dem Hintergrund der vorab in Form von Soll-Werten definierten Qualität ermöglichen« (Geraedts 2009, S. 5). Mittels Qualitätsindikatoren können demnach Leistungen nur vor dem Hintergrund vorab festgelegter Qualitätsziele und Qualitätsniveau-Festlegungen bewertet und gesteuert werden. Die zentralen Instrumente zur Niveaufestlegung in Medizin und Pflege sind medizinische Leitlinien und pflegerische Standards. Mittels dieser Instrumente wird der fachwissenschaftliche Diskurs zu den jeweiligen Themen(-komplexen) dargestellt und das fachwissenschaftliche vertretbare Leistungsniveau festgehalten. Qualitätsindikatoren werden aus diesen Instrumenten abgeleitet; die Ableitung wiederum stellt ein schwer zu lösendes methodisches Problem dar, das noch an anderer Stelle in diesem Beitrag skizziert wird.

Die hier vorgenommene Begriffsbestimmung stellt einen zentralen Zusammenhang in den Vordergrund: Die Zuverlässigkeit von Indikatoren hängt damit nicht nur davon ab, ob sie richtig konstruiert wurden, sondern auch davon, ob die damit verbundenen Leistungsniveau-Festlegungen zuverlässig sind (vgl. Schrappe 2004; ÄZQ 2009). In den Bereichen, in denen fachwissenschaftlich begründete Standards in der Pflege (medizinische Leitlinien in der Medizin) vorliegen, kann von einer günstigen Voraussetzung zur Konstruktion von pflegesensiblen Indikatoren (Indikatoren, die durch professionelle Pflege in ihrer Ausprägung beeinflusst werden können) ausgegangen werden. Hier bleibt das methodische Problem der Ableitung der Indikatoren aus den (Pflege-)Standards und die Konstruktion von zuverlässigen und zugleich praktikablen Erhebungsinstrumenten. In Leistungsbereichen, in denen keine Standards vorliegen, ist es methodisch sehr schwierig, pflegesensible Indikatoren zu entwickeln, da die Ausprägung des Sollniveaus unbekannt bzw. nicht wissenschaftlich begründet ist. Dies lässt sich auch nicht dadurch auflösen, dass wissenschaftliche Befunde aus vereinzelten Forschungsstudien als Sollniveau-Festlegung dienen, denn diese Befunde beziehen sich auf spezifische Untersuchungsdesigns und spiegeln zumeist lediglich einen Ausschnitt aus der Gesamtleistung wider. Werden pflegerische Sollniveaus außerhalb der Fachdisziplin, z. B. in Verbänden/Institutionen oder in politischen Gremien festgelegt, so ist noch mehr zu befürchten, dass die Grundlage für die Indikatoren-Entwicklung fachlich nicht ausreichend abgestützt ist. Je weniger fachlich gestützt (im Sinne einer Evidenzbasierung) die Sollfestlegung einer pflegerischen Leistung ist, desto weniger zuverlässige Indikatoren können daraus abgeleitet werden. Die (wissenschaftliche) Zuverlässigkeit von (pflegesensiblen) Indikatoren ist jedoch der zentrale Anspruch an das Instrument »Indikator«.

Indikatoren sollen eine sichere Bewertung und darauf aufbauend Steuerung von Pflegeleistungen ermöglichen. Dabei soll dieses Evaluationsinstrument rasch seine Wirkung entfalten und aufwändige Evaluationen ersetzen: Indikatoren sollen die schnelle und zielgenaue Evaluation unterstützen und damit vermeiden, dass alle einzelnen Aspekte der Leistung evaluiert werden müssen (wie dies z. B. mithilfe von Auditinstrumenten getan wird). Indikatoren werden deshalb so konstruiert, dass sie Ausschnitte der Leistung evaluieren und das Ergebnis zuverlässig Auskunft über die Gesamtleistung geben kann. Dies ist eine besondere Herausforderung, denn vor diesem Hintergrund müssen Leistungsaspekte identifiziert werden, die eine besondere Bedeutung für das Gesamtergebnis des jeweiligen Leistungsgeschehens haben. Dieser Identifizierungsprozess kann auf zwei Arten geschehen: 1) durch empirische Überprüfung und 2) durch normative Festlegung. Auf die Konstruktion von Indikatoren wird später weiter eingegangen.

Politische Diskussionen: Indikatoren im Gesundheits- und Pflegewesen

In Deutschland werden mithilfe von Qualitätsindikatoren schon seit ca. 15 Jahren medizinische und pflegerische Leistungen (Generalindikator »Dekubitusprophylaxe«) evaluiert. Dabei werden allerdings nur Leistungen betrachtet, die dem SGB V zugeordnet werden können. In Anlehnung an international bewährte Vorgehensweisen in der methodischen Entwicklung von Qualitätsindikatoren haben die BQS bis 2010, dann das AQUA-Institut bis 2015 und seit 2016 das IQTIG (Institut für Qualitätssicherung und Transparenz im Gesundheitswesen) für den Bereich des SGB V medizinische und pflegerische Qualitätsindikatoren entwickelt, die jährlich nach bestimmten Vorgaben in allen Krankenhäusern in Deutschland erhoben, durch Fachgruppen bewertet und der Öffentlichkeit in den Ergebnissen (teilweise) zugänglich gemacht werden (vgl. z. B. aktueller Qualitätsreport 2015, IQ-TIG). Im jeweils aktuellen Qualitätsreport werden die medizinischen und pflegerischen Qualitätsindikatoren sowohl in ihren Ausprägungen als auch Bewertungen von den jeweiligen Bundesfachgruppen differenziert dargestellt. Die Qualitätsindikatoren sind dabei Struktur-, Prozess- und Ergebnisindikatoren, die engen Anschluss an medizinische Leitlinien und pflegerische (Experten-)Standards (vgl. DNQP 2004) haben. In den sogenannten »Rationalen« (Begründungen) werden von den Fachexpertinnen und Fachexperten der jeweiligen Bundesfachgruppen die wissenschaftlichen Grundlagen und die Interpretation der Ergebnisse (auch aus dem sogenannten »Strukturierten Dialog«) erläutert und damit der Öffentlichkeit zugänglich gemacht. Es handelt sich hier um ein sehr komplexes Verfahren, das auf eine beachtliche Datenmenge zurückgreift. Die interessierten Leserinnen und Leser können über die Homepage des IQTIG (www.iqtig.org) einen vertieften Einblick in Methodik, Daten und Ergebnisse erlangen.

Seit vielen Jahren fordern Fachexpertinnen und Berufsverbände, dass die Anzahl der pflegesensiblen Qualitätsindikatoren deutlich erhöht wird. Da bereits sieben nationale, konsentierte Expertenstandards in der Pflege vorliegen, ist auch die Voraussetzung für die Entwicklung weiterer Indikatoren gegeben. Die Entwicklung von weiteren Indikatoren in der Pflege ist von der Entscheidung des Gemeinsamen Bundesausschusses (G-BA) abhängig und dies zeigt, dass im Rahmen der externen Qualitätssicherung die politischen Diskussionen und Entscheidungen deutlich über die fachlichen Weiterentwicklungen (mit)bestimmen.

Im SGB-XI-Bereich stellt sich die Diskussion anders dar, auch wenn bereits im Pflege-Neuausrichtungsgesetz 2012 explizit die Entwicklung von Indikatoren gefordert wird. Bislang wird im SBG-XI-Bereich Qualität mittels eines Prüfinstrumentes des Medizinischen Dienstes der Krankenversicherung (MDK) evaluiert, das eine Vielzahl von

Struktur-, Prozess- und sehr wenigen Ergebniskriterien betrachtet. Zwar lehnt sich das Prüfinstrument bei einigen »Transparenz«-Kriterien an pflegerische (Experten-)Standards an, doch wurden diese nicht nach einer expliziten Methodik von den Standards abgeleitet. Viele Kriterien beziehen sich nicht auf Standards, so dass in diesen Bereichen die Sollfestlegungen der angestrebten Qualitätsniveaus fehlen. Damit ist die Evaluation mittels der jeweiligen Transparenzkriterien auch stark erschwert bis unmöglich, denn das Sollniveau von Leistungen wird mehr oder weniger von den Ausfüllanleitungen (die für die jeweiligen Kriterien erarbeitet wurden) oder gar den Meinungen oder dem Fachwissen der jeweiligen Prüferinnen festgelegt. Die Bewertung von Evaluationsergebnissen ist beinahe nicht möglich, wenn die Leistungsniveaus nicht (vorher) bekannt sind. Im März 2011 haben Wingenfeld et al (2011) mit ihrem Abschlussbericht vom Forschungsprojekt »Entwicklung und Erprobung von Instrumenten zur Beurteilung der Ergebnisqualität in der stationären Altenhilfe« eine Studie vorgelegt, in deren Rahmen gezielt Qualitätsindikatoren für die stationäre Altenhilfe entwickelt und teilweise auch erprobt wurden. Zwischenzeitlich wird diese Erprobung in einem größeren Rahmen fortgeführt, die Ergebnisse können insbesondere die Diskussionen im Bereich des SGB XI weiter voranbringen. Allerdings gibt es bei diesem Ansatz einige offene methodische Fragen, die es sicher zu klären gilt (z. B. mangelnde Ausrichtung der Qualitätsindikatoren an (nationalen oder internationalen) Standards und Leitlinien in der Pflege).

12.2 Entwicklung von pflegesensiblen Qualitätsindikatoren in der Altenpflege im Rahmen eines Forschungsprojektes

12.2.1 Anlage des Forschungsprojektes

Qualitätsindikatoren sind quantitative Evaluationsinstrumente, die eine rasche Bewertung und Steuerung ermöglichen. Diese Grundidee liegt dem Forschungsprojekt »Praxisstandards und Qualitätsindikatoren in der Pflege. Qualitätsinstrumente am Beispiel der stationären Altenhilfe« (Elsbernd et al. 2010) zugrunde, über das im Folgenden berichtet werden soll. Bevor dieses Projekt gestartet wurde, fand ein Vorprojekt statt, in dessen Rahmen explorativ erforscht wurde, mit welchen Indikatoren in der Praxis der Altenpflege bereits gearbeitet wird (Elsbernd 2007). Es zeigte sich, dass bereits einige Indikatoren in der Pflege verwendet werden, dies aber selten explizit dargestellt wird. Das darauf folgende Projekt wurde vom 01.04.2008–31.03.2010 im Programm »Innovative Projekte an den Hochschulen des Landes Baden-Württemberg« gefördert und an der Fakultät Soziale Arbeit, Gesundheit und Pflege an der Hochschule Esslingen durchgeführt. Ziel des Projektes war es, zu in der Praxis relevanten Themen und Fragestellungen Qualitätsstandards festzulegen und daraus pflegesensible Qualitätsindikatoren abzuleiten, die es den Pflegenden ermöglichen, das Leistungsgeschehen selbst zu beurteilen und zu steuern. Dabei sollte eine zeitnahe Steuerung von Leistungen in den Vordergrund gestellt werden. In dem Forschungsprojekt wurde mit acht Pflegeteams unterschiedlicher stationärer Pflegeeinrichtungen zusammengearbeitet, darüber hinaus haben die Leitungen der Einrichtungen gemeinsam zwei Praxisstandards entwickelt und Qualitätsindikatoren abgeleitet, die einrichtungsübergreifend nutzbar sind (Themen: »Medikamenten-Management« und »Förderung der Fachlichkeit in der Pflege«). Die Pflegeteams arbeiteten zu folgenden Themen:

- Unterstützung des Einlebens in das Pflegeheim
- Förderung eines erholsamen Nachtschlafs und Vermeidung von Schlafstörungen
- Unterstützung von Bewohnerinnen mit Hörbeeinträchtigung
- Unterstützung von Bewohnerinnen mit Sehbeeinträchtigung
- Förderung einer aktivierenden und selbstbestimmten Körperpflege
- Förderung der Beschäftigung und Aktivierung von schwer bettlägerigen Bewohnerinnen
- Schmerzmanagement bei Bewohnerinnen mit demenzieller Erkrankung

Wie sich später bei der Beschreibung des methodischen Vorgehens zeigen wird, haben sich die Pflegenden diese Themen selbstgewählt und ihnen damit eine hohe Relevanz im pflegerischen Alltag für die Bewohnerinnen gegeben.

Ausgangslage in den Einrichtungen

In der im Forschungsprojekt vorgefundenen betrieblichen Wirklichkeit wurden in den teilnehmenden Einrichtungen bislang lediglich ein Teil der Expertenstandards in der Pflege umgesetzt. Eigene Instrumente zur Sollfestlegung der Leistungsniveaus gab es nicht, nur vereinzelt wurden über die Expertenstandards hinaus überhaupt Qualitätsinstrumente genutzt. Der Nutzen und Aufbau von Expertenstandards und die Methodik zu Einführung von Expertenstandards waren den meisten beteiligten Pflegenden in Teilen bekannt. Zur methodischen Entwicklung von Praxisstandards und Qualitätsindikatoren waren keine Kenntnisse vorhanden. Aufgrund dieser Ausgangslage wurde im wissenschaftlichen Team ein umfangreicher Plan zur methodischen Vorgehensweise entwickelt, der hier nur in zentralen Aspekten dargestellt werden kann. Bereits an dieser Stelle darf betont werden, dass die Arbeitsgruppen mithilfe dieses Vorgehens in der Lage waren, Praxisstandards zu entwickeln und pflegesensible Qualitätsindikatoren zur Bewertung und Steuerung abzuleiten und zu benennen.

Methodisches Vorgehen

Da den Qualitätsindikatoren Praxisstandards zugrunde liegen, wurde im Forschungsprojekt mit der Methode der »Stationsgebundenen Qualitätsentwicklung (SQE)« gearbeitet, um die jeweiligen Praxisstandards zu entwickeln. Nach diesem Entwicklungsschritt wurde eine Methode zur »normativen Ableitung von Qualitätsindikatoren« entwickelt, die es allen Arbeitsteams ermöglichen sollte, diejenigen Aspekte des Leistungsgeschehens zu benennen, die zentral für die Bewertung und Steuerung des Leistungsgeschehens sind. Ergebnis dieses zweiten methodischen Prozesses ist ein Indikatorenset zu jedem Praxisstandard, in dem auch Kennzahlen abgebildet werden. Es gelang nur bedingt, Referenzbereiche für die Kennzahlen zu benennen und die mit den Indikatoren verbundenen Erhebungs- und Analyseinstrumente zu entwickeln.

Die bereits in mehreren Forschungsprojekten untersuchte und angewandte Methode der »Stationsgebundenen Qualitätsentwicklung (SQE)« (vgl. Dahlgaard & Schiemann 1996, Schiemann & Moers 2004; ▶ Kap. 10) wurde in den folgenden Prozessschritten nur in wenigen Teilen leicht modifiziert und aus unserem Verständnis heraus eher konkretisiert (▶ Tab. 12.1). Aufgrund der Kürze dieses Beitrags wird auf die ausführliche Veröffentlichung zum Projekt verwiesen (Elsbernd et al. 2010, S. 67 ff.). Zudem sei darauf hingewiesen, dass alle methodischen Schritte durch verschiedene Evaluationsprozesse und -instrumente begleitet wurden, so dass detaillierte Ergebnisse vorliegen, die für all diejenigen sehr interessant sein können, die ähnliche Verfahren in die Praxis bringen wollen.

Tab. 12.1: Übersicht zum methodischen Vorgehen, Teil A (Elsbernd et al. 2010, S. 70–73)

Phase	Unterstützende Methoden	Beteiligte/Verantwortliche/Zielgruppe	Ziele
Phase 1 Information	Informationsmaterialien (schriftlich) Informationsgespräche Einführungspräsentation	Führungspersonen (Betriebs- und Trägerebene) Interessierte Mitarbeiterinnen	Die am Projekt beteiligten Personen sind entsprechend ihrer Einbindung informiert
Phase 2 Schulung	Präsentation (schriftliche Unterlagen) mit Vortrag und Diskussion Gezieltes Rückfragen	Führungspersonen (Betriebsebene/Pflege) Interessierte Mitarbeiterinnen	Führungs-personen und interessierte Mitarbeiterinnen kennen Ziele, Arbeitsprozesse und Rahmen-bedingungen des Projektes
Phase 3 Reflexionsphase	Reflexions-Instrument (schriftlich)	Führungspersonen (Betriebsebene/Pflege) und AG-Mitarbeiterinnen	Die Beteiligten reflektieren alleine Werthaltungen und Sollvorstellungen für die pflegerische Leistung
Phase 4 Wertekonsentierung	Diskussionsprozess unter Verwendung eines Konsensverfahrens	AG-Mitarbeiterinnen	Konsensfindung und Einigung auf Werte Beschreibung der Werte
Phase 5 Themenwahl	Diskussionsprozess unter Verwendung von Brainstorming-Verfahren Cluster- und Bewertungsmethoden Methoden zur Stärke- und Schwächeanalyse	AG-Mitarbeiterinnen	Einigung auf ausgewählte Qualitätsthemen
Phase 6 Sollfestlegung	Literaturdiskurs Diskussionsprozess unter Verwendung von Darstellungsmethoden	Wissenschaftliches Team AG-Mitarbeiterinnen	Formulierung von Sollfestlegungen (Ergebniskriterien!)
Phase 7 Indikatorenentwicklung	Literaturbasierte Schwellenwertanalyse Indikatoren-Festlegung durch die Arbeitsgruppen	Wissenschaftliches Team AG-Mitarbeiterinnen	Indikatoren liegen vor und werden den AG-Mitgliedern vorgestellt und mit ihnen diskutiert
Phase 8 Implementierung Verfahrensanweisung Analyse- und Handlungsinstrument Schulung der Instrumente	Instrumentenentwicklung unter Berücksichtigung der vorliegenden Instrumente Schulung der Mitarbeiterinnen	Wissenschaftliches Team AG-Mitarbeiterinnen	Verfahrensanweisung, Analyse- und Handlungsinstrument sind erarbeitet und die Mitarbeiterinnen im Umgang geschult

Tab. 12.1: Übersicht zum methodischen Vorgehen, Teil A (Elsbernd et al. 2010, S. 70–73) – Fortsetzung

Phase	Unterstützende Methoden	Beteiligte/Verantwortliche/Zielgruppe	Ziele
Phase 9 Datenerhebung	Erhebungsinstrument wird entwickelt Datenerhebungsverfahren Dokumentenevaluation Befragung der Mitarbeiterinnen	Wissenschaftliches Team	Indikatorendaten sind erhoben in einem Zeitraum von zwei Monaten
Phase 10 Datenanalyse und Bewertung	Analyse-Instrumente Gruppendiskussion	Wissenschaftliches Team AG-Mitarbeiterinnen	Daten sind analysiert
Phase 11 Ggf. Modifikation der Instrumente	Gruppendiskussion unter Verwendung von Analysemethoden	Wissenschaftliches Team AG-Mitarbeiterinnen	Entscheidung über eine Modifikation wird getroffen, begründet und umgesetzt
Phase 12 Evaluation des Gesamtprozesses	Evaluations-Instrumente für alle Phasen	Wissenschaftliches Team	Alle Phasen des Entwicklungs- und Implementierungsprozess sind dokumentiert

An dieser Stelle muss auch darauf hingewiesen werden, dass die Schritte ab Phase 8 aus zeitlichen Gründen im Rahmen des Projektes nicht mehr begleitet werden konnten.

12.2.2 Methodisches Vorgehen zur Ableitung der pflegesensiblen Qualitätsindikatoren

Bei der Ableitung der Indikatoren war von Beginn an klar, dass es sich hier nicht um den Versuch einer empirischen Ableitung handeln sollte. Dies war zentral aus einem Grund nicht möglich: Die entwickelten Praxisstandards wurden »nur« vor dem Hintergrund des nationalen Kenntnis- und Literaturstands entwickelt und spiegeln damit nicht das beste verfügbare Wissen wider. Aus vielen Gründen war es den Praktikerinnen nicht möglich, den internationalen, sondern lediglich den nationalen Wissensstand zu den jeweiligen Themen zu erarbeiten. Bei einer empirischen Ableitung von Indikatoren ist aber eine zentrale Voraussetzung, dass die Kriterien des Standards ein möglichst hohes Evidenz-Niveau haben. Vor diesem Hintergrund kann bei einer empirischen Ableitung von Indikatoren durch Forschung untersucht werden, welche Kriterien (eines Standards) in hohem Maß vorhersagen können, ob eine Leistung oder ein Leistungsniveau auch tatsächlich erreicht werden kann (Prädiktor). Diese empirisch überprüften Kriterien können dann als Indikatoren zur Bewertung und Steuerung von Leistungen herangezogen werden. Allerdings muss hier festgehalten werden, dass die empirische Ableitung von Indikatoren ein hohes Maß an (quantitativer) Forschung erfordert. Vor dem Hintergrund, dass sich das evidenzbasierte Wissen zu einem Thema rasch weiterentwickeln kann und dann auch unter Umständen die empirische Ableitung neu vorgenommen werden muss, scheint es sehr schwierig, in größerem Umfang Qualitätsindikatoren empirisch abzuleiten.

In diesem Projekt war das Ziel, die Indikatoren durch die Pflegenden, die Mitglieder der

Arbeitsgruppe zur Entwicklung eines Praxisstandards waren, in einem diskursiven und methodisch geleiteten Verfahren abzuleiten und die Indikatoren so *normativ* festzulegen. Bereits im theoretischen Rahmen dieser Studie wurde deutlich, dass es bislang kaum Verfahren zur Entwicklung von internen Indikatoren gibt, und wenn, diese Verfahren eher als grob (in den Verfahrensschritten) bezeichnet werden können (z. B. BLUE PRINT; Katz & Green 1996). Vor diesem Hintergrund haben wir eine diskursive Methodik zur Entwicklung der internen Qualitätsindikatoren angewandt. Dieses diskursive Verfahren war in das folgende Gesamtverfahren integriert:

Schritt 1: Problemanalyse zum beruflichen Alltag

Die Arbeitsgruppenmitglieder waren einerseits hoch vertraut mit dem jeweiligen Praxisstandard, den sie entwickelt hatten, und mit der alltäglichen Arbeitspraxis und den Problemen, die mit dem jeweiligen Thema verbunden sind. Zu Beginn der Praxisstandardentwicklung wurde jeweils von jeder Arbeitsgruppe eine methodisch geleitete Problemanalyse zum gewählten Praxisstandardthema durchgeführt. Nach Entwicklung des Praxisstandards wurden diese Ergebnisse noch einmal kritisch reflektiert und auf Aktualität hin bewertet.

Schritt 2: Konstruktion von möglichen Qualitätsindikatoren

Das wissenschaftliche Team hat vor dem Hintergrund der Diskussionen Qualitätsindikatoren aus den jeweiligen Praxisstandards abgeleitet. Dabei wurden in aller Regel für jede Ebene sowohl Struktur-, Prozess- und wenige Ergebnisindikatoren abgeleitet. Es wurde darauf geachtet, dass einerseits Indikatoren entstanden, die tatsächlich die zeitnahe Qualitätssteuerung ermöglichen, und Indikatoren, die retrospektiv zur Bewertung und Steuerung angewandt werden können. Dabei wurden Zeiträume von Wochen und Monaten, nicht aber Jahren anvisiert. Darüber hinaus gibt es Indikatoren, die auch eine langfristige Analyse von Leistungsentwicklung unterstützen können.

Bei der Entwicklung der systematischen Darstellung von Qualitätsindikatoren haben wir uns eng an das Vorgehen der BQS angelehnt, denn diese Systematik ist nicht nur gut differenziert und nachvollziehbar, sondern wurde auch für die Entwicklung interner Qualitätsindikatoren angewandt. Die BQS weist einige Indikatoren als »interne Qualitätsindikatoren« aus, die neben der Bewertung eben auch zur Steuerung geeignet sein sollen. Das methodische Vorgehen der BQS, das auf den entsprechenden Internetseiten sehr gut und detailliert dargestellt ist (BQS-online.de), kann sehr gut in die Gesamtkonzeption dieser Studie integriert werden, denn das Vorgehen der BQS basiert auf der Nutzung von pflegerischen Standards – für die externen Qualitätsindikatoren auf Basis der nationalen Expertenstandards in der Pflege. Das von der BQS entwickelte Verfahren (BQS 2007, S. 8 ff.) wurde für diese Studie leicht angepasst, jedoch in den wesentlichen Schritten genutzt. *Darstellung der Qualitätsindikatoren:*

Benennung des Indikators

Die genaue Indikatoren-Nennung soll den Fokus auf die zu messende oder zu beobachtende Rate eines Ereignisses richten. Diese genaue Festlegung ist Voraussetzung für die Festlegung des Referenzbereichs. Bereits bei der Sichtung der Literatur fiel auf, dass einige Begriffe nicht eindeutig verwendet werden. So wird zumeist ein Indikator-Thema bereits als Indikator bezeichnet. Dass aber zu einem Praxisstandard-Thema mehrere Indikatoren und dazu mehrere Kennzahlen gebildet werden können, bleibt meist unerwähnt. Deshalb soll diese Systematik an einem Beispiel aufgezeigt werden. Für den hier ausgewählten Praxisstandard gibt es insgesamt neun Qualitätsindikatoren mit 19 Kennzahlen, von denen hier nur fünf abgebildet werden (Elsbernd et al. 2010, S. 226 ff.):

Praxis-Standard-Thema: Förderung eines erholsamen Nachtschlafs und Vermeidung von Schlafstörungen

Qualitätsindikator: Aufsteh- und Zubettgehzeiten

Kennzahl 1: Auftreten von Beschwerden von Bewohnerinnen oder Mitarbeiterinnen über nicht realisierte Aufsteh- und Zubettgehzeiten (Anzahl der Beschwerden in einem Zeitraum oder Sentinel Event (der Begriff wird im weiteren Verlauf erläutert): einmaliges Auftreten von Beschwerden setzt Analyse und Aktion in Gang)

Kennzahl 2

Anzahl der Bewohnerinnen mit definiertem Merkmal (Zähler) (n)	Anzahl der Bewohnerinnen, die ohne Hilfe aufstehen, mit individuell realisierten Aufstehzeiten, zum festgelegten Zeitpunkt
Grundgesamtheit (N)	Anzahl aller Bewohnerinnen, die ohne Hilfe aufstehen, zum festgelegten Zeitpunkt

Kennzahl 3

Anzahl der Bewohnerinnen mit definiertem Merkmal (Zähler) (n)	Anzahl der Bewohnerinnen, die mit Hilfe aufstehen, mit individuell realisierten Aufstehzeiten, zum festgelegten Zeitpunkt
Grundgesamtheit (N)	Anzahl aller Bewohnerinnen, die mit Hilfe aufstehen, zum festgelegten Zeitpunkt

Kennzahl 4

Anzahl der Bewohnerinnen mit definiertem Merkmal (Zähler) (n)	Anzahl der Bewohnerinnen, die ohne Hilfe zu Bett gehen, mit individuell realisierten Zubettgehzeiten, zum festgelegten Zeitpunkt
Grundgesamtheit (N)	Anzahl aller Bewohnerinnen, die ohne Hilfe zu Bett gehen, zum festgelegten Zeitpunkt

Kennzahl 5

Anzahl der Bewohnerinnen mit definiertem Merkmal (Zähler) (n)	Anzahl der Bewohnerinnen, die mit Hilfe zu Bett gehen, mit individuell realisierten Zubettgehzeiten, zum festgelegten Zeitpunkt
Grundgesamtheit (N)	Anzahl aller Bewohnerinnen, die mit Hilfe zu Bett gehen, zum festgelegten Zeitpunkt

Qualitätsziele, die mit der Steuerung durch den Indikator erreicht werden sollen

Eine kurze und treffende Nennung des mit dem Qualitätsindikator angestrebten Ziels fördert die Einordnung des Indikators. Ziel und Indikator stehen in einem unmittelbaren Sinnzusammenhang, der aufzeigt, warum der Einsatz des Indikators als wichtig erachtet wird.

Relevanz des Indikators

Hier werden die fachliche Begründung und damit die Hintergründe für die Auswahl des Qualitätsindikators festgehalten. Damit wird nachvollziehbar, warum diese und nicht andere Indikatoren gewählt wurden und wie die Auswahl im fachlichen Diskurs verankert ist.

Leistungsbereich, der durch den internen Indikator gesteuert werden soll (auch Darstellung des Praxisstandards)

Der Qualitätsindikator steht in unmittelbaren Zusammenhang mit dem Leistungsstandard. Deshalb werden der Standard und die Begründung der Qualitätskriterien kurz beschrieben. In diesem Zusammenhang wird auch die wissenschaftliche Fundierung des Standards problematisiert.

Indikatortyp: Struktur-, Prozess- und Ergebnisindikator oder Sentinel Event

Interne Qualitätsindikatoren setzen zur Steuerung der Leistung an verschiedenen Aspekten der Leistung an. Je nach Steuerungsziel können Strukturen oder Prozesse, die anders als geplant verlaufen, durch Indikatoren in Varianzen sichtbar gemacht werden. Diese Art der Steuerung ermöglicht ein (frühes) Eingreifen in den Leistungsprozess, während die Steuerung durch Ergebnisindikatoren immer bezogen auf das gemessene Ereignis retrospektiv erfolgt und damit erst die Folgeleistungen positiv beeinflusst werden. Eine besondere Bedeutung kommt den sogenannten »Sentinel-Event-Indikatoren« zu, die auch als »Warnindikatoren« bezeichnet werden können. Sie dienen dazu, besonders seltene, schwerwiegende und damit herausragende Ereignisse abzubilden, deren Auftreten es in der Praxis nach Möglichkeit zu vermeiden gilt.

Schritt 3: Vorstellung und Auswahl von Qualitätsindikatoren

Die konstruierten Qualitätsindikatoren wurden jeweils den Arbeitsteams vor- und zur Diskussion gestellt. Dabei wurden die verschiedenen Steuerungswirkungen analysiert und bewertet. Vor dem Hintergrund dieser Diskussion legten die Arbeitsgruppen jeweils ein bis drei Indikatoren fest, die sie sich zur Bewertung und Steuerung in den kommenden Monaten vorstellen könnten. Dabei wurde auch diskutiert und festgelegt, wer die Indikatoren anwendet bzw. die jeweils notwendigen Erhebungsinstrumente anwenden soll (z. B. ausgewählte Mitarbeiterinnen, leitende Mitarbeiterinnen).

12.2.3 Arbeitsschritte, die nicht mehr vollzogen werden konnten

Leider musste genau an dieser Stelle das Forschungsprojekt aus zeitlichen Gründen beendet werden. Folgende Arbeitsschritte wären im Folgenden nötig gewesen:

1. *Einführung/Implementierung der Praxisstandards*
   Zur Unterstützung des Implementierungsprozesses wurde bereits von den jeweiligen Arbeitsgruppen festgelegt, welche Implementierungs-Instrumente (Assessment-, Planung-, Interventions-, Beratungs- und Evaluationsinstrumente sowie Instrumente zur Zusammenarbeit mit anderen Personen- und Berufsgruppen) benötigt werden. Einige Arbeitsgruppen konnten im Verlauf der Entwicklung auch bereits ausgewählte Instrumente erarbeiten. An dieser Stelle muss allerdings festgehalten werden, dass die Implementierung eines Praxisstandards ebenso aufwändig ist wie die Implementierung eines Expertenstandards.
2. *Entwicklung von Erhebungsinstrumenten für die jeweiligen Qualitätsindikatoren*
   Ein Indikator ist ein quantitatives Instrument und muss daher eindeutig messbar sein. Die Rate des betreffenden Ereignisses wird mittels eines Messinstrumentes erhoben. Das Instrument kann entweder speziell für die Messung des Indikators

entwickelt oder im Zusammenhang mit anderen Instrumenten konstruiert werden (z. B. Nutzung von Pflichtfeldern im Rahmen des genutzten EDV-Systems). Messinstrumente können erst dann erfolgreich erarbeitet werden, wenn die Instrumente zur Erreichung der festgelegten Qualitätskriterien vorhanden sind. Auch dies ist ein sehr zentraler Aspekt bei der Erarbeitung von Qualitätsindikatoren. Wenn Einrichtungen keine Instrumente zur Umsetzung des geplanten Leistungsniveaus in den einzelnen Leistungsbereichen haben, dann können auch keine Qualitätsindikatoren zum Einsatz kommen, da sie sich an diesen Instrumenten ausrichten müssen. Lediglich die Ergebnisindikatoren können ohne diesen Zusammenhang konstruiert werden, dienen aber, wie bereits hervorgehoben, nicht der Leistungssteuerung im Leistungserstellungsprozess, sondern der Leistungsbewertung im Ergebnis. Dieser Zusammenhang erklärt, warum die Entwicklung von Struktur- und Prozess-Indikatoren so aufwändig ist und zugleich einrichtungsbezogen erfolgen sollte!

3. *Festlegung von Toleranzbereichen bzw. Referenzbereichen für die jeweiligen Qualitätsindikatoren*
Der Referenzbereich zeigt den Rahmen für die Qualität an, die als »gut« bewertet wird und die keine Analyse und Steuerung erfordert. Die Festlegung des Referenzbereiches ist sehr wichtig, denn dadurch wird verhindert, dass unnötige und oftmals kostenintensive Interventionsprozesse eingeleitet werden. Die Werte im Referenzbereich, die als »unbedenklich« festgelegt werden, sind für die Steuerung von herausragender Bedeutung: Es muss die Sicherheit damit verbunden sein, dass wirklich kein internes Steuern und Eingreifen in die Leistungsprozesse erforderlich und damit die Ergebnisqualität prognostisch abgesichert ist. Dies gilt allerdings mit einer wichtigen Einschränkung:

Nicht immer bedingt die Ergebnisqualität eine entsprechende Struktur- und Prozessqualität. Das bedeutet, dass trotz sehr guter Strukturen und Prozesse Ergebnisse entstehen können, die nicht die geplante Qualität haben. Dies hängt damit zusammen, dass beispielsweise auch Ereignisse eintreten können, die nicht durch diese Qualitätsdimensionen beeinflussbar sind (z. B. Ereignisse, die mit der Patientin oder der Bewohnerin verbunden sind, z. B. plötzliche Verschlechterung des Gesundheitszustandes).

Vor diesem Hintergrund werden Qualitätsindikatoren für die externe Qualitätsbewertung nach Möglichkeit risikoadjustiert, um die Risiken, die nicht (immer) beeinflussbar sind, zu gewichten. Die Risikoadjustierung setzt allerdings ein sehr komplexes Berechnungsmodell und die (empirisch gesicherte) Kenntnis der möglichen Risiken, der Wahrscheinlichkeit und Auswirkungen voraus. Für die Entwicklung von internen Qualitätsindikatoren ist die Erarbeitung aussagefähiger Risikoadjustierungsmodelle sicherlich regelmäßig nicht möglich. Auch dieses Projekt stößt an diese Entwicklungsgrenze. Deshalb ist es sinnvoll, dass für jeden Leistungsbereich in jedem Fall ein Ergebnisindikator entwickelt wird, der zuverlässig anzeigt, wenn Leistungen nicht mehr dem vorgegebenen Referenzrahmen entsprechen und damit in jedem Fall eine Analyse des Leistungsgeschehens auslösen.

4. *Festlegung der Verfahren zur Erhebung und Auswertung der jeweiligen Indikatoren im Alltag (Häufigkeit, Zeiträume, Anwenderinnen, Darstellung der Ergebnisse)*
Da die Erhebung von Qualitätsindikatoren zuverlässig sein sollte, empfiehlt es sich, hier das genaue Prozedere festzulegen. Dabei sind nicht nur die Erhebungs- und Auswertungszeitpunkte von hohem Interesse (sie sollten so gewählt werden, dass sie sich gut in die Arbeitsabläufe

integrieren), sondern auch die Frage, wer die Daten erhebt, die quantitativen Ergebnisse auswertet und die Ergebnisse zusammenstellt. An dieser Stelle darf noch mal betont werden, dass bei der internen Steuerung von Qualität die tatsächlichen Leistungserbringer in den Fokus rücken. Ähnlich dem Ansatz der SQE sollte hier darüber nachgedacht werden, mit welchen Verfahren die Pflegenden die Steuerung von Leistung selbstverantwortlich übernehmen können. Erst in zweiter Linie ist von Interesse, wie Führungspersonen sich an der Evaluation des Leistungsgeschehens beteiligen können. So gesehen sind interne Indikatoren zunächst einmal Instrumente zur Leistungssteuerung durch die Leistungserbringer und weniger Personalführungsinstrumente.

5. *Verfahren zur Diskussion der Ergebnisse und Ableitung von Aktivitäten*
Ein zentraler Arbeitsschritt wird die Aufarbeitung der Ergebnisse sein. Hier können die jeweiligen Arbeitsteams (und ihre Führungspersonen) vereinbaren, wann und wie Steuerungen im Alltag vorgenommen werden sollen. Aufgrund der Vielfalt der damit verbundenen Themen empfiehlt es sich, die Aufarbeitung in eine verlässliche und transparente Struktur zu bringen (z. B. Häufigkeit und Länge der Diskussionen, Dokumentation der Ergebnisse oder Vereinbarungen über die »Veröffentlichung« von Ergebnissen im jeweiligen Unternehmen).

6. *Verfahren zur Festlegung (neuer) Qualitätsindikatoren*
Im Rahmen der internen Qualitätsentwicklung empfiehlt es sich, Indikatoren über einen gewissen Zeitraum zu nutzen und dann auch zu wechseln. Im Rahmen des Forschungsprojektes haben wir zu den jeweiligen Praxisstandards ca. acht bis zehn Indikatoren und mehrere Kennzahlen vorgeschlagen. Der Wechsel von Indikatoren und Kennzahlen ermöglicht es, auf die verschiedenen Leistungsaspekte über die Zeit zu fokussieren. Zum einen besteht so die Möglichkeit, die Komplexität von Leistungen in den Blick zu bekommen, und zum anderen kann so einem gewissen »Routinehandeln« und der routinemäßigen Konzentration auf nur bestimmte Aspekte des Leistungsgeschehens vorgebeugt werden.

12.3 Ausblick

Indikatoren-Entwicklung in der Pflege ist vor dem pflegefachlichen und methodischen Hintergrund überaus anspruchsvoll. Dabei ist das Instrument »Indikator« ein sehr interessantes und zukunftsweisendes Instrument, da es rasche und verlässliche Rückschlüsse auf die Qualität einer Leistung zulässt und eine zielgenaue Steuerung ermöglicht. Allerdings trifft dies nur zu, wenn Qualitätsindikatoren zuverlässig sind. Aus gutem Grund werden in vielen Veröffentlichungen die wissenschaftlichen Anforderungen an das Instrument »Indikator« beschrieben: Die wichtigsten Attribute sind: valide, reliabel, sensitiv, praktikabel, evidenz-gestützt, beeinflussbar und risikoadjustierbar (z. B. Geraedts 2009). Wissenschaftlich gesehen können Qualitätsindikatoren nur dann entwickelt und genutzt werden, wenn in ausreichend hohem Maße das zur Erfüllung dieser Kriterien erforderliche Wissen vorliegt. Aus diesem Grund sind Instrumente wie das »QUALIFY« (BQS 2007) von besonders hoher Bedeutung. »QUALIFY« ist ein methodisch begründetes

Instrument, das eine strukturierte Bewertung von Qualitätsindikatoren vor dem Hintergrund ausgewählter (überwiegend) wissenschaftlicher Kriterien (20 Gütekriterien) ermöglicht und damit zuverlässig Qualitätsunterschiede in der Versorgungsqualität darstellen kann. Vor dem fachwissenschaftlichen Hintergrund kann die Standard-Entwicklung in der Pflege auch als ein zentraler Entwicklungsschritt hin zur Indikatoren-Entwicklung verstanden werden. Zugleich muss festgehalten werden, dass Qualitätsindikatoren, die diese Attribute nicht erfüllen, kaum zur Bewertung, Steuerung oder gar zur öffentlichen Berichterstattung genutzt werden können. Die Gefahr einer fehlerhaften Bewertung und damit verbundenen falschen Steuerung wäre zu groß. Dies gilt sowohl für die externe als auch interne Betrachtung.

Qualitätsmethodisch sind die Herausforderungen bei der Entwicklung von Qualitätsindikatoren sehr hoch. Grundlage ist der Stand des Wissens zu den jeweiligen Themen. Von entscheidender Bedeutung ist dabei der Stand des empirisch gesicherten Wissens. Er spielt nicht nur in die Konstruktion und inhaltliche Ausprägung der Qualitätsstandards und daraus abgeleiteten Indikatoren hinein, sondern auch in die Festlegung der entsprechenden Referenzbereiche. Kennzahlen und Referenzbereiche können nur dann empirisch festgelegt werden, wenn das dazugehörige Wissen valide ist. Da es in der Pflege potenziell viele Themen gibt, bei denen das pflegerische Fachwissen empirisch nicht im hinreichenden Maße als gesichert angesehen werden kann, müssen neben der Hinzuziehung von Expertinnen(-Meinungen) normativ Grenz- bzw. Referenzbereiche festgelegt werden. Hier stellt sich neben der Frage, wer das zuverlässig tun kann, auch die Frage, welche Gültigkeitsansprüche damit verbunden werden können.

Der Nutzen von Qualitätsindikatoren in der externen und internen Qualitätssicherung liegt auf verschiedenen Ebenen. In der internen Perspektive wird es vor allem um Steuerung des Leistungsgeschehens gehen und hier sind die direkten Leistungserbringer angesprochen. In der externen Perspektive geht es vorrangig um eine Bewertung und Darstellung von Leistungen und deren Qualität, um sie letztendlich für die Nutzerinnen sichtbar und transparent zu machen. Selbstverständlich lassen sich die interne und externe Perspektive nur grob voneinander trennen, denn sie bedingen sich häufig. Trotzdem ist es wichtig hervorzuheben, dass die Handlungszwänge im Rahmen der externen und internen Qualitätsentwicklung unterschiedlich sind.

Trotz dieser kritischen Einordnungen darf mit dem Instrument »Indikator« die Hoffnung verbunden werden, dass Evaluations-Instrumente entstehen, die eine zielgerichtete und kurzfristige Steuerung von Leistungen ermöglichen. Bei fachlich anspruchsvoller Entwicklung und Verwendung können Qualitätsindikatoren weitaus aufwändigere Evaluationen verhindern, die letztendlich aufgrund ihrer Komplexität nur eingeschränkt in der Lage sind, Leistungen zu steuern. Sowohl in der internen als auch externen Perspektive zeigt sich, dass die Entwicklung von Qualitätsindikatoren Zeit beansprucht. Dabei darf nicht übersehen werden, dass die damit verbundene Forschung noch wesentlich mehr Zeit und andere Ressourcen in Anspruch nehmen wird. Deshalb sollten zunächst Indikatoren entwickelt werden zu Themen, die pflegefachlich ausreichend beforscht sind und zu denen bereits Pflegestandards vorliegen.

Literatur

Ärztliches Zentrum für Qualität in der Medizin (ÄZQ) (Hrsg.) (2009). Qualitätsindikatoren. Manual für Autoren. äzq Schriftenreihe, Band 36. Neukirchen: Verlag Make a Book.

BQS (Bundesgeschäftsstelle Qualitätssicherung GGMB (2008). Qualität sichtbar machen. Geschäftsbericht 2007. Düsseldorf: Eigenverlag.

BQS (Bundesgeschäftsstelle Qualitätssicherung GGMB (2007). QUALIFY: Ein Instrument zur Bewertung von Qualitätsindikatoren. Düsseldorf: Eigenverlag.

Deutsches Netzwerk für Qualitätsentwicklung in der Pflege (Hrsg.) (2004). Expertenstandard Dekubitusprophylaxe in der Pflege. Osnabrück: Eigenverlag.

Doran, D. (2003). Nursing-Sensitiv Outcome. State of the science. Sudbury, USA: Jones und Bartett Publishers.

Elsbernd, A. (2007). Indikatorenentwicklung in der stationären Altenpflege. Explorative Untersuchung zu Bewertungs- und Steuerungsinstrumenten in der Praxis. Stuttgart: Eigenverlag Diakonisches Werk Württemberg.

Elsbernd, A.; Allgeier, C. & Lauffer-Spindler, B. (2010). Praxisstandards und Qualitätsindikatoren in der Pflege. Qualitätsinstrumente am Beispiel der stationären Altenpflege. Lage: Jacobs Verlag.

Geraedts, M. (2009). Entwicklung von Qualitätsindikatoren. In: ÄZQ (Ärztliches Zentrum für Qualität in der Medizin) (Hrsg.). Qualitätsindikatoren. Manual für Autoren. ÄZQ Schriftenreihe, Band 36. Neukirchen: Verlag Make a Book.

Haberfede, M. & Bedecarre, D. (2005). Nurse-sensitive Patient Outcome. In: Journal of Nursing Administration. 35. Jg., Heft 6, 293–299.

IQTIG (Institut für Qualitätssicherung und Transparenz im Gesundheitswesen) (2016). Qualitätsreport 2015. Eigenverlag, Berlin

Irvine, D.; Sidani, S. & Mc Gills Hall, L. (1998). Linking Outcome to Nurses' Role in Health Care. In: Nursing Economics, Vol. 16/No 2, 58–64.

Katz, J. & Green, E. (1996). Qualitätsmanagement. Wiesbaden: Ullstein Mosby Verlag.

Kunaviktukul, W.; Anders, R. L.; Chontawan, R.; Nuntasupawat, R.; Srisuphan, W.; Pumarporn, O; Hanuchareonkul, S. & Hirunnuj, S. (2005). Development of indicators to assess the quality of nursing care in Thailand. In: Nursing and Health Sciences. 7. Jg., Heft 4, 273–280.

Narkem, S.; Vinsnes, A. G.; Harkless, G. E.; Paulsen, B. & Seim, A. (2009). Nursing sensitive quality indicators for nursing home care: International review of literature, policy and practice. In: International Journal of Nursing Studies. 46. Jg., Heft 6, 848–857.

Ranz, M. J. & Popejoy, L. L. (1998). Using MDS Quality Indicators to improve Outcomes. Gaithersburg: Aspen Publication.

Schiemann, D. & Dahlgaard, K. (1996). Qualitätsentwicklung in der Pflege. Abschlussbericht. Baden-Baden: Nomos Verlag.

Schiemann, D. & Moers, M. (2004). Werkstattbericht über ein Forschungsprojekt zur Weiterentwicklung der Methode Stationsgebundene Qualitätsentwicklung in der Pflege. Osnabrück: DNQP (Deutsches Netzwerk für Qualitätsentwicklung in der Pflege).

Schrappe, M. (2004). »Indikatoren. Definition, Entwicklung und Validierung«. In: Lauterbach & Schrappe Gesundheitsökonomie, Qualitätsmanagement und Evidence-based Medicine. Stuttgart, New York: Schattauer, 408–430.

Smith, K. L.; Soriano, T. A. & Boal, J. (2007). Brief Communication: National Quality-of-Care Standard in Home-Based Primary Care. In: Annual of Internal Medicine. 6. Jg., Heft 3, 188–192.

Wingenfeld, K. et al. (2011). Abschlussbericht: Entwicklung und Erprobung von Instrumenten zur Beurteilung der Ergebnisqualität in der stationären Altenpflege Bundesministerium für Gesundheit (Hrsg.). Berlin: Eigenverlag.

13 Entwicklung, Erprobung und Anwendung von Qualitätsindikatoren der Pflege im Krankenhaus: das Beispiel NDNQI® aus den USA

Michael Simon & Nancy Dunton

13.1 Einleitung

Während die Entwicklung von Pflegeindikatoren und ihr routinemäßiger Einsatz in Deutschland und Europa noch in den Kinderschuhen stecken, ist die Entwicklung und Anwendung von entsprechenden Indikatoren in den USA schon deutlich weiter fortgeschritten. Diese Entwicklung kann nicht losgelöst vom Kontext der gesundheitsbezogenen Qualitätsmessung in den USA insgesamt betrachtet werden, und so gibt der vorliegende Beitrag zunächst einen kurzen Überblick über den aktuellen Stand der routinemäßigen Nutzung von Qualitätsdaten in amerikanischen Krankenhäusern, um dann den Entwicklungsverlauf der National Database of Nursing Quality Indicators (NDNQI®), ihre derzeitige Nutzung sowie die begleitenden Forschungsarbeiten zu beleuchten.

13.2 Kontext der Qualitätsmessung im Krankenhaus in den USA

Auch wenn mit »Notes on Hospitals« eine der ersten veröffentlichten Qualitätsmessungen im Krankenhaus auf Florence Nightingale (Nightingale 1863) zurückgeht, wird die moderne Form der öffentlich berichteten Qualitätsmessung zur Mortalität von herzchirurgischen Patienten in den USA erst Mitte der 1980er Jahre (Normand & Shahian 2007) als ein Mittel der Qualitätssicherung in der Akutversorgung eingesetzt. Die öffentliche Berichterstattung der Versorgungsqualität folgt nach Berwick et al. (2003) dabei zwei grundsätzlichen Ideen, die letztlich zur Verbesserung der Qualität führen sollen:

1. Die Messung der Qualität soll zum Wissen der Leistungserbringer über Prozesse und Ergebnisse und somit unmittelbar zu einer Verbesserung der Qualität beitragen;
2. Die Veröffentlichung der Qualitätsdaten soll Patienten dabei unterstützen, sich gezielt für bestimmte Gesundheitsdienstleister zu entscheiden. Sie ermöglicht außerdem Auftraggebern (z. B. Krankenkassen), Krankenhäuser in die Verantwortung für die geleistete Qualität zu nehmen (z. B. durch Pay-for-Performance-Programme).

Insbesondere der zweite Aspekt, die öffentliche Berichterstattung – das sogenannte public reporting – und die damit verbundene Auswahl bzw. Bewertung von Gesundheitsdienstleistern hat dabei die öffentliche Auseinandersetzung mit der Qualität der stationären Akutversorgung geprägt. Dies hat in den USA zu einem umfangreichen Katalog von mehr als 3100 Indikatoren für alle Bereich des Gesundheits- und Sozialwesens geführt (National Quality Measures Clearinghouse 2013).

13.3 Entwicklung, Struktur und Anwendung der NDNQI®

Die Entwicklung der Qualitätsmessung in der Akutversorgung mit explizitem Bezug zur Pflege wurde durch zwei Entwicklungen Mitte der 1990er Jahre in den USA entscheidend begünstigt. Einerseits erzeugten Veröffentlichungen zum Zusammenhang von Pflegestrukturen (Magnet-Krankenhäuser und Personalausstattung) und Patientenergebnissen (Aiken et al. 1994; Aiken et al. 1999) ein zunehmendes Interesse am Thema Pflegequalität, und andererseits geriet der Pflegedienst im Krankenhaus in Folge der Einführung des DRG-Systems (Diagnosis Related Groups) unter zunehmenden Druck. In dieser Situation entschloss sich die American Nurses Association (ANA) zur Ausschreibung eines Projekts zur Messung der Pflegequalität, welches letztlich zum Aufbau der National Database of Nursing Quality Indicators (NDNQI®) Ende der 1990er Jahre führte. NDNQI® verfolgt bis heute zwei Ziele:

1. die Bereitstellung von vergleichenden Informationen, die von Krankenhäusern für Qualitätsentwicklungsmaßnahmen genutzt werden können, und
2. die Entwicklung eines nationalen Datensatzes zum Zusammenhang von Pflegepersonalausstattung und Patientenergebnissen.

NDNQI® baut auf dem Struktur-Prozess-Ergebnis-Modell auf (Donabedian 1992), wonach die Versorgungsqualität durch diese drei Bereiche bestimmt wird. Überträgt man beispielsweise dieses Modell auf den Bereich Sturzprophylaxe, ergibt sich das in Abb. 13.1 dargestellte, vereinfachte Bild (▶ Abb. 13.1).

Für die Beurteilung der Strukturqualität sind beispielsweise die Eigenschaften (z. B. die räumlichen Gegebenheiten oder die technische Ausrüstung) der jeweiligen Station von Bedeutung sowie die Anzahl und Qualifikation des zur Verfügung stehenden Personals. Auf der Prozessebene sind die Art, die Häufigkeit und Interpretation der Risikoeinschätzung sowie die Maßnahmenplanung relevante Elemente. Im Hinblick auf die Ergebnisse dieser Strukturen und Prozesse ist dementsprechend nicht nur das primäre Patientenergebnis Sturz relevant, sondern auch das Ergebnis des Sturzassessments (Sturzrisiko). Dementsprechend werden durch NDNQI® Struktur, Prozess und Ergebnis-Elemente (in ▶ Abb. 13.1 grau hinterlegt) erfasst.

NDNQI® erfasst alle Indikatoren auf der Stationsebene und unterscheidet sich damit wesentlich von anderen Systemen zur Qualitätsmessung wie zum Beispiel »Hospital Compare« – dem vorgeschriebenen System der staatlichen Medicare Versicherung in den USA, in dem die Daten in der Regel auf Krankenhausebene erfasst werden. Bis 2015 gehörte NDNQI® der American Nurses Association und ist seitdem in Besitz von Press Ganey, einem kommerziellen Anbieter, der für seine Patientenbefragungen in den USA, aber auch in Europa bekannt geworden ist. Derzeit nehmen mehr als 2000 Krankenhäuser mit ungefähr 20.000 Stationen freiwillig an NDNQI® teil. Die Daten werden vierteljährlich von den Krankenhäusern selbständig erhoben und online an die Zentrale der NDNQI® an der University of Kansas School of Nursing in Kansas City übermittelt.

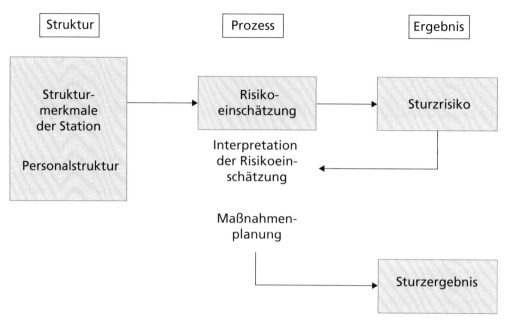

Abb. 13.1: Schematische Darstellung des Struktur-Prozess-Ergebnis-Modells für den Bereich Sturz und die erfassten Daten in NDNQI® (grau hinterlegt)

Dort werden die Daten auf Plausibilität geprüft, ggf. in Absprache mit den Krankenhäusern revidiert und dann in Berichtsform aufgearbeitet und interaktiv über eine Internetseite zurückgemeldet. Neben der Erfassung von Patientenergebnissen und Strukturdaten, wie dem Personalschlüssel, führt NDNQI® auch eine Mitarbeiterbefragung durch, die zur Erfassung von Kennzahlen der Arbeitsumgebung verwendet wird. Diese Mitarbeiterbefragung, die erstmals in 2002 durchgeführt wurde, ist mittlerweile ein fester Bestandteil der NDNQI® und ist wahrscheinlich die größte Routinebefragung von Pflegepersonal mit mehr als 350.000 Teilnehmern in 2013. Derzeit werden Daten für die folgenden Indikatoren gesammelt:

- Personalzusammensetzung
- Personalschlüssel
- Fort- und Weiterbildungen des Pflegepersonals
- Personalfluktuation
- Index zur Arbeitsumgebung im Praxissetting, der bestimmt wird auf Basis der Practice Environment Scale (Lake 2002), einem Instrument zur Erfassung der Arbeitsumgebung von Pflegepersonal, mit dem die folgenden Bereiche erfasst werden: Beteiligung an Krankenhauspolitik und -philosophie, pflegebezogene Maßnahmen zur Versorgungsqualität, förderliches Führungsverhalten, adäquate Ressourcenausstattung und kollegiale Beziehung zwischen Pflegenden und Ärzten
- Arbeitszufriedenheit
- Stürze (mit Verletzungen)
- Dekubitalulcera
- Aggressives Verhalten psychiatrischer Patienten
- Schmerzerfassung
- Anzahl paravasat verlaufender Infusionen in der Pädiatrie
- Freiheitsentziehende Maßnahmen
- Katheterassoziierte Blasenentzündung

- Katheterassoziierte Sepsis
- Beatmungsassoziierte Ereignisse

Ein wesentlicher Aspekt bei der Nutzung von Daten zur Qualitätsverbesserung ist die Sicherstellung der Vergleichbarkeit der Krankenhäuser bzw. Stationen. Um diese Vergleichbarkeit zu erreichen, verwendet NDNQI® nicht eine Risikoadjustierung auf der Individualebene, wie sie beispielsweise in Deutschland für die Qualitätssicherung nach § 137a SGB V durchgeführt wird, sondern eine Risikostratifizierung auf Grundlage von Stationstypen. Die verfügbaren Stationstypen reichen von chirurgischen, internistischen und intensivmedizinischen Stationen bis hin zu hochspezialisierten Stationstypen, wie Verbrennungs- und Knochenmarkstransplantations-Stationen. Zudem ermöglicht die Datenbank auch den Vergleich von Krankenhäusern mit gleichen Charakteristiken, wie z. B. der Bettenzahl, der Eigenschaft als Lehr- oder auch als zertifizierte Magnet®-Krankenhäuser.

Die Berichterstattung an die Krankenhäuser erfolgt über Berichte, die Tabellen mit der Verteilung und den Zeitverläufen der jeweiligen Kennzahlen enthalten sowie verschiedene Vergleichsgruppen darstellen. Weiterhin bietet die Internetseite den teilnehmenden Einrichtungen der NDNQI® eine Vielzahl von Grafiken, die durch den Nutzer den eigenen Bedürfnisse angepasst werden können.

13.4 Entwicklung, Implementierung und Testung der Indikatoren

Die Entwicklung von Indikatoren für NDNQI® erfolgt in vier Phasen. In der *ersten*, der Planungs- und Entwicklungsphase, werden zunächst das Ziel und die Zielgruppe des zu entwickelnden Indikators bestimmt. Auf Grundlage der Literatur wird dann ein Modell entwickelt, welches zur Operationalisierung des Indikators genutzt wird. Die Operationalisierung beinhaltet nicht nur die Definition und Richtlinien für die Erfassung der notwendigen Daten inklusive mögliche Risikoassessments, sondern auch Angaben zu Ein- und Ausschlusskriterien sowie der Risikostratifizierung. Diese Entwurfsspezifikation wird anschließend von fachlichen Experten und Wissenschaftlern begutachtet und ggf. revidiert. In der *zweiten* Phase erfolgt eine probeweise Erfassung der notwendigen Daten und die Berechnung des Indikators. Das Ziel der Probeerhebung ist nicht nur die Berechnung des Indikators, sondern auch die Untersuchung der Verteilung und die Identifizierung von Problemen bei der Erfassung und Interpretation des Indikators. In der *dritten* Phase wird die Datenerhebung für den Indikator in der Fläche erprobt. In dieser Phase erhalten alle Einrichtungen, die entsprechende Stationen unterhalten, die Gelegenheit zur Teilnahme. Diese Phase dauert je nach Komplexität des jeweiligen Indikators zwischen 12 und 24 Monaten und ist dadurch geprägt, die teilnehmenden Krankenhäuser bei der Umsetzung zu unterstützen sowie Probleme in der Datenerfassung zu erkennen und wenn möglich abzustellen. In der *vierten* Phase werden die routinemäßig erhobenen Indikatoren evaluiert. Die Evaluation der Indikatoren richtet sich dabei vor allem nach den Kriterien zur Evaluation von Qualitätsindikatoren des National Quality Forum (National Quality Forum, 2012). Die Kriterien des NQF sind sehr umfangreich und evaluieren die Bedeutung und Sinnhaftigkeit des Indikators, seine wissenschaftliche Akzeptanz, die Verfügbarkeit von und den Aufwand zur Erhebung der notwendigen Daten, die mögliche Nutzung durch relevante Gruppen (Patient, Leistungserbringer etc.) sowie die Prüfung, ob sich der Indikator in den Bestand der etablierten Indikatoren einordnen lässt.

NDNQI® hat, um diesen Kriterien gerecht zu werden, im Rahmen der Evaluation von Indikatoren eine Serie von Studien für die Bereiche Dekubitus (Hart et al. 2006; Gajewski et al. 2007; Bergquist-Beringer et al. 2011; Bergquist-Beringer & Gajewski 2011), Personalausstattung (Simon et al. 2011; Klaus et al. 2013) und Sturz (Simon et al. 2013) durchgeführt. Die Evaluation der jeweiligen Indikatoren erfordert sehr unterschiedliche Herangehensweisen, die von klassischen psychometrischen Verfahren bis hin zum Vergleich von verschiedenen Erhebungsmethoden und ihrem Einfluss auf den Indikator reichen.

Ein wesentlicher Teilaspekt bei der Berechnung von Indikatoren wie der Sturzquote oder der Personalausstattung ist die Bestimmung der Belegungstage. Obwohl im Zuge der Einführung von EDV-Systemen zu erwarten wäre, dass diese automatisiert erstellt werden können, werden sie jedoch häufig durch eine Zählung der Patienten um Mitternacht bestimmt. NDNQI® erlaubt neben dem Mitternachtszensus noch vier weitere Varianten zur Ermittlung der Belegungstage. Um die Auswirkung der verschiedenen Methoden auf die Belegungstage und nachfolgend auf die Sturzquote zu untersuchen, erhoben 262 Stationen in 54 Krankenhäusern an sieben Tagen alle zwei Stunden die Anzahl der Patienten (Simon et al. 2011). Im Vergleich der verschiedenen Methoden zeigten sich für vier der fünf Methoden hervorragende Übereinstimmungen der Routinedaten mit den Daten der Studienerhebung. Um herauszufinden, ob unterschiedliche Patientenströme (z. B. hoher Anteil von Kurzzeitpatienten oder unterschiedliche Auslastung) ein höheres Verzerrungspotenzial haben oder ob ein Mittags- und Mitternachtszensus bessere Ergebnisse erzielt, wurde zudem eine Simulationsstudie durchgeführt (Simon et al. 2010). Die Ergebnisse zeigen, dass es unter bestimmten, extremeren Bedingungen zu Verzerrungen kommen kann, dass aber bei Anwendung eines Mittags- und Mitternachtszensus die Verzerrung wirksam und effizient minimal gehalten werden kann.

Für die Untersuchung der Übereinstimmung der Bewertung von Sturzsituationen (Simon et al. 2013) lag der Fokus der Erprobung des Indikators auf der Stationsebene und nicht auf der Individualebene. Für diese Untersuchung wurden 6342 Pflegenden in 362 Stationen in 170 Krankenhäusern 20 Sturzvideos vorgeführt, und sie wurden befragt, ob sie diese als Sturz klassifizieren würden. Das Ziel der Untersuchung war unter anderem, herauszufinden, ob zwischen Stationen und Krankenhäusern systematische Verzerrungen in der Beurteilung von Sturzsituationen bestehen. In Anlehnung an das Modell für Krankenhausunterschiede (van Dishoeck et al. 2011) können Unterschiede zwischen Individuen, Stationen und Krankenhäusern durch zufällige Fehler, Patientenmerkmale, Erfassungsfehler und Unterschiede in der Versorgung erklärt werden. Durch die Standardisierung der Sturzsituationen (alle Pflegenden betrachteten die gleichen Sturzsituationen) und entsprechende statistische Verfahren wurde es so möglich, zu zeigen, dass keine nennenswerte systematische Verzerrung im Vergleich der Stationen oder Krankenhäuser vorliegt.

13.5 Bedeutung der NDNQI® für das Pflegemanagement und den nationalen Kontext

NDNQI® startete Ende der 1990er mit weniger als 100 Einrichtungen und hat mittlerweile über 2000 teilnehmende Krankenhäuser. Vor dem Hintergrund, dass NDNQI® ein freiwilliges Angebot ist, handelt es sich um eine bemerkenswerte Erfolgsgeschichte. Zwei Aspekte haben aus unserer Sicht zu diesem Erfolg beigetragen: der hohe Nutzen von NDNQI® für das Pflegemanagement und das große Interesse an Fragen der Versorgungsqualität im amerikanischen Gesundheitswesen insgesamt.

Im Gegensatz zu vielen öffentlichen Plattformen zur Bereitstellung von Qualitätsinformationen im Gesundheitswesen ist NDNQI® in erster Linie ein Werkzeug für die interne Qualitätsmessung auf Stationsebene und adressiert im Gegensatz zur Berichterstattung auf der Krankenhausebene das klinische Mikrosystem, welches maßgeblich zur Qualitätsentwicklung beiträgt (Mohr et al. 2004). Daraus ergibt sich ein hoher Nutzwert für das Pflegemanagement, welches die Daten einerseits für die Qualitätsentwicklung nutzen kann, aber auch um Pflegestrukturen und -prozesse sichtbar zu machen. Welchen Stellenwert NDNQI® für das pflegebezogene Qualitätsmanagement in den USA mittlerweile hat, lässt sich am Interesse an der jährlichen NDNQI® Konferenz ablesen, die mittlerweile über 1000 Konferenzteilnehmer anlockt.

Ein weiterer, nicht zu unterschätzender Aspekt ist das grundsätzlich große Interesse an Versorgungsqualität und der Messung von Qualität im amerikanischen Gesundheitssystem insgesamt. Dabei wird gesundheitspolitisch nicht nur die öffentliche Qualitätsberichterstattung, sondern auch der Zusammenhang von Qualität und Kosten im Kontext von »Pay for Performance« oder »Value Based Health Care« im Pflegebereich diskutiert (Welton 2010). Ein Meilenstein für die öffentliche Wahrnehmung von Indikatoren für die Pflege im akut-stationären Bereich war die Veröffentlichung des »Nursing-Sensitive Care Measure Set« des National Quality Forum, welches erstmals einen von der Fachöffentlichkeit konsentierten Indikatoren-Satz für die Pflege bot (Joint Commission on Accreditation of Healthcare Organisation 2005). NDNQI® ist einer der wesentlichen Entwickler der vorgeschlagenen Indikatorspezifikationen und beteiligt sich bis heute an der Pflege und Aktualisierung der Indikatoren für das National Quality Forum. Diese und die entsprechende politische Arbeit der ANA haben unter anderem dazu geführt, dass die Centers for Medicare und Medicaid Services (CMS) von Krankenhäusern die Angabe verlangen, ob sie an einem Pflegeregister (wie der NDNQI®) teilnehmen. Seit 2017 ist die Teilnahme an einem Pflegeregister Teil des Krankenhausfinanzierungssystems (Inpatient Prospective Payment System). Damit erhalten Krankenhäuser nur dann die volle Vergütung, wenn sie an einem Pflegeregister teilnehmen.

Die National Database of Nursing Quality Indicators wurde durch eine enge Kooperation zwischen der ANA und der University of Kansas School of Nursing über fast fünfzehn Jahre aufgebaut und entwickelt, 2015 wurde das System an Press Ganey verkauft. Dieser Entwicklungsprozess wurde nicht durch öffentliche Stellen initiiert, sondern ist ausschließlich auf Initiative von Verbandsvertretern und Wissenschaftlern aus dem Pflegebereich entstanden. Auch wenn das so entstandene System letztlich proprietär ist, hat es sich als tragfähiges Konstrukt für den Aufbau und die Entwicklung eines routinehaft eingesetzten Indikatorensystems für den Pflegebereich im Krankenhaus bewährt.

Literatur

Aiken, L. H.; Sloane, D. M.; Lake, E. T.; Sochalski, J. & Weber, A. L. (1999). Organization and outcomes of inpatient aids care. In: Med Care. 37. Jg., Heft 8, 760–772.

Aiken, L. H.; Smith, H. L. & Lake, E. T. (1994). Lower medicare mortality among a set of hospitals known for good nursing care. In: Med Care. 32. Jg., Heft 8, 771–787.

Bergquist-Beringer, S.; Gajewski, B.; Dunton, N. & Klaus, S. (2011). The reliability of the national database of nursing quality indicators pressure ulcer indicator: A triangulation approach. In: J Nurs Care Qual. 26. Jg., Heft 4, 292–301.

Bergquist-Beringer, S. & Gajewski, B. J. (2011). Outcome and assessment information set data that predict pressure ulcer development in older adult home health patients. In: Adv Skin Wound Care. 24. Jg., Heft 9, 404–414.

Berwick, D. M.; James, B. & Coye, M. J. (2003). Connections between quality measurement and improvement. In: Med Care. 41 (1 Suppl), I30–38.

Donabedian, A. (1992). The role of outcomes in quality assessment and assurance. In: QRB Qual Rev Bull. 18. Jg., Heft 11, 356–360.

Gajewski, B. J.; Hart, S.; Bergquist-Beringer, S. & Dunton, N. (2007). Inter-rater reliability of pressure ulcer staging: Ordinal probit bayesian hierarchical model that allows for uncertain rater response. In: Stat Med. 26. Jg., Heft 25, 4602–4618.

Hart, S.; Bergquist, S.; Gajewski, B. & Dunton, N. (2006). Reliability testing of the national database of nursing quality indicators pressure ulcer indicator. In: J Nurs Care Qual. 21. Jg., Heft 3, 256–265.

Joint Commission on Accreditation of Healthcare Organisation (2005). Implementation guide for the nqf endorsed nursing-sensitive care performance measures. Oakbrook Terrace, IL: Joint Commission on Accreditation of Healthcare Organisation.

Klaus, S. F.; Dunton, N.; Gajewski, B. & Potter, C. (2013). Reliability of the nursing care hour measure: A descriptive study. In: Int J Nurs Stud. 50. Jg., Heft 7, 924–932.

Lake, E.T. (2002). Development of the Practice Environment Scale of the Nursing Work Index. In: Research in Nursing & Health. 25. Jg., Heft 3, 176–188.

Mohr, J.; Batalden, P. & Barach, P. (2004). Integrating patient safety into the clinical microsystem. In: Quality and Safety in Health Care. 13 (suppl 2), ii34–ii38. doi: 10.1136/qshc.2003.009571.

NQF (National Quality Forum) (2012). Measure evaluation criteria. Washington, DC: NQF.

National Quality Measures Clearinghouse (2013). Measure matrix. (http://www.qualitymeasures.ahrq.gov/matrix.aspx; Zugriff am 30.05.2013).

Nightingale, F. (1863). Notes on hospitals. 3d ed. London: Longman, Green, Longman, Roberts, and Green.

Normand, S.-L. T. & Shahian, D. M. (2007). Statistical and clinical aspects of hospital outcomes profiling. In: Statistical Science. 22. Jg., Heft 2, 206–226.

Simon, M.; Klaus, S.; Gajewski, B. J. & Dunton, N. (2013). Agreement of fall classifications among staff in u.S. Hospitals. In: Nurs Res. 62. Jg., Heft 2, 74–81.

Simon, M.; Yankovskyy, E.; Klaus, S.; Gajewski, B. & Dunton, N. (2011). Midnight census revisited: Reliability of patient day measurements in us hospital units. In: Int J Nurs Stud. 48. Jg., Heft 1, 56–61.

Simon, M.; Yankovskyy, Y. & Dunton, N. (2010). Solving the mystery of patient days and the midnight census. In: Nursing Management. 41. Jg., Heft 2, 12 ff.

van Dishoeck, A. M.; Lingsma, H. F.; Mackenbach, J. P. & Steyerberg, E. W. (2011). Random variation and rankability of hospitals using outcome indicators. In: BMJ Qual Saf. 20. Jg., Heft 10, 869–874.

Welton, J. M. (2010). Value-based nursing care. In: Journal of Nursing Administration. 40. Jg., Heft 10, 399 ff.

Abkürzungsverzeichnis

AHCPR	Agency for Health Care Policy and Research
AHRQ	Agency for Health Care Research and Quality
ANA	American Nurses Association
AQUA-Institut	AQUA – Institut für angewandte Qualitätsförderung und Forschung im Gesundheitswesen GmbH
AWMF	Arbeitsgemeinschaft der Wissenschaftlichen Medizinischen Fachgesellschaften e. V.
ÄZQ	Ärztliches Zentrum für Qualität in der Medizin
BGH	Bundesgerichtshof
BMG	Bundesministerium für Gesundheit
BÄK	Bundesärztekammer
BGB	Bürgerliches Gesetzbuch
BQS	Bundesgeschäftsstelle Qualitätssicherung gGmbH
BSG	Bundessozialgericht
CBO	Centraal Begeleidingsorgaan voor de Intercollegiale Toetsing, Nationales Institut für Qualitätsförderung im Gesundheitswesen der Niederlande
CEBM	Centre for Evidence Based Medicine
CMS	Centers for Medicare & Medicaid Services
DFG	Deutsche Forschungsgemeinschaft e. V.
DGP	Deutsche Gesellschaft für Pflegewissenschaft e. V.
DMS	Dokumentenmanagementsystem
DNQP	Deutsche Netzwerk für Qualitätsentwicklung in der Pflege
DPR	Deutscher Pflegerat e. V.
DREAM	Distinct, Relevant, Evidence based, Achievable, Measureable
DRG	Diagnosis Related Groups
DySSSy	Dynamic Standard Setting System
DZA	Deutsches Zentrum für Altersfragen
EPUAP	European Pressure Ulcer Advisory Panel
EuroQUAN	European Quality Assurance Network, Europäisches Netzwerk für Qualitätsentwicklung in der Pflege
EBP	Evidenz-basierte Pflegepraxis
G-BA	Gemeinsamer Bundesausschuss
GG	Grundgesetz
GMK	Gesundheitsministerkonferenz
GRADE	Grading of Recommendations, Assessment, Development and Evaluation
HeimG	Heimgesetz
IGeL	Individuelle Gesundheitsleistungen
IPB	Interne Prozessbegleiter

IQWiG	Institut für Qualität und Wirtschaftlichkeit im Gesundheitswesen
KBV	Kassenärztliche Bundesvereinigung
KIS	Krankenhausinformationssystem
MDK	Medizinischer Dienst der Krankenversicherung
MDS	Medizinischer Dienst des Spitzenverbandes Bund der Krankenkassen e. V.
MHH	Medizinische Hochschule Hannover
MRC	Medical Research Council
NANDA	North American Nursing Diagnosis Association
NDNQI®	National Database of Nursing Quality Indicators
NHS	National Health Service
NPUAP	National Pressure Ulcer Advisory Panel
NQF	National Quality Forum
OLG	Oberlandesgericht
PARIHS	Promoting Action on Research Implementation in Health Services
PDCA-Zyklus	Plan-Do-Check-Act-Zyklus
PfWG	Gesetz zur strukturellen Weiterentwicklung der Pflegeversicherung, Pflege-Weiterentwicklungsgesetz
PEMU	Pflegerische Erfassung von Mangelernährung und deren Ursachen
QALY	Quality Adjusted Life Years, qualitätsadjustierte Lebensjahre
QUAN	Quality Assurance Network
RAM	RAND/UCLA Appropriateness Method
RCN	Royal College of Nursing
SGB	Sozialgesetzbuch
SIGN	Scottish Intercollegiate Guidelines Network
SPN	Society of Paediatric Nursing
SVRKAiG	Sachverständigenrat für die Konzertierte Aktion im Gesundheitswesen
SQE	Stationsgebundene Qualitätsentwicklung
UCLA	University of California in Los Angeles
UBFK	Universitätsklinikum Benjamin Franklin
VR	Verfahrensregelungen
vzbv	Bundesverband der Verbraucherzentralen und Verbraucherverbände – Verbraucherzentrale Bundesverband e. V., Verbraucherzentrale Bundesverband
WHO	World Health Organization, WeltgesundheitsorganisationWBVG Wohn- und Betreuungsvertragsgesetz
ZQP	Zentrum für Qualität in der Pflege

Sachwortregister

A

AQUA-Institut für angewandte Qualitätsförderung und Forschung im Gesundheitswesen   206
AWMF-Arbeitsgemeinschaft der wissenschaftlichen Medizinischen Fachgesellschaften   63
ÄZQ-Ärztliches Zentrum für Qualität in der Medizin   199

B

Behandlungs- und Versorgungspfade   30
BQS
– BQS-Bundesgeschäftsstelle Qualitätssicherung   211
BQS-Bundesgeschäftsstelle Qualitätssicherung   195, 205
Bundesministeriums für Gesundheit (BMG)
– Fördermittel   23

C

Centre for Evidence Based Medicine (CEBM)   35
Centre for Evidence-based Medicine (CEBM)   54
change agent   17, 73–74

D

Deutscher Pflegerat (DPR)   22, 24
Deutsches Netzwerk für Qualitätsentwicklung in der Pflege (DNQP)   11
– Berufsverbände   22
– europäische Partnerländer   21
– Expertenarbeitsgruppen   23
– Finanzierung   23
– Kooperationspartner   22
– Lenkungsausschuss   22, 37
– Methodenpapier   23
– Mitgliedseinrichtungen   22
– Netzwerk-Kataloge   22
– Netzwerk-Workshops   22
– Referenzeinrichtungen   17, 58
– Strategiewechsel   22
– wissenschaftliche Leitung   33
– Wissenschaftliches Team   32, 39

E

Empirisches Wissen   51, 58, 186, 188, 196, 206, 210, 214, 216
Ethisches Wissen   31, 51, 54, 57, 61
Europäisches Qualitätsnetzwerk (EuroQUAN)   13, 29
– Erfolgsbilanz   21
– Finanzierung   21
– Institutionalisierung   21
– Länderübergreifende Projekte   20
– Ziele für das \Networking for Quality«   20
Evaluation   46, 53, 58, 67, 74, 84, 95, 102, 108, 119, 171, 174, 182, 186–187, 194, 198, 207, 213, 216, 221
Evidenzbasierung   35, 57, 63
Expertenstandards   30
– Akzeptanz   20, 30, 32, 53, 83, 87, 153
– Ausstrahlungseffekte   17
– Begriff und Funktion   29
– Buchveröffentlichung   39
– Erhaltung und Förderung der Mobilität in der Pflege   23
– Evaluation   12
– Informationsmaterial   43
– Interprofessionelle Verfahrensregelungen   42
– Leistungsniveau   12
– Monodisziplinäre Instrumente   30
– Nachfrage   24
– Qualitätsindikatoren   12, 24
– Qualitätsrisiken   50
– Sachverständigengutachten   23
– Sonderdruck   38
– Theorie/Praxis-Transfer   29, 33, 56, 172
– Umsetzbarkeit   34

- Verbraucherversionen 43
- Veröffentlichungen 30, 38

Expertenstandards, Aktualisierung 32
- Evidenz 55–56
- Fachöffentlichkeit 44–45, 56
- Konsultationsfassung 32, 45
- Monitoring 44, 55–56

Expertenstandards, Entwicklung 31
- Evidenz 13, 22, 29, 33, 35, 45, 50, 53–54, 66, 69
- Expertenarbeitsgruppe 33
- Expertenstandard-Entwurf 34
- Kommentierung 34
- Literaturstudie 14, 34
- Pilotprojekt 32
- Präambel 36
- Standardkriterien 36
- Themen 32

Expertenstandards, modellhafte Implementierung 32, 38–39
- ambulante Pflegedienste 30, 34, 38, 41, 43, 47, 75–77, 81, 83, 89, 92–94
- ambulante Pflegeeinrichtungen 79
- Anpassung von Standardkriterien 40, 81–82, 87
- Arbeitsgruppen 38, 42, 77, 79, 81–84, 88, 97
- Auditergebnisse 11, 34, 39, 87, 89, 96, 98, 103, 105, 109, 116, 125
- Auditinstrument 31–32, 41, 43, 46, 54
- Beteiligte Praxiseinrichtungen 32, 38, 46
- Datenerhebung 41, 81, 109, 180, 209–210
- feedback 41, 79, 116
- Fortbildung 39–42, 46, 77, 79, 81, 84, 86, 90, 95, 97, 105, 116, 119, 128
- interne Projektbegleitung 42, 79, 128, 180
- Krankenhäuser 30, 38, 75, 77–78, 80, 83, 85, 88, 92–94
- Laufzeit 39, 96
- Modellpflegeeinheiten 41–42, 76–77
- Pflegemanagement 76, 80, 85, 102
- stationäre Pflegeeinrichtungen 30, 38, 41, 75–77, 79, 83–84, 89, 92, 94–95
- Stichprobe 41
- verbindliche Standardeinführung 39–40, 81, 88, 119
- vierstufiges Phasenmodell 39, 42, 97
- wissenschaftliche Begleitung 11, 38–39, 75, 96
- Zielerreichungsgrad 39, 75, 90–92, 94, 96, 111–112

Expertenstandards, regelhafte Implementierung 32, 38, 43, 46–47, 67, 76–77, 96–97
- Expertenstandards, modellhafte Implementierung 117
- Pflegemanagement 118

Expertenstandards, Themen
- Dekubitusprophylaxe 15, 24, 38, 56
- Entlassungsmanagement 32, 50, 57, 85
- Erhaltung und Förderung der Mobilität 23
- Förderung der Harnkontinenz 15, 86, 88
- Pflege von Menschen mit chronischen Wunden 34, 79, 87
- Schmerzmanagement 15–16, 45
- Sicherstellung und Förderung der oralen Ernährung 34
- Sturzprophylaxe 14–15, 80

F

Fachkompetenz 21, 23, 33, 46, 52, 79–80, 84, 86, 117, 181–182, 184, 186
facilitators 17, 73–74, 98, 184

G

Gesundheitsministerkonferenz der Länder (GMK) 23
Gesundheitssystem/-wesen 19, 61, 65, 69

H

Handlungsrichtlinien (procedures) 29

I

Institut für Qualität und Wirtschaftlichkeit im Gesundheitswesen (IQWiG) 134
Institut für Qualitätssicherung und Transparenz im Gesundheitswesen 195
International Council of Nurses (ICN) 29

K

Klinische Expertise 50, 104
Konsensus-Konferenz 31–32, 37
- Ankündigung 37
- Arbeitstexte 37
- Diskutanten 37
- Ergebnisse 38, 45
- Expertenarbeitsgruppe 37
- Lenkungsausschuss 37
- Stellungnahmen 37
- Strukturierter Fachdiskurs 36
- Teilnehmer 36

Kontrakturenprophylaxe   53

L

Leitlinien   12, 30, 35, 54–55, 63, 178, 198, 202
- Akzeptanz   30
- Evidenz   72

M

Medical Research Council (MRC)   57
Methode der Stationsgebundenen Qualitätsentwicklung (SQE)   12, 22, 38
- Akzeptanz   170, 173, 184–186, 188
- Auditinstrument   174–175, 180–182, 184–185
- bottom-up-system   20, 71, 170, 173
- Evaluation   171, 174, 176, 179, 182, 186
- Interne Prozessbegleiter   170, 172–173, 175, 185
- Pflegemanagement   172, 174–175, 177, 182, 185, 187–188
- Praxisstandard   12, 170, 176, 180, 183, 188
- Qualitätszyklus   172–173, 175–176, 178, 182, 186–187
- Ressourcen   171, 174, 176, 178–179, 182, 184–185, 187–188
- unit-/ward-based-method   20, 170–171
- Wirksamkeit   170, 183–184

N

Netzwerkarbeit   11
- Informeller Austauschprozess   19
- Qualitätsdialog   21
- Synergieeffekt   19
Nutzerperspektive   14–15
- Angehörige   15

P

Paragraph 113a SGB XI   23
- Verfahrensordnung zur Entwicklung von Expertenstandards   23
- Vertragsparteien   23
Patientenpräferenz   50, 64, 67
Patientenversorgung   19
Pflegeforschung
- Forschungsbedarf   17, 58

- Forschungsressourcen   21
- Interventionsforschung   14
- Projekte   172, 176–177, 180, 183
- qualitative Studien   35, 57
- randomisierte, kontrollierte Studien   57
- subjektorientiert   15
Pflegekammer   18, 21
Pflegephänomen   53
Pflegepraxis
- evidenzbasierte   14, 57, 72, 108
- Handlungsdruck   14
- Personalabbau   16
Pflegeprozessmethode   13, 15–16, 38, 42, 55, 77, 97, 179
Pflegestudiengänge   17
- Wissenstransfer   17
Praktikabilität   50, 53, 55, 183, 195
Primary Nursing   16, 77, 97
Professionalisierung
- Autonomie   13
- eigenständige Wissensbasis   13
- Entscheidungsspielraum   12
- Handlungssicherheit   13
- Leistungsbeschreibung   16

Q

Qualifikation   16–17, 35, 42, 52, 73, 80, 108, 170, 173, 185, 187, 219
Qualitätsberichterstattung   41
Qualitätsindikatoren   23
- Akzeptanz   198, 200, 222
- Evaluation   194, 198, 205, 207, 209, 213, 216, 221
- Generalindikator Dekubitusprophylaxe   24
Qualitätsmanagement   11, 24, 30, 38, 46, 77, 80, 96, 171, 177, 184, 186, 193–194, 196, 202
Qualitätsrisiko   33, 50, 53, 66, 177, 198, 202
Qualitätssicherung   11–12, 19, 24, 106, 154, 193
- externe Qualitätskontrolle   16
Qualitätszyklus   39, 52, 170–171

R

Royal College of Nursing (RCN)   12–13, 20, 73, 171
- 22 RCN-Standards für die pädiatrische Krankenpflege   21, 31
- Dynamic Standard Setting System (DySSSy)   171

S

Schnittstellen 42, 50, 92, 97
Scottish Intercollegiate Guidelines Network (SIGN) 35, 54
Sozialrecht 12
standardisiertes Auditinstrument 41

T

Transparenz 23, 30, 34–35, 43, 169

W

Weltgesundheitsorganisation (WHO) 19–20, 29
Workgroup for Grading of Recommendations, Assessment, Development and Evaluation (GRADE) 35, 54

Autorenverzeichnis

Blumenberg, Petra, Diplom-Pflegewirtin (FH), Mitarbeiterin im wissenschaftlichen Team des Deutschen Netzwerks für Qualitätsentwicklung in der Pflege (DNQP) an der Hochschule Osnabrück

Büscher, Andreas, Prof. Dr., Professor für Pflegewissenschaft an der Hochschule Osnabrück und wissenschaftlicher Leiter des Deutschen Netzwerks für Qualitätsentwicklung in der Pflege (DNQP)

Dunton, Nancy, Ph.D., FAAN (Fellow of the American Academy of Nursing), Professorin an der School of Nursing des University of Kansas Medical Centers, Kansas City, USA

Elsbernd, Astrid, Prof. Dr., Professorin für Pflegewissenschaft und Dekanin der Fakultät Soziale Arbeit, Gesundheit und Pflege der Hochschule Esslingen, Mitglied des Lenkungsausschusses des Deutschen Netzwerks für Qualitätsentwicklung in der Pflege (DNQP)

Hansen, Catharina, M. Ed., Referentin Pflegemarkt bei der Verbraucherzentrale Nordrhein-Westfalen e.V., Düsseldorf

Hauss, Armin, MScN, Charité – Universitätsmedizin Berlin, Dekubitus-, Sturz- und Schmerzmanagement, Klinisches Qualitäts- und Risikomanagement, Stabsstelle der Klinikumsleitung

Kabore, Ahmed, MPH, Georgia Southern University, Statesboro, USA

Moers, Martin, Prof. Dr., Professor für Pflegewissenschaft an der Hochschule Osnabrück, Mitglied des Lenkungsausschusses und des wissenschaftlichen Teams des Deutschen Netzwerks für Qualitätsentwicklung in der Pflege (DNQP)

Schiemann, Doris, Prof. em. Dr., Professorin für Pflegewissenschaft an der Hochschule Osnabrück und Gründerin des Deutschen Netzwerks für Qualitätsentwicklung in der Pflege (DNQP)

Schmälzle, Gertrud, ehemals Projektleiterin im zentralen Qualitäts- und Risikomanagement in der Charité – Universitätsmedizin Berlin

Schuldzinski, Wolfgang, Vorstand der Verbraucherzentrale Nordrhein-Westfalen e.V., Düsseldorf

Simon, Michael, Prof. Dr., Tenure Track Assistenzprofessor an der Universität Basel und Bereichsleiter Universitäre Forschung Pflege/Hebammen am Inselspital Bern, Schweiz

Skiba, Thomas, Mitarbeiter im klinischen Qualitäts- und Risikomanagement der Charité – Universitätsmedizin Berlin

Stehling, Heiko, MScN, Mitarbeiter im wissenschaftlichen Team des Deutschen Netzwerks für Qualitätsentwicklung in der Pflege (DNQP) an der Hochschule Osnabrück

Theuerkauf, Klaus, Prof. Dr., Professor für Sozialrecht und Privatrecht an der Hochschule Osnabrück

Wolke, Reinhold, Prof. Dr., Professor für Gesundheits- und Sozialökonomie an der Hochschule Esslingen

III Anhang

1 Expertenstandard Dekubitusprophylaxe in der Pflege (1. Aktualisierung 2010)

Herausgeber: Deutsches Netzwerk für Qualitätsentwicklung in der Pflege
Expertenarbeitsgruppe:
Wissenschaftliche Leitung: Prof. Dr. Theo Dassen
Moderation: Prof. Dr. Doris Schiemann, Petra Blumenberg

Literaturstudie: Armin Hauss, Jan Kottner
Experten/Expertinnen: Katrin Balzer; Dr. Johanna Feuchtinger; Christa Gottwald; Karla Kämmer; Prof. Dr. Eva-Maria Panfil; Gerhard Schröder; Thomas Skiba; Eva Steinmetz; Doris Wilborn
Patientenvertreterin: Gisela Flake

Präambel zum Expertenstandard

Die Vermeidung von Dekubitus stellt nach wie vor eine Herausforderung für die Pflegefachkräfte dar. Dekubitus gehen für die Betroffenen mit schwerwiegenden Einschränkungen der Gesundheit und der Lebensqualität einher, weshalb ihrer Entstehung entschieden vorgebeugt werden muss. In der Literaturstudie zum Expertenstandard werden Dekubitus in Anlehnung an die internationale Definition der NPUAP/EPUAP[141] (2009) wie folgt definiert: »Ein Dekubitus ist eine lokal begrenzte Schädigung der Haut und/oder des darunter liegenden Gewebes, in der Regel über knöchernen Vorsprüngen, infolge von Druck oder von Druck in Kombination mit Scherkräften. Es gibt eine Reihe weiterer Faktoren, welche tatsächlich oder mutmaßlich mit Dekubitus assoziiert sind; deren Bedeutung ist aber noch zu klären.«

Menschen mit einem Risiko für eine Dekubitusentstehung sind in allen Einrichtungen des Gesundheitswesens zu finden. Der Expertenstandard richtet sich an Pflegefachkräfte[142] in Einrichtungen der ambulanten Pflege, der stationären Altenhilfe und der stationären Gesundheitsversorgung. Für druckgefährdete Personen wurde das Begriffspaar »Patient/Bewohner[143]« gewählt,

---

141 National Pressure Ulcer Advisory Panel und European Pressure Ulcer Advisory Panel

142 Im Standard werden unter dem Begriff »Pflegefachkraft« die Mitglieder der verschiedenen Pflegeberufe (Altenpflegerinnen, Gesundheits- und Krankenpflegerinnen, Gesundheits- und Kinderkrankenpflegerinnen) angesprochen. Darüber hinaus werden auch diejenigen Fachkräfte im Pflegedienst angesprochen, die über eine Hochschulqualifikation in einem pflegebezogenen Studiengang verfügen.

143 Zur sprachlichen Vereinfachung und damit zur verbesserten Lesbarkeit wird im Text lediglich die männliche Geschlechtsform verwendet, wenn beide Geschlechter gemeint sind.

um Zielgruppen in unterschiedlichen Settings gerecht zu werden. Die Zielgruppe des Standards sind Menschen jeder Altersgruppe, die durch gesundheitliche Einschränkungen, Pflegebedürftigkeit und/oder Einschränkungen in ihrer Aktivität und Mobilität ein erhöhtes Risiko für Dekubitus aufweisen. Der Standard bezieht die Angehörigen ausdrücklich mit ein, denn sie übernehmen insbesondere in der häuslichen Versorgung einen wichtigen Part im Rahmen einer wirksamen Dekubitusprophylaxe.

Der Expertenstandard basiert auf einer umfassenden Literaturanalyse nationaler und internationaler Fachliteratur sowie der Expertise der Mitglieder der Expertenarbeitsgruppe. Auf der Grundlage der aktualisierten Literaturstudie[144] stehen sämtliche Interventionen, die zu einer Druckverteilung führen, im Vordergrund der pflegerischen Dekubitusprophylaxe. Wie in der Vorgängerversion wird der Bewegungsförderung auch in dem aktualisierten Experten-standard ein zentraler Stellenwert beigemessen.

Übergreifende Zielsetzung des Expertenstandards (siehe auch Ergebniskriterium 6) ist die Verhinderung eines Dekubitus, da der Entstehung eines Dekubitus in der Regel entgegengewirkt werden kann. Dennoch ist zu konstatieren, dass dieses Ziel nicht bei allen Patienten/ Bewohnern erreichbar ist. Einschränkungen bestehen für Personen, bei denen die gesundheitliche Situation gegen eine konsequente Anwendung der erforderlichen prophylaktischen Maßnahmen spricht (z. B. bei lebensbedrohlichen Zuständen), eine andere Prioritätensetzung erfordert (z. B. Menschen in der Terminalphase ihres Lebens) oder eine Wirkung der prophylaktischen Maßnahmen verhindert oder einschränkt (z. B. gravierende Störungen der Durchblutung unter Einnahme zentralisierender Medikamente).

Der vorliegende Expertenstandard beschreibt den originären Beitrag der Pflege zur Dekubitusprophylaxe. Die Versorgung der Patienten/Bewohner findet jedoch in der Regel berufsgruppen- und häufig auch sektorenübergreifend unter Beteiligung von Angehörigen und Hilfskräften statt. Maßnahmen zur Vermeidung eines Dekubitus sollten daher in enger Zusammenarbeit mit allen beteiligten Akteuren einschließlich des Patienten/Bewohners selbst erfolgen. Die Delegation von Aufgaben der Pflegefachkraft an Pflegehilfskräfte erfolgt im Rahmen ihrer Verantwortlichkeit. Der Einsatz von Technik und Hilfsmitteln bietet eine sinnvolle Unterstützung, ersetzt aber nicht die notwendige Förderung, Anleitung und Unterstützung bei der körpereigenen Bewegung des Patienten/Bewohners.

Zur Implementierung des Standards bedarf es der gemeinsamen Anstrengung der Betriebsleitung, des Pflegemanagements, der beteiligten Pflegefachkräfte und gegebenenfalls weiterer Gesundheitsberufe. Betriebsleitung und Pflegemanagement tragen Verantwortung für die Bereitstellung von Wissen sowie geeigneten Hilfsmitteln und Materialien. Pflegefachkräfte tragen Verantwortung für den Erwerb von Wissen und die Umsetzung des Standards im klinischen Alltag.

---

144 Die Inhalte des Beitrags beziehen sich auf die 1. Aktualisierung des Expertenstandards »Dekubitusprophylaxe in der Pflege«. Parallel zum Erscheinungstermin dieses Buches wurde die 2. Aktualisierung des Expertenstandards veröffentlicht.

Expertenstandard Dekubitusprophylaxe in der Pflege (1. Aktualisierung 2010)

Zielsetzung: Jeder dekubitusgefährdete Patient/Bewohner erhält eine Prophylaxe, die die Entstehung eines Dekubitus verhindert.

Begründung: Ein Dekubitus gehört zu den gravierenden Gesundheitsproblemen pflegebedürftiger Patienten/Bewohner. Das vorhandene Wissen zeigt, dass das Auftreten eines Dekubitus weitgehend verhindert werden kann. Ausnahmen sind in pflegerisch oder medizinisch notwendigen Prioritätensetzungen oder im Gesundheitszustand der Patienten/Bewohner begründet. Von herausragender Bedeutung für eine erfolgreiche Prophylaxe ist, dass das Pflegefachpersonal die systematische Risikoeinschätzung, Schulung von Patienten/Bewohnern, Bewegungsförderung, Druckentlastung und -verteilung sowie die Kontinuität und Evaluation prophylaktischer Maßnahmen gewährleistet.

Struktur	Prozess	Ergebnis
Die Pflegefachkraft **S1** – verfügt über aktuelles Wissen zur Dekubitusentstehung sowie über die Kompetenz, das Dekubitusrisiko einzuschätzen.	**Die Pflegefachkraft** **P1** – beurteilt mittels eines systematischen Vorgehens das Dekubitusrisiko aller Patienten/Bewohner, bei denen eine Gefährdung nicht ausgeschlossen werden kann. Dies geschieht unmittelbar zu Beginn des pflegerischen Auftrags und danach in individuell festzulegenden Abständen sowie unverzüglich bei Veränderungen der Mobilität, der Aktivität oder bei Einwirkung von externen Faktoren (z. B. Sonden, Katheter), die zur erhöhten und/oder verlängerten Einwirkung von Druck und/oder Scherkräften führen.	**E1** Eine aktuelle, systematische Einschätzung der Dekubitusgefährdung liegt vor.
S2 – beherrscht haut- und gewebeschonende Bewegungs-, Lagerungs- und Transfertechniken.	**P2** – gewährleistet auf der Basis eines individuellen Bewegungsplanes sofortige Druckentlastung durch die regelmäßige Bewegung des Patienten/Bewohners, Mikrobewegung, scherkräftearmen Transfer, und fördert soweit wie möglich die Eigenbewegung des Patienten/Bewohners.	**E2** Ein individueller Bewegungsplan liegt vor.
S3a – verfügt über die Kompetenz, die Notwendigkeit und die Eignung druckverteilender Hilfsmittel zu beurteilen. **S3b** Dem Risiko des Patienten/Bewohners entsprechende druckverteilende Hilfsmittel (z. B. Weichlagerungskissen und -matratzen, Spezialbetten) sind unverzüglich zugänglich.	**P3** – wendet zusätzlich zu druckentlastenden Maßnahmen die geeigneten druckverteilenden Hilfsmittel an, wenn der Zustand des Patienten/Bewohners eine ausreichende Bewegungsförderung nicht zulässt.	**E3** Der Patienten/Bewohner befindet sich unverzüglich auf einer für ihn geeigneten druckverteilenden Unterlage.

Struktur	Prozess	Ergebnis
Die Pflegefachkraft S4 – verfügt über Fähigkeiten sowie über Informations- und Schulungsmaterial zur Anleitung und Beratung des Patienten/Bewohners und seiner Angehörigen zur Förderung der Bewegung des Patienten/Bewohners, zur Hautbeobachtung zu druckentlastenden Maßnahmen und zum Umgang mit druckverteilenden Hilfsmitteln.	P4 – erläutert die Dekubitusgefährdung und die Notwendigkeit von prophylaktischen Maßnahmen und deren Evaluation und plant diese individuell mit dem Patienten/Bewohner und seinen Angehörigen.	E4 Der Patient/Bewohner und seine Angehörigen kennen die Ursachen der Dekubitusgefährdung sowie die geplanten Maßnahmen und wirken auf der Basis ihrer Möglichkeiten an deren Umsetzung mit.
Die Einrichtung S5 – stellt sicher, dass alle an der Versorgung des Patienten/Bewohners Beteiligten den Zusammenhang von Kontinuität der Intervention und Erfolg der Dekubitusprophylaxe kennen und gewährleistet die Informationsweitergabe über die Dekubitusgefährdung an externe Beteiligte.	P5 – informiert die an der Versorgung des dekubitusgefährdeten Patienten/Bewohners Beteiligten über die Notwendigkeit der kontinuierlichen Fortführung der Interventionen (z. B. Personal in Arztpraxen, OP-, Dialyse- und Röntgenabteilungen oder Transportdiensten).	E5 Die Dekubitusgefährdung und die notwendigen Maßnahmen sind allen an der Versorgung des Patienten/Bewohners Beteiligten bekannt.
Die Pflegefachkraft S6 – verfügt über die Kompetenz, die Effektivität der prophylaktischen Maßnahmen zu beurteilen.	P6 – begutachtet den Hautzustand des gefährdeten Patienten/Bewohners in individuell zu bestimmenden Zeitabständen.	E6 Der Patient/Bewohner hat keinen Dekubitus.

© Deutsches Netzwerk für Qualitätsentwicklung in der Pflege (DNQP)

2 Audit-Instrument zum aktualisierten Expertenstandard Dekubitusprophylaxe[1]

Teil 1: Patienten-/bewohnerbezogenes Audit

- Hinweise zum Vorgehen beim patienten-/bewohnerbezogenen Audit und zu Fragebogen 1
- Fragebogen 1
- Ergebnisprotokoll 1

Teil 2: Personalbezogenes Audit

- Hinweise zum Vorgehen beim personalbezogenen Audit
- Fragebogen 2
- Ergebnisprotokoll 2

Das Audit ist fester Bestandteil des Implementierungskonzepts von Expertenstandards und stellt bei regelmäßiger Durchführung, wie sie im Konzept der Methode der Stationsgebundenen Qualitätsentwicklung (Schiemann & Moers 2004a) vorgesehen ist, einen wichtigen Baustein zur Qualitätsentwicklung und zur Verstetigung des erreichten Qualitätsniveaus dar. Ziel ist, in den beteiligten Pflegeeinheiten alle Pflegefachkräfte sowie eine Stichprobe von 40 Patienten/Bewohnern zu befragen. Alle Kriterienebenen des Expertenstandards werden überprüft. Beim Audit wird regelmäßig auf drei Datenquellen zurückgegriffen: die Pflegedokumentation, die Patienten- und Bewohnerbefragung und die Personalbefragung. Durchgeführt wird das Audit durch Projektbeauftragte oder Qualitätsexperten, die nicht in der Pflegeeinheit eingesetzt sind, um eine Selbstbewertung auszuschließen. Auf eine Datenerhebung durch Vorgesetzte sollte verzichtet werden, um Kontrollängste zu vermeiden.

Generell wird ein Audit von den Pflegepraktikern als Aufwertung und sichtbar machen der pflegerischen Arbeit empfunden, es stellt daher einen positiven Motivationsfaktor bei der Einführung von Expertenstandards dar. Die erhobenen Daten liefern wertvolle Hinweise zur Relevanz des jeweiligen Standardthemas und zum Entwicklungsstand der Pflege in den jeweiligen Einrichtungen. Darüber hinaus sind sie eine solide Grundlage für die weitere Qualitätsarbeit.

Das wissenschaftliche Team des DNQP hat im Rahmen des Pilotprojekts zum Expertenstandard Dekubitusprophylaxe (Moers, Schiemann & Fierdag 2004) ein standardisiertes Audit-Instrument entwickelt, das sich an der Grundstruktur der Audit-Instrumente des Royal College of Nursing (RCN 1994) orientiert. Zu jedem Expertenstandard wird das standardisierte Audit-Instrument themenspezifisch aufbereitet und in den an der modellhaften Implementierung beteiligten Gesundheits- und Altenhilfeeinrichtungen erprobt. Das Auditinstrument steht allen Einrichtungen, die den Expertenstandard einführen möchten, für eigene Qualitätsmessungen auf der Website des DNQP zur Verfügung.

Der Zeitbedarf für die Durchführung des Audits setzt sich zusammen aus der Information der Mitarbeiter und Patienten/Bewohner/Angehörigen, der Organisation der Befragungen sowie der Durchführung des patienten-/bewohnerbezogenen und des personalbezogenen Audits. Der größte Zeitbedarf entfällt auf die Datenerhebung des patienten-/bewohnerbezogenen Audits, der im Pilotprojekt der modellhaften Implementierung des Expertenstandards im Jahr 2000 pro Patient/Bewohner im Durchschnitt bei 30 Minuten lag (Schiemann & Moers 2004b).

Teil 1: Patienten-/bewohnerbezogenes Audit

Allgemeine Hinweise zum erhebungspraktischen Vorgehen beim patienten-/ bewohnerbezogenen Audit

Für die Durchführung des Audits ist ein Zeitraum von vier Wochen vorgesehen. Es sollten möglichst 40 Patienten/Bewohner mit einem Dekubitusrisiko in das Audit einbezogen werden, um aussagekräftige Daten zu erhalten. Um diese Fallzahl zu erreichen ist es in der Regel nötig, die Pflegeeinheit an mehreren Terminen aufzusuchen. Dabei sollte der Auditor sicherstellen, dass jeder Patient/Bewohner nur einmal in die Erhebung einbezogen wird. Entweder ist eine entsprechende Liste zu führen oder das Audit in der Patientenakte zu vermerken. Kommt es in Krankenhäusern im Auditzeitraum zu einer Wiederaufnahme eines Patienten, kann dieser erneut auditiert werden.

Für die patienten-/bewohnerbezogene Datenerhebung werden so viele Pflegedokumentationen auf Hinweise für das Vorliegen eines Dekubitusrisikos durchgesehen, bis die Zahl von 40 erreicht ist. Hierfür empfiehlt es sich, in einem ersten Arbeitsgang alle Pflegedokumentationen durchzugehen, um diejenigen Patienten/Bewohner zu ermitteln, bei denen im Sinne eines Risikoausschlusses keine Dekubitusgefährdung festgestellt wurde und damit nicht in das Audit einbezogen werden. Auditiert werden daraufhin Patienten/Bewohner, bei denen ein Dekubitusrisiko nicht explizit ausgeschlossen wurde.

Fragebogen 1 umfasst 14 Fragen zu den Ergebniskriterien des Expertenstandards. Sieben Fragen sind aus der Pflegedoku-mentation, drei von den zuständigen Pflegefachkräften und drei von den Patienten/Bewohnern zu beantworten. Außerdem nimmt der Auditor oder eine weitere erfahrene Pflegefachkraft bei den Patienten/ Bewohnern eine Hautinspektion vor. Für die Durchführung des Audits hat es sich bewährt, mit der Dokumentenanalyse zu beginnen, dann die Personalbefragung und zuletzt die Befragung von Patienten/Bewohnern und die Hautinspektion vorzunehmen. Sind die Patienten/Bewohner selbst nicht auskunftsfähig, können Angehörige befragt werden. Es empfiehlt sich, den Wortlaut der Fragestellung im Fragebogen an das Sprachverständnis der zu Befragenden anzupassen. Die Befragungssituation sollte so gestaltet werden, dass Diskretion gewährleistet ist und die Befragten sich frei äußern können. Für die Patienten-/Bewohnerbefragung gilt, dass das Audit regulärer Bestandteil pflegerischer Arbeit im Rahmen des Qualitätsmanagements ist. Es genügt daher, die Patienten/Bewohner unmittelbar vor der Befragung durch eine ihnen bekannte Person über den Zweck und die Ziele des Audits zu informieren. Zum Vertrauensaufbau können Dienstkleidung und Namensschild hilfreich sein.

Alle Antwortvorgaben in diesem Fragebogen sind »Ja/Nein«-Kategorien mit der gleichzeitigen Möglichkeit eines Kommentars. Alle Ja- und Nein-Antworten werden in Ergebnisprotokoll 1 summiert. Ist die Beantwortung einer Frage mit »ja« oder

»nein« nicht möglich, gilt dieses Kriterium als »nicht anwendbar«. Die Zahl der nicht anwendbaren Fälle wird von der Gesamtzahl aller Antworten zu dem jeweiligen Kriterium abgezogen und dann das prozentuale Verhältnis von ja- und nein-Antworten zur Gesamtzahl der anwendbaren Fälle berechnet. Wenn eine Frage mit »nein« oder »nicht anwendbar« beantwortet wird, ist in der Kommentarspalte immer eine Begründung anzugeben. So sind bei der Audit-Auswertung Rückschlüsse auf die Ursachen für das Nichterreichen eines Kriteriums möglich.

Der Auditor sollte den Expertenstandard zum Nachschauen immer zur Hand haben, weil die Fragen in den Erhebungsbögen aus den Struktur- und Ergebniskriterien des Standards abgeleitet sind.

Hinweise zu den Fragen in Fragebogen 1

E 0	Bitte vermerken Sie, ob bei Aufnahme bzw. bei Beginn der pflegerischen Versorgung des Patienten/Bewohners ein Dekubitus vorlag. Geben Sie die die Lokalisation in der Kommentarspalte und den Grad in der Tabelle an. Liegt die Aufnahme länger zurück (z. B. in Einrichtungen der Altenhilfe), gilt der Zeitpunkt der Einführung des Standards. Bei mehreren Dekubitus sollte die Tabelle kopiert und die jeweilige Lokalisation des Dekubitus auf ihr vermerkt werden.
E 1.1	Aus erhebungspraktischen Gründen gelten die ersten 24 Stunden nach Aufnahme als »unmittelbar zu Beginn«.
E 1.2	Die Hautinspektion ist Teil der differenzierten Einschätzung des Dekubitusrisikos. Bitte geben Sie an, ob ihre Durchführung dokumentiert ist.
E 1.3	Eine Einschätzung ist dann aktuell, wenn sie entweder im festgelegten Zeitabstand und/oder nach jeder das Dekubitusrisiko betreffenden Veränderung der Pflegesituation erneut durchgeführt wurde.
E 2	Bitte geben Sie an, ob ein Bewegungsplan vorliegt, der die individuellen Risikofaktoren des Patienten/Bewohners ebenso berücksichtigt wie Interventionen, besondere Vorlieben (»Einschlafseite«) oder Zeitintervalle.
E 3.1	Gemeint sind druckverteilende Hilfsmittel wie z. B. Spezialmatratzen, Polsterungen oder andere Hilfsmittel. Falls keine entsprechenden Hilfsmittel benötigt werden, ist die Frage nicht anwendbar. Nicht gemeint sind Lagerungshilfsmittel wie z. B. Kissen.
E 4.1	In der Dokumentation sollte vermerkt sein, dass dem Patienten/Bewohner (alternativ seinen Angehörigen) Information und Beratung angeboten wurden. Sollten die Angebote von dem Patient/Bewohner abgelehnt worden sein, gilt das Kriterium als erfüllt und muss mit »Ja« beantwortet werden. Ablehnung der Angebote bitte in der Kommentarspalte vermerken.
E 4.2	Diese Fragen beziehen sich auf arbeitsorganisatorische Bedingungen. Hat der
E 4.3	Patient Beratungsangebote oder die Beteiligung an der Maßnahmenplanung abgelehnt oder aus anderen Gründen nicht wahrnehmen können (z. B. kognitive Einschränkungen), gilt das jeweilige Kriterium trotzdem als erfüllt und muss mit »Ja« beantwortet werden. Ablehnung oder andere Gründe sollten in der Kommentarspalte vermerkt werden.

E 5.1	Bei dieser Frage geht es um die Informationsweitergabe über prophylaktische Maßnahmen an andere Berufsgruppen.
E 4.4	Bei diesen Fragen ist möglich, dass die Antworten des Patienten/Bewohners im
E 4.5	Widerspruch zu den Ergebnissen der Dokumentenanalyse (E 4.1) und der
E 4.6	Personalbefragung (E 4.2 / E 4.3) stehen. Die Fragen können zum besseren Verständnis den befragten Personen und dem individuellen Fall entsprechend sprachlich angepasst werden.
E 6	Die Hautbeobachtung sollte durch einen in der Dekubituseinschätzung erfahrenen Auditor oder ggf. eine weitere Pflegefachkraft erfolgen, die nicht zum Pflegeteam der auditierten Pflegeeinheit gehört. Das Ergebnis ist in der Tabelle einzutragen. Bei mehreren Dekubitus sollte die Tabelle kopiert und die jeweilige Lokalisation des Dekubitus auf ihr vermerkt werden.

Fragebogen 1: Patienten-/bewohnerbezogene Daten

Name der Einrichtung und Pflegeeinheit:_____

Datum:_____Benötigte Zeit:_____Nummer:_____

Quelle	Frage	Antwort	Kommentare
Dokumentenanalyse	E 0 Lagen bei Aufnahme des Patienten/Bewohners in der Pflegeeinheit ein oder mehrere Dekubitus vor?		Wenn ja: Lokalisation: Bitte vermerken Sie den Dekubitusgrad auf der folgenden Seite.
	E 1.1 Wurde unmittelbar zu Beginn der pflegerischen Versorgung eine systematische Einschätzung des Dekubitusrisikos vorgenommen?		
	E 1.2 Wurde eine Hautinspektion vorgenommen?		
	E 1.3 Liegt eine aktuelle, systematische Risikoeinschätzung vor?		
	E 2 Erfolgt die Bewegungsförderung nach einem individuellen Bewegungsplan?		
	E 3.1 Wenn individuell benötigte druckverteilende Hilfsmittel in der Pflegeplanung vorgesehen waren, wurden sie unverzüglich eingesetzt?		
	E 4.1 Wurde dem Patienten/Bewohner Beratung über sein Dekubitusrisiko angeboten?		

Quelle	Frage	Antwort	Kommentare
Befragung der zuständigen Pflegefachkraft	E 4.2 War es Ihnen möglich, den Patienten/Bewohner oder ggf. Angehörige in Bezug auf sein Dekubitusrisiko zu beraten?		
	E 4.3 War es Ihnen möglich, den Patienten/Bewohner oder ggf. Angehörige an der Planung der Maßnahmen zu beteiligen?		
	E 5.1 Wurden alle an der Versorgung beteiligten Berufsgruppen über die notwendigen prophylaktischen Maßnahmen informiert?		Wenn ja: auf welche Weise?
Befragung von Patient/Bewohner (alternativ Angehörige)	E 4.4 Hat jemand mit Ihnen über die Gefahr des Wundliegens gesprochen?		
	E 4.5 Waren die Informationen für Sie verständlich und ausreichend?		
	E 4.6 Sind Ihnen Möglichkeiten zur Vermeidung des Wundliegens gezeigt worden?		
Beobachten	E 6 Hat der Patient/Bewohner einen oder mehrere Dekubitus, der oder die seit Aufnahme in der Pflegeeinheit neu entstanden sind?		Wenn ja: Lokalisation: Bitte vermerken Sie den Dekubitusgrad auf der folgenden Seite.

Ausfüllhinweis: J: ja   N: nein   NA: nicht anwendbar

Dekubitusgrade

Name der Einrichtung und Pflegeeinheit: _____
Datum: _____ Nummer: _____
Bitte vermerken Sie jeweils das Ergebnis der Dokumentenanalyse und der Hautbeobachtung durch den Auditor.

	E0 (Dokumentenanalyse)	E6 (Beobachtung)
Kategorie/ Stufe/ Grad I: Nicht wegdrückbare Rötung Nicht wegdrückbare, umschriebene Rötung bei intakter Haut, gewöhnlich über einem knöchernen Vorsprung. Bei dunkel pigmentierter Haut ist ein Verblassen möglicherweise nicht sichtbar, die Farbe kann sich aber von der umgebenden Haut unterscheiden. Der Bereich kann schmerzempfindlich, verhärtet, weich, wärmer oder kälter sein als das umgebende Gewebe. Diese Symptome können auf eine (Dekubitus-) Gefährdung hinweisen.	☐	☐
Kategorie/ Stufe/ Grad II: Teilverlust der Haut Teilzerstörung der Haut (bis zur Dermis), die als flaches, offenes Ulcus mit einem rot bis rosafarbenen Wundbett ohne Beläge in Erscheinung tritt. Kann sich auch als intakte oder offene/rupturierte, serumgefüllte Blase darstellen. Manifestiert sich als glänzendes oder trockenes, flaches Ulcus ohne nekrotisches Gewebe oder Bluterguss. Diese Kategorie sollte nicht benutzt werden um Blasen, Verbands- oder pflasterbedingte Hautschädigungen, feuchtigkeitsbedingte Läsionen, Mazerationen oder Abschürfungen zu beschreiben.	☐	☐
Kategorie/ Stufe/ Grad III: Verlust der Haut Zerstörung aller Hautschichten. Subkutanes Fett kann sichtbar sein, jedoch keine Knochen, Muskeln oder Sehnen. Es kann ein Belag vorliegen, der jedoch nicht die Tiefe der Gewebsschädigung verschleiert. Es können Tunnel oder Unterminierungen vorliegen. Die Tiefe des Dekubitus der Kategorie/ Stufe/Grad III variiert je nach anatomischer Lokalisation. Der Nasenrücken, das Ohr, der Hinterkopf und das Gehörknöchelchen haben kein subkutanes Gewebe, daher können Kategorie III Wunden dort auch sehr oberflächlich sein. Im Gegensatz dazu können an besonders adipösen Körperstellen extrem tiefe Kategorie III Wunden auftreten. Knochen und Sehnen sind nicht sichtbar oder tastbar.	☐	☐
Kategorie/ Stufe/ Grad IV: vollständiger Haut oder Gewebeverlust Totaler Gewebsverlust mit freiliegenden Knochen, Sehnen oder Muskeln. Belag und Schorf können vorliegen. Tunnel oder Unterminierungen liegen oft vor. Die Tiefe des Kategorie IV Dekubitus hängt von der anatomischen Lokalisation ab. Der Nasenrücken, das Ohr, der Hinterkopf und der Knochenvorsprung am Fußknöchel haben kein subkutanes Gewebe, daher können Wunden dort auch sehr oberflächlich sein. Kategorie IV Wunden können sich in Muskeln oder unterstützende Strukturen ausbreiten (Fascien, Sehnen oder Gelenkkapseln) und können dabei leicht Osteomyelitis oder Ostitis verursachen. Knochen und Sehnen sind sichtbar oder tastbar	☐	☐

vgl. EPUAP/NPUAP (2009) Deutsche Übersetzung S. 9

Teil 2: Personalbezogenes Audit

Allgemeine Hinweise zum erhebungspraktischen Vorgehen beim personalbezogenen Audit

Die Personalbefragung stellt einen wesentlichen Baustein des Audits dar. Auf diesem Wege können die an der Standardimplementierung beteiligten Pflegefachkräfte Auskunft darüber geben, wie sie selbst sowohl ihren Qualifikationsstand als auch ihren Qualifikationsbedarf einschätzen. Daher ist ein Rücklauf von 100 % der ausgegebenen Bögen anzustreben. Dass es immer einen gewissen Prozentsatz an Ausfällen durch Krankheit und Urlaub gibt, ist nicht zu vermeiden. Die Personalbefragung sollte in schriftlicher Form bei allen Pflegefachkräften der Pflegeeinheit anonym durchgeführt werden. Im Ergebnisprotokoll 2 ist die Anzahl der ausgegeben Fragebögen zu vermerken. Um eine hohe Rücklaufquote zu erhalten, empfiehlt es sich, die Fragebögen persönlich an die Kollegen zu verteilen und für die Abgabe eine »Wahlurne« aufzustellen. Die Personalvertretung sollte über die Befragung informiert werden.

Der Fragebogen enthält insgesamt zwölf mit »ja« oder »nein« zu beantwortende Fragen zu den Strukturkriterien des Expertenstandards, in denen Aussagen zur benötigten Fachkompetenz gemacht werden. Gefragt wird zum einen nach der Teilnahme an Fortbildungsveranstaltungen oder Schulungen in den vergangenen 24 Monaten zu den relevanten Strukturkriterien des Expertenstandards und zum anderen nach dem weiterhin bestehenden Fortbildungsbedarf zu den einzelnen Themen. Die Beispiele des Fragebogens können sprachlich angepasst werden, z. B. durch die Nennung der tatsächlich angebotenen Fortbildungsveranstaltung.

Die fett gedruckte Überschrift darf allerdings nicht verändert werden und angepasste Beispiele müssen dem jeweiligen Themengebiet entsprechen.

Die Angaben werden aus den Antwort-bögen in das Ergebnisprotokoll 2 übertragen, um das Gesamtergebnis zu den einzelnen Strukturkriterien ermitteln zu können. Sollten mehr Personen an der Befragung teilnehmen als Platz für Eintragungen auf dem Ergebnisprotokoll vorhanden ist, können weitere Daten auf einer Kopie des Protokolls eingetragen werden. Die Ergebnisse lassen Rückschlüsse auf den Wissensstand zum Standardthema zu und geben dem Pflegemanagement Hinweise zum aktuellen Fortbildungsbedarf der beteiligten Pflegefachkräfte.

Fragebogen 2: Befragung der Pflegefachkräfte zum Fortbildungsbedarf

Liebe Kollegin, lieber Kollege aus dem Pflegedienst,
in Ihrer Pflegeeinheit wurde der Expertenstandard »Dekubitusprophylaxe in der Pflege« eingeführt. Sie sind unter Umständen bereits über die Qualitätsbewertung (Audit) informiert und zu von Ihnen betreuten Patienten/Bewohnern befragt worden. Zur Auswertung des Erfolgs der Standardeinführung und -anwendung ist es wichtig, die Selbsteinschätzung des Pflegepersonals zum Wissensstand bezüglich der Standardkriterien zu erfassen. Wir bitten Sie daher, den folgenden kurzen Fragebogen ohne Angabe Ihres Namens auszufüllen, damit Ihre Anonymität gewahrt bleibt.

Da es Sinn und Zweck von Expertenstandards ist, neues Wissen zu verbreiten, besteht bei ihrer Einführung grundsätzlich Fortbildungsbedarf. Wir möchten von Ihnen wissen, zu welchen Themen Sie in den vergangenen 24 Monaten an Schulungs- oder Fortbildungsmaßnahmen teilgenommen haben und zu welchen Themen Sie weiteren Schulungs-/Fortbildungsbedarf sehen. Als Fortbildungen gelten auch Informationen durch Kolleginnen im Rahmen von Dienstbesprechungen oder Übergaben. Ebenso gehören dazu praktische Übungen und Trainings (z. B. Schulungen für Hilfsmittel).

Fortbildungsthemen	Teilnahme		Weiterer Bedarf	
	Ja	Nein	Ja	Nein
Dekubitusentstehung, Risikofaktoren und Einschätzung von Dekubitus (S1a)	☐	☐	☐	☐
Durchführung der systematischer Risikoeinschätzungen zur Erfassung des Dekubitusrisikos (S1b)	☐	☐	☐	☐
Gewebeschonende Bewegungs-, Lagerungs- und Transfertechniken (S2)	☐	☐	☐	☐
Auswahl geeigneter Hilfsmittel, z. B geeignete druckverteilende Lagerungshilfsmittel (S3)	☐	☐	☐	☐
Beratung/Anleitung zu Dekubitusrisiko und prophylaktischen Maßnahmen, z. B. Bewegungsförderung (S4)	☐	☐	☐	☐
Beurteilung und Dokumentation der Effektivität der prophylaktischen Maßnahmen, z. B. Begutachtung des Hautzustandes (S6)	☐	☐	☐	☐

3 Expertenstandard Schmerzmanagement in der Pflege bei akuten Schmerzen (1. Aktualisierung 2011)

Herausgeber: Deutsches Netzwerk für Qualitätsentwicklung in der Pflege
Expertenarbeitsgruppe:
Wissenschaftliche Leitung: Prof. Dr. Dr. h.c. Jürgen Osterbrink
Moderation: Prof. Dr. Martin Moers
Literaturstudie: Irmela Gnass, Nadine Schüßler

Experten/Expertinnen: Andrea Besendorfer, Lars Bohlmann, Annett Franke, Katja Himpler, Bettina Hübner-Möhler, Dr. Kirsten Kopke, Elisabeth Leuker, Dr. Gabriele Müller-Mundt, Nadja Nestler, Dr. Nada Ralic, Monika Thomm
Patientenvertreterin: Gisela Flake

Präambel zum Expertenstandard

Das Erleben von akuten Schmerzen hat Auswirkungen auf das physische, psychische und auch das soziale Befinden von Patienten/Bewohnern[145]. Die negativen Auswirkungen von nicht oder nicht ausreichend gelinderten Schmerzen reichen von einer momentanen Belastung und Beeinträchtigung der Lebensqualität bis zu lang andauernden Einschränkungen der Qualität der gesamten Lebenssituation. Das Ausmaß des Leids, das beim Einzelnen durch Schmerzen entsteht, wird häufig durch die Risiken der Chronifizierung und deren volkswirtschaftliche und gesundheitsökonomische Folgen in Zahlen gefasst. Doch für das individuelle Leiden unter akutem Schmerz bspw. in einer Notfallsituation gibt es bisher kein praktikables Maß, weder ökonomisch noch neurobiologisch.

Zudem haben Schmerzereignisse erheblichen Einfluss auf Heilungs- oder Genesungspro-zesse. Schmerzbedingte Komplikationen können eine Leiderfahrung verlängern und bei einer damit einhergehenden Verweildauerverlängerung im Krankenhaus Kosten für das Gesundheitswesen verursachen. Vor allem jedoch formt jede Schmerzerfahrung eines Menschen seine nächste.

Die Schmerzgeschichte und insbesondere die psycho-sozialen Elemente sind daher Faktoren, die zunehmend in das Interesse der Forschung rücken. Für den pflegerischen Auftrag des Schmerzmanagements besteht in diesen Dimensionen des Schmerzerlebens eine besondere Herausforderung, die sich auf die Wahrnehmung relevanter Einflussfaktoren, aber auch auf den Umgang mit Schmerzsituationen in verschiedenen Versorgungsbereichen bezieht.

---

[145] Zur sprachlichen Vereinfachung und damit zur Verbesserung der Lesbarkeit, wird im Text lediglich eine Geschlechtsform verwendet. Das jeweils andere Geschlecht ist ausdrücklich mit gemeint.

Übergreifende Zielsetzung des Expertenstandards ist, Patienten/Bewohnern mit akuten oder zu erwartenden Schmerzen durch ein angemessenes Schmerzmanagement unnötiges Leid zu ersparen sowie einer Chronifizierung von Schmerzen vorzubeugen. Der Expertenstandard richtet sich an Pflegefachkräfte[146] in der ambulanten Pflege, der stationären Altenhilfe und in Krankenhäusern, die durch ihr Handeln und ihre Interaktion mit dem an Schmerzen Leidenden Einfluss auf sein Schmerzerleben nehmen und es aktiv und positiv im Sinne des Patienten/Bewohners mitgestalten. Dabei setzt das pflegerische Schmerzmanagement un-mittelbar zu Beginn des pflegerischen Auftrags ein. Im Zentrum steht die Wahrnehmung von Anzeichen und typischen Risikofaktoren für Schmerz. Dabei kann nicht davon ausgegangen werden, dass alle an Schmerz leidenden Patienten/Bewohner diese Empfindung unmittelbar zu äußern in der Lage sind.

Um allen Personengruppen mit Bedarf für ein pflegerisches Schmerzmanagement sowohl alters- als auch bedürfnisbezogen gerecht werden zu können, sind die Empfehlungen der Expertenarbeitsgruppe dort zielgruppenspezifisch formuliert, wo neben allgemein empfohlenen Vorgehensweisen besondere Aspekte des Schmerzmanagements zu berücksichtigen sind. Dies geschieht vor dem Hintergrund, dass Patienten/Bewohner jeder Altersgruppe, die unter akuten Schmerzen leiden oder durch geplante potentiell schmerzhafte diagnostische oder therapeutische Maßnahmen der Gefahr akuten Schmerzerlebens ausgesetzt sind, Zielgruppe dieses Expertenstandards sind.

Menschen, die an chronischen Schmerzzuständen leiden, zählen nicht zur Zielgruppe des aktualisierten Expertenstandards. Die Chronifizierung von Schmerzen wird aktuell nicht mehr nur als ein zu einem exakten Zeitpunkt eintretender Zustand diskutiert, sondern der Übergang wird mehr und mehr als fließend und am individuellen Schmerz- und Krankheitserleben ausgerichtet erkannt. Ist die Schmerzchronifizierung einmal eingetreten, unterscheidet sich das pflegerische Schmerzmanagement erheblich. Daher sind für das pflegerische Schmerz-management bei Menschen mit chronischem Schmerzerleben andere Herangehensweisen notwendig als beim Akutschmerz. Diesen unterschiedlichen Herausforderungen trägt die Aktualisierung dieses Expertenstandards Rechnung, indem sie das Schmerzmanagement bei akutem Schmerz in den Mittelpunkt stellt und den chronischen Schmerz ausklammert.

Zur Identifikation der Zielgruppe des aktualisierten Expertenstandards ist es daher notwendig, Patienten/Bewohner, die unter akuten Schmerzen leiden, von solchen mit chronischen Schmerzen unterscheiden zu können. Akuter Schmerz ist ein plötzlich auftretender und einen begrenzten Zeitraum andauernder Schmerz, der in einem offensichtlichen und direkten Zusammenhang mit einer Gewebe- oder Organschädigung steht. Er nimmt eine lebenserhaltende Alarm- und Schutzfunktion ein, die sich auch durch physiologische Begleiterscheinungen zeigt. Dazu gehören u. a. der Anstieg des Blutdrucks, des Pulses und der Atemfrequenz. Chronischer Schmerz hingegen wird als ein Schmerz beschrieben, der länger als drei oder sechs Monate anhält. Weitere Prädiktoren sind physische und psychische Komorbiditäten und Angststörungen. Zudem ist der Chronifizierungsprozess durch Multidimensionalität und die Bedeutung des sozialen Umfeldes charakterisiert. Im Verlauf der Chronifizierung können Betroffene immer

---

146 In dieser Veröffentlichung werden unter dem Begriff »Pflegefachkraft« die Mitglieder der verschiedenen Pflegeberufe (Altenpflegerinnen, Gesundheits- und Krankenpflegerinnen, Gesundheits- und Kinderkrankenpflegerinnen) angesprochen. Darüber hinaus werden auch diejenigen Fachkräfte im Pflegedienst angesprochen, die über eine Hochschulqualifikation in einem pflegebezogenen Studiengang verfügen.

schwerer einen verstehbaren Zusammenhang zwischen einem Auslöser von Schmerz und dem Auftreten von Schmerz herstellen.

Der Aktualisierung dieses Expertenstandards zum Akutschmerz liegt eine Analyse aller relevanten internationalen Guidelines und nationalen Leitlinien und Standards zugrunde, die seit dem Abschluss der Recherche zur Vorgängerversion 2005 veröffentlicht wurden. Die einbezogenen Leitlinien stellen ihrerseits eine Zusammenstellung von Evidenz dar. Bei der Bewertung einer Leitlinie wurde diese als umso hochwertiger eingestuft, je transparenter erkennbar wird, wie hochwertig die Literatur ist, die zum Aussprechen von Empfehlungen herangezogen wurde. Nur zu ausgewählten Themen wurde in der Folge eine vertiefte Analyse von Primärstudien an die Leitlinienanalyse angeschlossen. In die Einschätzung und Bewertung der Praxisrelevanz und Anwendbarkeit sind die klinischen Erfahrungen der Mitglieder der Expertenarbeitsgruppe eingeflossen.

Grundvoraussetzung für ein gelingendes pflegerisches Schmerzmanagement ist die enge Zusammenarbeit mit behandelnden Ärzten und anderen patientennah tätigen Berufsgruppen. Dies bezieht sich nicht nur auf die Gestaltung der Therapie, Schulung und Anleitung, sondern auch auf das Erfassen von Schmerzen. Dabei hat sich die berufsgruppenspezifisch pflegerische Aufgabe seit der Einführung des Expertenstandards 2005 verändert. Pflege-fachkräften wird z. B. im Rahmen von Akutschmerzdiensten mehr Verantwortung zugesprochen. Auch dieser Tendenz wird die Aktualisierung insofern gerecht, als dass eine konkrete Aufgabenbeschreibung für pflegerische Schmerzexperten aus der Praxisperspektive heraus formuliert wurde.

Für die Weiterentwicklung des pflegerischen Schmerzmanagements in der Praxis steht neben der üblichen einrichtungsspezifischen Konkretisierung der Standardaussagen die Entwicklung pflegerischer Expertise zum Thema im Vordergrund. Hier zeigt sich bereits eine vielfältige mit Zertifizierungen arbeitende Weiterbildungslandschaft, vor allem für den klinischen Bereich. Ambulantes pflegerisches Schmerzmanagement hat dabei bisher noch einen geringen Anteil, obwohl sich zeigt, dass Spezialisierung in diesem Versorgungsbereich zur Verbesserung der Versorgungsqualität beitragen kann.

Die Einführung und Umsetzung des aktualisierten Expertenstandards Schmerzmanagement bei akuten Schmerzen muss als gemeinsame Aufgabe der Betriebsleitung, des Pflegemanagements und der beteiligten Pflegefachkräfte sowie weiterer beteiligter Berufsgruppen in den verschiedenen Versorgungszusammenhängen erkannt werden. Hier gilt es besonders der konsequenten sektorenübergreifenden Umsetzung weitere Aufmerksamkeit zu widmen. Das Ergebnis eines auf dem Stand der Pflegewissenschaft wie auch ihrer Bezugswissenschaften basierenden Akutschmerzmanagements sollte eine kontinuierliche Schmerzfreiheit oder -linderung sein, die dem Patienten/Bewohner zugleich ein höchstmögliches Maß an Autonomie und Lebensqualität ermöglicht.

Expertenstandard Schmerzmanagement in der Pflege bei akuten Schmerzen, 1. Aktualisierung

Zielsetzung: Jeder Patient/Bewohner mit akuten oder zu erwartenden Schmerzen erhält ein angemessenes Schmerzmanagement, das dem Entstehen von Schmerzen vorbeugt, sie auf ein erträgliches Maß reduziert oder beseitigt.

Begründung: Eine unzureichende Schmerzbehandlung kann für Patienten/Bewohner gravierende Folgen haben, z. B. physische und psychische Beeinträchtigungen, Verzögerungen des Genesungsverlaufs oder Chronifizierung der Schmerzen. Durch eine rechtzeitig eingeleitete, systematische Schmerzeinschätzung, Schmerzbehandlung sowie Information, Anleitung und Schulung von Patienten/Bewohnern und ihren Angehörigen tragen Pflegefachkräfte maßgeblich dazu bei, Schmerzen und deren Auswirkungen zu kontrollieren bzw. zu verhindern.

Struktur	Prozess	Ergebnis
Die Pflegefachkraft **S1a** – verfügt über aktuelles Wissen zur systematischen Schmerzeinschätzung. **Die Einrichtung** **S1b** – stellt aktuelle zielgruppenspezifische Einschätzungsinstrumente und Dokumentationsmaterialien zur Verfügung.	**Die Pflegefachkraft** **P1** – erhebt zu Beginn des pflegerischen Auftrags mittels eines initialen Assessments, ob der Patient/Bewohner zu erwartende Schmerzen, Schmerzen oder schmerzbedingte Probleme hat. Ist dies nicht der Fall, wird die Einschätzung in individuell festzulegenden Zeitabständen wiederholt. – führt bei festgestellten Schmerzen, zu erwartenden Schmerzen oder schmerzbedingten Problemen ein differenziertes Schmerzassessment mittels geeigneter Instrumente durch. – wiederholt die Einschätzung der Schmerzen sowie der schmerzbedingten Probleme in Ruhe und bei Belastung oder Bewegung in individuell festzulegenden Zeitabständen.	**E1** Eine aktuelle, systematische und zielgruppenspezifische Schmerzeinschätzung und Verlaufskontrolle liegen vor.
Die Pflegefachkraft **S2a** – verfügt über aktuelles Wissen zur medikamentösen Schmerzbehandlung. **Die Einrichtung** **S2b** – verfügt über eine interprofessionell geltende Verfahrensregelung zur medikamentösen Schmerzbehandlung.	**P2** – setzt spätestens bei einer Ruheschmerzintensität von mehr als 3/10 oder einer Belastungs-/Bewegungsschmerzintensität von mehr als 5/10 analog der Numerischen Rangskala (NRS) die ärztliche Anordnung zur Einleitung oder Anpassung der Schmerzbehandlung nach dem patienten-/bewohnerbezogenen interprofessionellen Behandlungsplan um. – überprüft den Behandlungserfolg in den Zeitabständen, die dem eingesetzten Analgesieverfahren entsprechen. – sorgt dafür, dass bei zu erwartenden Schmerzen präventiv ein adäquates Analgesieverfahren erfolgt.	**E2** Der Patient/Bewohner ist schmerzfrei bzw. hat Schmerzen von nicht mehr als 3/10 in Ruhe bzw. 5/10 unter Belastung oder Bewegung analog der Numerischen Rangskala (NRS).
Die Pflegefachkraft **S3** – verfügt über aktuelles Wissen zu schmerzmittelbedingten Nebenwirkungen, deren Prophylaxe und Behandlungsmöglichkeiten.	**P3** – erfasst und dokumentiert schmerzmittelbedingte Nebenwirkungen und führt in Absprache mit dem zuständigen Arzt Maßnahmen zu ihrer Prophylaxe und Behandlung durch.	**E3** Eine aktuelle Dokumentation schmerzmittelbedingter Nebenwirkungen liegt vor. Schmerzmittelbedingte Nebenwirkungen wurden verhindert bzw. erfolgreich behandelt.

Struktur	Prozess	Ergebnis
Die Pflegefachkraft **S4a** – verfügt über zielgruppenspezifisches, aktuelles Wissen zu nicht-medikamentösen Maßnahmen der Schmerzlinderung sowie deren möglichen Kontraindikationen. **Die Einrichtung** **S4b** – stellt sicher, dass nicht-medikamentöse Maßnahmen umgesetzt werden können.	**P4** – bietet in Absprache mit den beteiligten Berufsgruppen dem Patienten/Bewohner und seinen Angehörigen als Ergänzung zur medikamentösen Schmerztherapie nicht-medikamentöse Maßnahmen an und überprüft ihre Wirkung.	**E4** Die angewandten Maßnahmen haben sich positiv auf die Schmerzsituation oder die Eigenaktivität des Patienten/Bewohners ausgewirkt.
Die Pflegefachkraft **S5a** – verfügt über die notwendigen Schulungskompetenzen in Bezug auf Schmerz und schmerzbedingte Probleme für Patienten/Bewohner und Angehörige. **Die Einrichtung** **S5b** – stellt die erforderlichen Informations-, Anleitungs- und Schulungsunterlagen zur Verfügung.	**P5** – gewährleistet eine zielgruppenspezifische Information, Anleitung und Schulung für den Patienten/Bewohner und seine Angehörigen.	**E5** Der Patient/Bewohner und ggf. seine Angehörigen sind über die Bedeutung systematischer Schmerzeinschätzung informiert, können Schmerzen mitteilen und sind befähigt, situationsgerechte Maßnahmen zu ihrer Beeinflussung anzuwenden.

© Deutsches Netzwerk für Qualitätsentwicklung in der Pflege (DNQP)

4 Das Audit-Instrument zum aktualisierten Expertenstandard Schmerzmanagement in der Pflege bei akuten Schmerzen

Martin Moers, Doris Schiemann & Heiko Stehling

Teil 1: Patienten-/bewohnerbezogenes Audit

- Hinweise zum Vorgehen beim patienten-/bewohnerbezogenen Audit und zu Fragebogen 1
- Fragebogen 1
- Ergebnisprotokoll 1

Teil 2: Personalbezogenes Audit

- Hinweise zum Vorgehen beim personalbezogenen Audit
- Fragebogen 2
- Ergebnisprotokoll 2

Das Audit ist fester Bestandteil des Implementierungskonzepts von Expertenstandards und stellt bei regelmäßiger Durchführung, wie sie im Konzept der Methode der Stationsgebundenen Qualitätsentwicklung vorgesehen ist, einen wichtigen Baustein zur Qualitätsentwicklung und zur Verstetigung des erreichten Qualitätsniveaus dar (Schiemann & Moers 2004). Ziel ist, in den beteiligten Pflegeeinheiten alle Pflegefachkräfte sowie eine Stichprobe von 40 Patienten/Bewohnern zu befragen. Alle Kriterienebenen des Expertenstandards werden überprüft. Beim Audit wird regelmäßig auf drei Datenquellen zurückgegriffen: die Pflegedokumentation, die Patienten-/Bewohnerbefragung sowie die Personalbefragung. Durchgeführt wird das Audit durch Projektbeauftragte oder Qualitätsexperten, die nicht in der Pflegeeinheit eingesetzt sind, um eine Selbstbewertung auszuschließen. Auf eine Datenerhebung durch Vorgesetzte sollte verzichtet werden, um Kontrollängste zu vermeiden.

Generell wird ein Audit von den Pflegepraktikern als Aufwertung und sichtbar machen der pflegerischen Arbeit empfunden, es stellt daher einen positiven Motivationsfaktor bei der Einführung von Expertenstandards dar. Die erhobenen Daten liefern wertvolle Hinweise zur Relevanz des jeweiligen Standardthemas und zum Entwicklungsstand der Pflege in den jeweiligen Einrichtungen. Darüber hinaus sind sie eine solide Grundlage für die weitere Qualitätsarbeit.

Das wissenschaftliche Team des DNQP hat im Rahmen des Pilotprojekts zum Expertenstandard Dekubitusprophylaxe ein standardisiertes Audit-Instrument entwickelt (Moers et al. 2004), das sich an der Grundstruktur der Audit-Instrumente des Royal College of Nursing orientiert (RCN 1994). Zu jedem Expertenstandard wird das standardisierte Audit-Instrument themenspezifisch aufbereitet und in den an der modellhaften Implementierung beteiligten Gesund-heits- und Altenhilfeeinrichtungen erprobt. Das Auditinstrument steht allen Einrichtungen, die den Expertenstandard einführen möchten, für eigene Qualitätsmessungen auf der Website des DNQP zur Verfügung.

Der Zeitbedarf für die Durchführung des Audits setzt sich zusammen aus der Information der Mitarbeiter und Patienten/Bewohner/Angehörigen, der Organisation der Befragungen sowie der Durchführung des patienten-/bewohnerbezogenen und des personalbezogenen Audits. Der größte Zeitbedarf entfällt dabei auf die Datenerhebung des patienten-/bewohnerbezogenen Audits. Im Rahmen der modellhaften Implementierung des Experten-standards im Jahr 2004 lag der gesamte Zeitbedarf pro Patient/Bewohner im Durchschnitt bei 45 Minuten (Moers et al. 2005).

Teil 1: Patienten-/bewohnerbezogenes Audit

Allgemeine Hinweise zum erhebungspraktischen Vorgehen beim patienten-/bewohnerbezogenen Audit

1. Es muss genügend Zeit für das Audit einkalkuliert werden, ca. 45 Minuten pro Patient/Bewohner ist ein durchschnittlicher Erfahrungswert, da mit Störungen gerechnet werden muss (Dokumente fehlen, Patient/Bewohner ist nicht da, andere Berufsgruppen intervenieren etc.).
2. Die Vorinformation aller Beteiligten der Pflegeeinheit über das Ziel, die Inhalte und das Vorgehen beim Audit ist wesentlich für die Minimierung von Kontrollängsten und eine reibungslose Durchführung (einsehbare Dokumente, Information und Zustimmung anderer Berufsgruppen).
3. Für die Patienten-/Bewohnerbefragung gilt, dass das Audit regulärer Teil der Pflege ist. Es genügt also, die Patienten/Bewohner unmittelbar vor der Maßnahme zu informieren.
4. Der Expertenstandard gehört immer dazu, sowohl bei der Information der Kollegen als auch beim Audit. Sowohl der Auditor als auch die verantwortlichen Pflegefachkräfte können sich dort bei Fragen und Unklarheiten rückversichern.
5. Es empfiehlt sich, in einem ersten Arbeitsgang alle Patientendokumente durchzugehen und die Akten von Patienten, bei denen akute oder zu erwartende Schmerzen ausgeschlossen wurden, wegzulegen. Falls Schmerzprobleme in der Dokumentation nicht zweifelsfrei ausgeschlossen wurden, sollte man beim Pflegepersonal nachfragen. Bearbeitet werden die Akten, bei denen akute Schmerzen sowie die Gefahr von Schmerzen nicht explizit ausgeschlossen wurden.
6. Die Gesamtzahl der Patienten (I im Audit-Protokoll) und die Verteilung auf die Untergruppen Ia mit akuten oder zu erwartenden Schmerzen und Ib ohne Schmerzen sollten pro Audit-Einsatz vermerkt und am Schluss summiert werden.
7. Anzustreben ist eine Stichprobengröße von 40 Patienten/Bewohnern, um aussagefähige Daten zu erhalten.
8. Für die Durchführung des Audits hat sich bewährt, mit der Dokumentenanalyse zu beginnen, dann die Personalbefragung und zuletzt die Befragung von Patienten/Bewohnern vorzunehmen.
9. Es sollte sichergestellt werden, dass jeder Patient/Bewohner nur einmal in die Gesamterhebung einbezogen wird. Hierzu empfiehlt es sich, entweder eine entsprechende Liste zu führen oder das Audit in der Patientenakte zu vermerken. Kommt es in Krankenhäusern im Auditzeitraum zu einer Wiederaufnahme eines Patienten, kann dieser erneut auditiert werden.
10. Befragung der zuständigen Pflegefachkraft: Die Fragen sollten von der jeweiligen Bezugspflegeperson des auditierten Patienten/Bewohners beantwortet und ggf. durch Angaben anderer Pflegefachkräfte ergänzt werden.
11. Befragung von Patienten/Bewohnern bzw. Angehörigen: Die Befragungssitu-

ation sollte so gestaltet werden, dass Diskretion gewährleistet ist und sich die Befragten frei äußern können. Zum Vertrauensaufbau sind Dienstkleidung und Namensschild hilfreich.
12. Die Befragung von Patienten/Bewohner bzw. Angehörigen kann jederzeit für die befragten Personen sprachlich verständlich und an den individuellen Fall angepasst werden.
13. Zur Auswertung: Als »gültig« werden nur die Ja- und Nein-Antworten gewertet. Wenn eine Audit-Frage mit »nein« oder »nicht anwendbar« beantwortet wird, bitte in der Kommentarspalte eine Begründung angeben

Fragebogen 1: Patienten-/bewohnerbezogene Daten

Name der Einrichtung und Pflegeeinheit: ─────────────────────
Datum: ───────────── Benötigte Zeit: ─────────────────
Nummer: ─────────────────────

Quelle	Code/Frage	Antwort	Kommentare
Dokumentenanalyse	E1.1 Wurde zu Beginn der pflegerischen Versorgung erhoben, ob der Patient Schmerzen oder schmerzbedingte Probleme hat?		
	E1.2 Wurde bei festgestellten Schmerzen ein differenziertes Schmerzassessment durchgeführt?		Wenn ja: Welches Instrument wurde verwendet?
	E1.3 Liegt eine aktuelle und systematische Verlaufskontrolle vor?		Wenn ja: Wurden bei wiederholter Einschätzung die Schmerzintensität und schmerzbedingte Probleme in Ruhe und Belastung/Bewegung erhoben? ☐ Ja ☐ Nein
	E2.1 Wurde spätestens bei Schmerzintensität von > 3/10 NRS in Ruhe unverzüglich eine medikamentöse Schmerzbehandlung angeboten?		
	E2.2 Wurde spätestens bei einer Schmerzintensität von > 5/10 NRS bei Belastung/Bewegung unverzüglich eine medikamentöse Schmerzbehandlung angeboten?		
	E2.3 Wurde die Wirkung der medikamentösen Schmerzbehandlung in angemessenen Abständen überprüft?		
	E2.4 Wurde bei zu erwartenden Schmerzen präventiv ein adäquates Analgesieverfahren eingesetzt?		

4 Das Audit-Instrument zum aktualisierten Expertenstandard Schmerzmanagement

Quelle	Code/Frage	Antwort	Kommentare
	E3 Wurden Maßnahmen zur Prophylaxe und/oder Behandlung von schmerzmittelbedingten Nebenwirkungen durchgeführt?		
	E4.1 Wurden nicht-medikamentöse Maßnahmen zur Schmerztherapie angeboten?		Wenn durchgeführt: Hat eine Wirksamkeitsüberprüfung stattgefunden? ☐ Ja ☐ Nein
	E5.1 Wurden Informationen, Anleitung oder Schulungen zum Umgang mit Schmerzen angeboten?		
Personal fragen	E2.5 Konnten Sie die geltende Verfahrensregel zum Schmerzmanagement umsetzen?		
	E4.2 War es Ihnen möglich, nicht-medikamentöse Maßnahmen einzusetzen?		
Patient / Bewohner (alternativ Angehörige) fragen	E1.4 Wurden Sie regelmäßig nach Schmerzen und schmerzbedingten Problemen (z. B. Bewegungseinschränkungen) gefragt?		
Befragt wurde: ☐ Patient/ Bewohner ☐ Angeh.	E2.6 Wurde Ihnen bei angegebenen Schmerzen unverzüglich ein Schmerzmedikament angeboten?		
	E2.7 Waren Sie nach der Einnahme der Medikamente schmerzfrei oder waren die Schmerzen zumindest erträglich?		
	E2.8 Sind Ihnen vor schmerzhaften Maßnahmen Schmerzmittel angeboten worden?		
	E4.3 Wurden Ihnen nicht-medikamentöse Schmerztherapien angeboten?		Wenn Ja: Haben diese die Schmerzen gelindert? ☐ Ja ☐ Nein
	E5.2 Sind Ihnen/Ihren Angehörigen Informationen zum Umgang mit Schmerzen angeboten worden?		Wenn ja: Können Sie jetzt besser mit Ihrer Schmerzsituation umgehen? ☐ Ja ☐ Nein

J = ja   N = nein   NA = nicht Anwendbar   (N und NA bitte im Kommentar erläutern)

Hinweise zu den einzelnen Items des Fragebogens 1

E1.1	Die Frage bezieht sich auf Schmerzen bzw. Schmerzprobleme zu Beginn der pflegerischen Versorgung in der Pflegeeinheit, die im Rahmen der regulären Pflegeanamnese erhoben werden. Wenn keine Schmerzen oder keine zu erwartenden Schmerzen festgestellt wurden, sollte kein Audit erfolgen (s. Punkt 5 der »Allgemeinen Hinweise zum Vorgehen beim Audit«), es sei denn, im weiteren Verlauf wurden Schmerzprobleme festgestellt. In Einrichtungen, in denen Patienten/Bewohner auf Dauer betreut werden (z. B. Altenhilfe), sollte die Ersteinschätzung mit Beginn der Einführung und Anwendung des Standards in der Pflegeeinheit erfolgen. In Modelleinheiten, in denen Patienten erst unmittelbar vor einer Operation und/oder in prämediziertem Zustand aufgenommen werden, muss der Auditor, evtl. in Absprache mit der zuständigen Pflegefachkraft klären, ob bereits vor der Operation mit der Anwendung des Standards begonnen werden konnte. Falls nicht gilt der Zeitpunkt nach der Operation als »Beginn des pflegerischen Auftrag«
E1.2	Ein differenziertes Assessment sollte die Einschätzung der Schmerzsituation (Schmerzintensität, -lokalistation, -qualität, -dauer, -verlauf, verstärkende und lindernde Faktoren), die Schmerzgeschichte sowie ggf. Auswirkungen auf Alltagsleben und Lebensqualität umfassen.
E1.3	Auch bei Patienten, die sich für eine ambulante Behandlung (z. B. ambulantes Operieren) in der Pflegeeinheit befinden, muss eine Verlaufskontrolle vorliegen, wenn diese Patienten Schmerzen oder zu erwartende Schmerzen haben.
E2.1 E2.2	Für den Fall, dass ein Analgetikum angeboten, die Einnahme aber vom Patienten nicht gewünscht wurde, gilt das Kriterium als erfüllt und es muss mit »Ja« geantwortet werden. In der Kommentarspalte sollte der Hinweis erfolgen, dass der Patient die medikamentöse Schmerztherapie nicht gewünscht hat.
E2.3	Wenn kein Analgetikum verabreicht wurde, bitte »Nicht Anwendbar« angeben und im Kommentar erläutern. Der Zeitpunkt für die Evaluation ergibt sich aus der Applikationsform des Analgetikums und sollte im Schmerzschema festgehalten sein.
E2.4	Gemeint sind Schmerzen aufgrund geplanter diagnostischer oder therapeutischer Eingriffe oder im Rahmen von Mobilisationen. Wenn nicht zutreffend, bitte »Nicht anwendbar« angeben.
E3	Gemeint sind Nebenwirkungen, die Schmerzmitteln zugerechnet werden können (z. B. Obstipation, Übelkeit). Lagen keine Nebenwirkungen vor bitte »Nicht Anwendbar« vermerken.
E4.1	Wurden nicht-medikamentöse Maßnahmen wie beispielsweise Kälte-Wärmetherapien oder Entspannungsübungen angeboten, wenn Schmerzen festgestellt wurden oder zu erwarten waren?
E5.1	In der Dokumentation sollte vermerkt sein, dass dem Patienten/Bewohner (alternativ seinen Angehörigen) Information, Anleitung oder Schulung angeboten wurden. Sollten diese Angebote abgelehnt worden sein, gilt das Kriterium dennoch als erfüllt und muss mit »Ja« beantwortet werden. Ablehnung der Angebote bitte in der Kommentarspalte vermerken.
E2.5	Falls keine Verfahrensregel vorhanden war, Frage bitte mit »Nein« beantworten.

E4.2	Diese Frage bezieht sich auf arbeitsorganisatorische Bedingungen. Wurden entsprechende Maßnahmen durch den Patienten/Bewohner abgelehnt oder konnten aus anderen Gründen nicht wahrgenommen werden gilt das jeweilige Kriterium trotzdem als erfüllt und muss mit »Ja« beantwortet werden. Ablehnung oder andere Gründe sollten in der Kommentarspalte vermerkt werden.
E1.4	Bei dieser und den folgenden Fragen ist es möglich, dass die Antworten des Patienten/Bewohners im Widerspruch zu den Ergebnissen der Dokumentenanalyse stehen. Die Fragen können zum besseren Verständnis den befragten Personen und dem individuellen Fall entsprechend sprachlich angepasst werden.
E2.6	Für den Fall, dass ein Analgetikum angeboten, die Einnahme vom Patienten jedoch nicht gewünscht wurde, gilt das Kriterium als erfüllt und es muss mit »Ja« geantwortet werden. In der Kommentarspalte sollte der Hinweis erfolgen, dass der Patient die medikamentöse Schmerztherapie nicht gewünscht hat.
E2.7	Die Frage bezieht sich auf die Wirkung der verabreichten Analgetika und kann erläutert werden. Als erträglich gilt ein Wert von nicht mehr als 3/10 in Ruhe bzw. 5/10 NRS bei Belastung/Bewegung. Wurde von dem Patienten eine medikamentöse Schmerztherapie abgelehnt, bitte »Nicht Anwendbar« vermerken und im Kommentar erläutern. Bitte in der Kommentarspalte zusätzlich vermerken, ob es sich um eine Selbst- oder Fremdeinschätzung handelt.
E2.8	Die Frage kann durch zielgruppenspezifische Beispiele (z. B. postoperative Mobilisation, Lumbalpunktion) ergänzt werden. Wenn keine schmerzhaften Prozeduren durchgeführt wurden, bitte »Nicht anwendbar« angeben.
E4.3	Die Frage kann durch Beispiele (Kälte-Wärmetherapien) ergänzt werden. Zur Frage nach der Wirkung der Maßnahme in der Kommentarspalte werden die Selbsteinschätzung des Patienten und ggf. die Fremdeinschätzung der Angehörigen und Pflegefachkräfte erfasst.
E5.2	Gemeint sind Informationen, Anleitungen und Schulungen der Patienten (z. B. zur Bedeutung des Schmerzmanagements, zur Selbsteinschätzung von Schmerzen mittels Skalen, zum Umgang mit Schmerzmedikamenten oder zur Anwendung nicht-medikamentöser Maßnahmen). Die Frage kann entsprechend umformuliert werden.

Teil 2: Personalbezogenes Audit

Allgemeine Hinweise zum erhebungspraktischen Vorgehen

1. Die Personalbefragung stellt einen wesentlichen Baustein des Audits dar. Auf diesem Wege können die an der Standardimplementierung beteiligten Pflegefachkräfte Auskunft darüber geben, wie sie selbst sowohl ihren Qualifikationsstand als auch ihren Qualifikationsbedarf einschätzen.

2. Die Befragung der Pflegefachkräfte zum Fortbildungsbedarf wird in schriftlicher Form bei allen Pflegefachkräften der Station anonym durchgeführt. Dafür ist ggf. die Information und Einbeziehung des Betriebs-/Personalrates ratsam.

3. Die Pflegefachkräfte sollten auch darüber informiert werden, dass die Befragung Teil der Einführung des Expertenstandards ist und es zur Auswertung des Erfolgs der Standardeinführung und

-anwendung wichtig ist, die Selbsteinschätzung des Pflegepersonals zum Wissensstand bezüglich der Standardkriterien zu erfassen.
4. Um einen hohen Rücklauf zu erhalten, empfiehlt es sich, dass der Auditor persönlich die Fragebögen verteilt und ggf. in einer »Wahlurne« wieder einsammelt. Es ist ein Rücklauf von 100 % der ausgegebenen Bögen anzustreben. Die Personalvertretung sollte über die Befragung informiert werden.
5. Der Fragebogen enthält insgesamt zehn mit »Ja« oder »Nein« zu beantwortende Fragen zu den Strukturkritcrien des Expertenstandards, in denen Aussagen zur benötigten Fachkompetenz gemacht werden. Gefragt wird zum einen nach der Teilnahme an Fortbildungsveranstaltungen oder Schulungen in den vergangenen 24 Monaten zu den relevanten Strukturkriterien des Expertenstandards und zum anderen nach dem weiterhin bestehenden Fortbildungsbedarf zu den einzelnen Themen.
6. Die Beispiele des Fragebogens 2 können sprachlich angepasst werden, z. B. durch Nennung der tatsächlich angebotenen Fortbildungsveranstaltung. Die Ergänzungen müssen dabei dem jeweiligen Themengebiet entsprechen.
7. Bitte in Ergebnisprotokoll 2 die Anzahl der ausgegebenen Fragebögen angeben. Diese Zahl sollte der Anzahl der Pflegefachkräfte in der/den beteiligten Pflegeeinheit/en entsprechen.
8. Zu S1b (zielgruppenspezifische Einschätzungsinstrumente), S2a (intra- und interprofessionelle Verfahrensregelung) und S5b (Beratungsmaterialien) sollte einmalig eine Leitungsperson der Modelleinheit befragt werden. Die Antwort ist direkt im Ergebnisprotokoll 2 zu vermerken.
9. Die Ergebnisse der Befragung der Pflegefachkräfte werden in das Ergebnisprotokoll 2 eingetragen. Sollten mehr als 40 Pflegefachkräfte befragt worden sein, können die Daten auf einer Kopie des Ergebnisprotokolls eingetragen werden.
10. Zur Auswertung: Als »gültig« werden nur die »Ja«- und »Nein«-Antworten gewertet. Das Ergebnis ist der Anteil der »Ja«-Antworten an allen gültigen Antworten.

Fragebogen 2: Befragung der Pflegefachkräfte zum FortbildungsbedarfLiebe Kollegin, lieber Kollege aus dem Pflegedienst,

in Ihrer Pflegeeinheit wurde der Expertenstandard »Schmerzmanagement in der Pflege bei akuten Schmerzen« eingeführt. Sie sind unter Umständen bereits über die Qualitätsbewertung (Audit) informiert und zu von Ihnen betreuten Patienten/Bewohnern befragt worden. Zur Auswertung des Erfolgs der Standardeinführung und -anwendung ist es wichtig, die Selbsteinschätzung des Pflegepersonals zum Wissensstand bezüglich der Standardkriterien zu erfassen. Wir bitten Sie daher, den folgenden kurzen Fragebogen ohne Angabe Ihres Namens auszufüllen, damit Ihre Anonymität gewahrt bleibt.

Da es Sinn und Zweck von Expertenstandards ist, neues Wissen zu verbreiten, besteht bei ihrer Einführung grundsätzlich Fortbildungsbedarf. Wir möchten von Ihnen wissen, zu welchen Themen Sie in den vergangenen 24 Monaten an Schulungs- oder Fortbildungsmaßnahmen teilgenommen haben und zu welchen Themen Sie weiteren Schulungs-/Fortbildungsbedarf sehen. Als Fortbildungen gelten auch Informationen durch Kollegen im Rahmen von Dienstbesprechungen oder Übergaben. Ebenso gehören dazu praktische Übungen und Trainings (z. B. Schulungen für Hilfsmittel).

Fortbildungsthemen	Teilnahme		Weiterer Bedarf	
	Ja	Nein	Ja	Nein
Schmerzeinschätzung (Initiales und differenziertes Assessment, Schmerzskalen) (S1a)	☐	☐	☐	☐
Medikamentöse Schmerzbehandlung (S2a)	☐	☐	☐	☐
Schmerzmittelbedingte Nebenwirkungen, deren Prophylaxen und Behandlungsmöglichkeiten (S3)	☐	☐	☐	☐
Nicht-medikamentöse Maßnahmen (S4a)	☐	☐	☐	☐
Information, Anleitung und Schulung von Patienten und Angehörigen zu Schmerz und schmerzbedingten Problemen (S5a)	☐	☐	☐	☐

Literatur

Moers, M.; Schiemann, D.; Fierdag, A. (2004): Das Audit-Instrument zum Expertenstandard Dekubitusprophylaxe in der Pflege. In: DNQP (Hg.): Expertenstandard Dekubitusprophylaxe in der Pflege. Entwicklung – Konsentierung – Implementierung, 2. Auflage, DNQP: Osnabrück, S. 93–100

Moers, M.; Schiemann, D.; Stehling, H. (2005): Die Implementierung des Expertenstandards Schmerzmanagement in der Pflege. In: DNQP (Hg.): Expertenstandard Schmerzmanagement in der Pflege bei akuten oder tumorbedingt chronischen Schmerzen. Entwicklung – Konsentierung – Implementierung. DNQP: Osnabrück, S. 122–152

Royal College of Nursing (RCN) / Society of Paediatric Nursing (Hg.) (1994): Standards of Care for Paediatric Nursing. Harrow, Scutari Press

Schiemann, D.; Moers, M. (2004): Werkstattbericht: Stationsgebundene Qualitätsentwicklung in der Pflege (mit einem Kapitel von Andreas Fierdag). DNQP: Osnabrück. Online unter: www.dnqp.de/werkstattbericht.htm. Letzter Zugriff: 08.11.2011

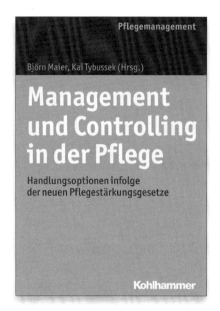

Björn Maier/Kai Tybussek (Hrsg.)

Management und Controlling in der Pflege

Handlungsoptionen infolge der neuen Pflegestärkungsgesetze

2017. 165 Seiten, 19 Abb., 20 Tab. Kart. € 34,–
ISBN 978-3-17-023935-7

Pflegemanagement

Pflegeeinrichtungen in Deutschland müssen sich vielfältigen Herausforderungen stellen: Die Änderungen der Pflegestärkungsgesetze (PSG I-III) sind nur ein Ausdruck davon, der demografische Wandel und Änderungen der Marktstrukturen sind ebenso relevant. Um Erlöse zu sichern und dem Fachkräftemangel zu begegnen, sind professionelles Controlling und Management unerlässlich. Dieses Buch bereitet die wichtigsten Grundlagen für das Controlling auf und zeigt die Wege für ein erfolgreiches Management.

Prof. Dr. Björn Maier ist Studiendekan an der DHBW Mannheim, Leiter des MBA-Studiengangs Gesundheitsmanagement und -controlling und Vorsitzender des DVKC – Management und Controlling in der Gesundheitswirtschaft e.V.
Kai Tybussek ist Geschäftsführender Partner der Curacon Weidlich Rechtsanwaltsgesellschaft. Seine Fachgebiete sind rechtliche Beratung von Gesundheits-, Altenhilfe- und Behinderteneinrichtungen sowie von Wohlfahrtsverbänden und Komplexeinrichtungen.

Leseproben und weitere Informationen unter www.kohlhammer.de

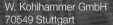

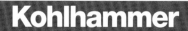

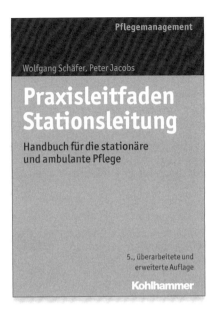

Wolfgang Schäfer/Peter Jacobs

Praxisleitfaden Stationsleitung

Handbuch für die stationäre und ambulante Pflege

5., überarbeitete und erweiterte Auflage 2016
440 Seiten, 24 Abb., 11 Tab.
Kart. € 39,–
ISBN 978-3-17-028691-7

auch als EBOOK

Pflegemanagement

Stationsleitungen nehmen eine Fülle von Aufgaben wahr: Sie leisten Führungsarbeit, tragen Organisationsverantwortung und sind administrativ tätig. Dieses erfolgreiche Handbuch gibt eine komprimierte Zusammenfassung des umfangreichen Wissens einer Stationsleitung wieder und behandelt umfassend und praxisnah das Aufgabenspektrum der Stationsleitung. Weitere Themen: Zertifizierung am Beispiel eines Darmzentrums, Personalgewinnung und Mitarbeiterbindung. Mit zahlreichen Fallbeispielen, Checklisten, Musterschreiben etc. Die Tarif- und Gesetzestexte wurden auf den neuesten Stand gebracht; sämtliche zeitbezogenen Daten wie zum Beispiel Statistiken und Budgetpläne wurden komplett aktualisiert.

Wolfgang Schäfer ist Stationsleiter einer gastroenterologischen Allgemeinstation des Klinikums der Universität München.
Peter Jacobs war bis März 2014 Pflegedirektor des Klinikums der Universität München. Seit 2014 ist er als Berater für Personen und Institutionen im Gesundheitswesen tätig. Der Schwerpunkt liegt dabei auf dem Coaching von Führungskräften.

Leseproben und weitere Informationen unter www.kohlhammer.de

W. Kohlhammer GmbH
70549 Stuttgart

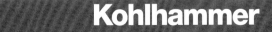

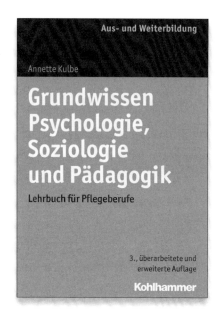

Annette Kulbe

Grundwissen Psychologie, Soziologie und Pädagogik

Lehrbuch für Pflegeberufe

3., überarbeitete und erweiterte Auflage 2017
251 Seiten, 25 Abb., 9 Tab.
Kart. € 32,–
ISBN 978-3-17-030903-6

Aus- und Weiterbildung

Das Buch vermittelt psychologische, soziologische und pädagogische Grundkenntnisse, die unverzichtbar für die Pflegetätigkeit und Beziehungen zwischen Patienten und Pflegenden geworden sind. Es bietet für Pflegende, Altenpflegekräfte und Auszubildende in Pflegeberufen unentbehrliches Fachwissen für eine qualifizierte Pflege. Die vielfältigen Vernetzungen der Pflege mit Psychologie, Soziologie und Pädagogik sind anschaulich dargestellt, ergänzt durch zahlreiche Abbildungen. Theoretisches Grundwissen wird interessant und gut verständlich für die Pflegepraxis vermittelt. Im Mittelpunkt stehen Gesundheit, Krankheit, Patient und Pflegende. Die 3. Auflage ist um zwei Kapitel und aktuelle Pflegethemen erweitert, wie Aktivierende/Funktionale Pflege und Empowerment, Gesundheitsprävention, Resilienz, Alter(n)/alte Patienten, Belastungen im Pflegeberuf, Krankheit und Kommunikation.

Annette Kulbe, Krankenschwester, Palliative Care-Weiterbildung, Dipl.-Pädagogin mit Gesprächsausbildung, Autorin für Pflegefachbücher.

Leseproben und weitere Informationen unter www.kohlhammer.de

W. Kohlhammer GmbH
70549 Stuttgart

Kohlhammer